中西医结合皮肤性病护理及图解

主　编　周春姣　陈熳妮　李红毅

全国百佳图书出版单位

中国中医药出版社

·北　京·

图书在版编目（CIP）数据

中西医结合皮肤性病护理及图解/周春姣，陈熳妮，李红毅主编．
—北京：中国中医药出版社，2019.11（2021.1重印）
ISBN 978－7－5132－5590－5

Ⅰ．①中… Ⅱ．①周… ②陈… ③李… Ⅲ．①皮肤病
—中西医结合—护理—图解 Ⅳ．① R473.75－64

中国版本图书馆 CIP 数据核字（2019）第 097680 号

中国中医药出版社出版
北京经济技术开发区科创十三街 31 号院二区 8 号楼
邮政编码 100176
传真 010－64405721
三河市同力彩印有限公司印刷
各地新华书店经销

开本 787×1092 1/16 印张 17.75 字数 397 千字
2019 年 11 月第 1 版 2021 年 1 月第 2 次印刷
书号 ISBN 978－7－5132－5590－5

定价 88.00 元
网址 www.cptcm.com

社 长 热 线 010－64405720
购 书 热 线 010－89535836
维 权 打 假 010－64405753

微信服务号 zgzyycbs
微商城网址 https://kdt.im/LIdUGr
官 方 微 博 http://e.weibo.com/cptcm
淘宝天猫网址 http://zgzyycbs.tmall.com

如有印装质量问题请与本社出版部联系（010－64405510）

《中西医结合皮肤性病护理及图解》编委会

编写说明

皮肤病为临床常见病、多发病，中医治疗皮肤疾病有着悠久的历史，其独特的辨证论治体系及显著的临床疗效一直深得民心。广东省中医院皮肤专科国医大师禤国维教授在长期临床实践过程中，继承传统，推陈出新，探索、积累了丰富的临床经验，形成了"解毒驱邪，以和为贵——使邪去而阴阳自和，重视外治解毒"的独特学术思想，誉享海内外。在传承皮肤科医学大师、名老中医临床经验及学术思想过程中，我院中西医结合皮肤护理学科作为其中一个分支也不断成长，在临床护理实践过程中，结合皮肤病专科护理的发展，强调发扬中医传统、体现中医优势，总结形成了系列完整的、较为成熟的护理理念。

近年来，从国家层面的系列政策、纲要高度重视专科护理发展，明确提出了推行以改革护理服务模式、落实责任制整体护理为核心的优质护理服务，并强调发扬中医传统、体现中医优势。本书作者通过多年专科临床护理实践，结合皮肤病专科护理的发展，特别是"三甲"医院的评审工作，对专科护理的考核与评估总结了一系列完整的、较为成熟的理念。基于目前国内缺乏中西医结合皮肤性病护理的专科著作，在中国中医药出版社的鼎力支持下，广东省中医院组织相关专业专家编写了这本《中西医结合皮肤病性病护理及图解》。

本书旨在为全体护理人员，特别是为年轻的护理界同仁提供一本内容丰富、层次分明、图文并茂、附加专科中医特色适宜技术操作规范的中西医结合皮肤性病专科护理参考书。本书的特点是思路清晰，临床各种常见皮肤疾病均按照专科辨证施护原则制订针对性的护理措施，结合护理常规与健康教育为一体，力求兼顾思维培养与实践指导。全书分为总论、各论、案例及皮肤专科中医护理操作技术三部分，涵盖43个临床皮肤科常见病、43个临床护理思维导图，以及21项皮肤科专科中医护理操作技术的详细介绍。

由于时间有限，尽管我们做了大量的工作，为此书付出了辛勤的努力，仍不免存在疏漏之处，敬请学界同仁批评指正。衷心祝愿我们的护理事业蓬勃发展，中西医结合的护理之花绚丽绽放。

在此书的编写过程中特别感谢广东省中医院陈达灿院长、卢传坚院长，广东省中医院皮肤科原大科主任范瑞强教授、广东省中医院皮肤科大科主任李红毅主任等专家、教授的大力支持与帮助！

《中西医结合皮肤性病护理及图解》编委会

2019 年 7 月

目　录

下篇　案例及皮肤专科中医护理操作技术

上篇 总论

第一章 皮肤性病学及皮肤护理学的发展 ▷▷▷▷

第一节 中医皮肤性病学发展简史

中医学有着几千年的悠久历史，是中国人民几千年来和疾病做斗争的经验总结，中医皮肤性病学作为中医学的一个重要组成部分，是中医外科学中逐渐分离出来的一个既新兴又古老的学科。而中西医结合皮肤性病学是中西医结合医学的一个重要组成部分。

随着中医学的发展，中医皮肤性病学的发展大致经历了以下几个阶段。

一、战国前至秦汉时期

它的形成与发展首先是与劳动密切相关的，是人类在与自然灾害、虫兽及疾病做斗争的过程中所产生的。早在殷商时期（公元前 14 世纪）的甲骨文、金文、青铜铭等中就有关于中医皮肤病病名的记载，如"疕""疥"等。至春秋战国时期，有关皮肤病病名的记载逐渐增多，且有了皮肤病产生的病因病机和方药治疗的记载，如"冻疮""疣"等病名，"砭法""灸法"等疗法。到汉代，也有许多有关皮肤性病的论述，如《伤寒论》《金匮要略》中就有记载隐疹、浸淫疮等病，以及用黄连粉治疗浸淫疮的方法。从战国时期至后汉，各种论著的出现可以认为是中医皮肤性病学的起源。

二、晋、隋、唐、宋、元时期

随着整个中医学体系的发展，有关皮肤病性病的论述也在不断增多，在这一时期，中医皮肤病性病学开始进入了一个发展时期。例如，《肘后备急方》较系统地记述了多种皮肤病及治疗皮肤病的方法。隋代巢元方《诸病源候论》及唐代孙思邈《备急千金要方》对中医皮肤性病的病因病理、临床症状和治疗方药更是有了较为全面的论述。

三、明清时期

此期是中医学发展的鼎盛时期，中医皮肤病学的理论与临床也在这一时期得到了充实、完善和提高，中医皮肤病学的雏形也因此形成。清代以前多达 260 余种的中医外科专著中几乎都包含有皮肤病的内容，这都是形成当今中医皮肤病学的基础。在性病方面，在众多的古籍和性病专著中记载了"疳""杨梅疮"等多种与性行为和性接触传染有关的病证。这为中医性病学的发展奠定了基础。

四、中华人民共和国成立以后

中华人民共和国成立以后，中医皮肤性病学得到了较快的发展并逐渐从中医外科学中分化出来，成为一门独立学科。1978 年改革开放后至今，我国中医和中西医结合皮肤性病学更是迅猛发展，全国多家医院都设立了中医皮肤科，出版了许多中医和中西医结合皮肤性病学的学术专著，成立了各个皮肤性病学的学术组织，培养了大批骨干人才，承担了多个级别的科研项目并取得了傲人的成绩等，这些都标志着我国中医和中西医结合皮肤性病学事业进入了一个新的发展时期。

第二节　中医护理学发展简史

中医护理学是中医学宝库中的一枚瑰宝。几千年来，中医治病，医、药、护不分，所以中医护理始终未能形成独立专业。但作为一种存在形式，有关护理方面的记述散见于浩瀚的历代中医文献之中。在中医临床中，护理的职责一般由医者、医者的助手及患者的家属所分担，呈现出医中有护、医护合一的特征。护理学与医学原本是"混沌"一体的，中国古代虽然没有护理学这门独立学科，但大量护理理论确实存在并广为运用。

秦汉时期，《黄帝内经》《伤寒杂病论》《神农本草经》等医药典籍提出了许多具有护理含义的原则、规范。如《黄帝内经》提出的"人与天地相应也""四时阴阳者，万物之根本也，所以圣人春夏养阳，秋冬养阴，以从其根"等思想，至今对生活起居护理有重要的指导意义。在这一时期，无论在生活起居护理、饮食护理、情志护理、用药护理、临证护理及中医护理技术操作等方面都有了较大的进展，起到了承上启下、继往开来的作用。

唐宋时期，"葱管导尿术"的出现标志着护理技术的渐臻成熟，在此时期许多著作还对临床各科的多种疾病提出了特殊调护方法。

明清时代，随着对医药认知程度的深入，中医学对疾病护理的重要性的认识亦逐步加深。这一时期的论述大都充分体现了中医辨证施护的传统特色。

直至近代，呈现的是西学东渐下的中医学。随着西方科学技术的传入，中医学受到了前所未有的冲击，使得中医学的发展出现了不同的思潮。至此中医护理学仍然融合与中医学中，这种状态一直持续到近代。

中华人民共和国成立后，在国家政策的推动与扶持下，中医药事业得到了蓬勃发展。此时严格的医护分工制度开始出现，专门的护理学科开始建立，护理行业开始形成，在此过程中涌现了一批具有丰富临床护理经验，又有一定科研能力和管理水平的中医护理技术骨干，为当代中医护理事业的发展奠定了坚实的基础。在此之前，中医护理学几乎还没有形成专著，直到1958年我国才第一次出版了《中医护理学》专著。

到目前为止，各种护理高等院校的出现、国家各种制度的颁发实行、各种专著的形成等，以及中医护理管理、中医护理教育、中医护理科研的发展，使得中医护理学的发展呈现出势不可挡、欣欣向荣的发展趋势。

第三节 中西医结合皮肤性病的预防与护理

一、皮肤性病的预防

随着社会与医疗技术的发展，"预防为主"的理念已经成为我国医疗卫生工作的重点之一。我国古代医学家在长期和疾病做斗争的过程中，也早就认识到这个道理，并主张在疾病发生前进行积极的预防，并在多部古籍中均有记载。

皮肤病、性病和其他各科疾病一样，其发生、发展、转归均与多种因素有关，不仅和直接引起皮肤性病的各种因素有关，而且和中枢神经活动情况、内脏器官、个体内在因素及自然因素和社会因素均密切相关，而这些内在和外界的因素又往往是相互关联的，因此，皮肤病性病同样可严重危害人们的身心健康，影响人们的生活质量。故积极做好各类皮肤病的预防工作，对减少、控制皮肤病的发生与传播，以至最终消灭某些皮肤病具有相当重要的意义。

皮肤病的预防需要有整体观念，在流行病学调查的基础上应根据各个疾病的病因、流行规律、病程特点及预后的不同情况，结合社会因素、技术条件、现实力量等多方面的情况，制定出相应的预防措施。随着医疗技术的发展，经验的积累及科学的研究，我们总结得出如下几点皮肤性病总的预防原则和措施。

（一）做好宣传和普及皮肤病的预防知识的工作

每个皮肤性病工作者都具有向患者宣传皮肤性病的预防知识和方法的责任，通过宣传皮肤性病的预防知识和方法，提高大众的防病意识，这对于防止某些皮肤性病的发生、发展或减少其复发机会均是至关重要和必要的。例如，性传播疾病的预防、接触性传播疾病的预防等，同时告诫并鼓励患者如实告知病情、既往史等，并强调告知的重要性、必要性。

（二）注意保持皮肤的清洁卫生

在日常工作和生活中，对皮肤所做最多的保护措施为清洁。早在我国古代就有注意保持个人卫生清洁的习惯要求，保持皮肤清洁卫生对预防皮肤病的发生具有一定意义。尤以皮肤皱褶部位为重，如腋、肛周会阴部、趾指间，以及女性乳房下和婴幼儿颈部等。最好经常用温水洗涤或沐浴，尤其在夏季出汗过多或皮肤上尘埃、污垢附着过多时，更应注意局部的清洁卫生。但值得注意的是，禁忌盲目使用各种市面上流通的洗护用品等。在选择洗护用品时，应首先了解自身皮肤所属性质，其次要了解各类洗护用品的性质、用法等，另外还得注意每次清洗持续的时间、水温的调节、清洁的频次及清洁后如何使用皮肤保护剂等问题。

（三）注意皮肤病与饮食卫生和工作环境卫生的关系

皮肤病的发生与饮食因素有密切相关性。如饮水的卫生问题，我国很早就提倡饮水卫生、饮水消毒；又如食物种类的问题，有些人在食用牛肉后可发生荨麻疹、湿疹等。因此，有食物过敏史者应尽量避免食用易引起过敏的食物及葱、蒜、辣椒、酒等刺激物。对因维生素缺乏所致的皮肤病（如癞皮病）应给予高维生素饮食，对于消耗性疾病（如银屑病）应给予高蛋白饮食，以加速疾病的痊愈。

工作环境方面，主要是如何预防工作环境中有害因素的实际措施。这在我国古代已逐步开始实施。随着社会的发展，人们安全意识的提高，对可能由于工作环境因素导致的皮肤病，应认真调查工作中接触的可能致病的化学、物理或生物因素，研究发病与接触这些因素及生产过程的关系等，以找出病因，应避免反复接触致敏物质、有害物质，尤其是化学致癌物。必须接触时应注意皮肤的防护，以免诱发接触性皮炎、职业性皮肤病、皮肤癌等。

（四）注意精神因素对皮肤病的影响

中医皮肤病病因学中，就提到引起皮肤病的重要因素之一为情志内伤，即平常所说的精神因素。当人体情绪过度抑制或兴奋时，机体脏腑功能失调，气机逆乱，气血阴阳失调而诱发皮肤病。因此，众多皮肤病与精神创伤、工作压力过大导致的情绪紧张、郁闷急躁、神经衰弱等密切相关，如斑秃、胆碱能性荨麻疹、神经性皮炎、银屑病、生殖器疱疹等。故平时要保持平稳安定的情绪与积极乐观的人生态度，可预防某些皮肤病发生或加重。

（五）调养身体，增强机体抗病能力

机体的抵抗力与发病的关系自古就有研究，古代医学家除认识到外界环境因素对疾病的影响外，也观察到在同样的致病条件下，有人生病，也有人不生病，有的人当时发病，也有的人过后发病，认为在人体体质衰弱、抗病能力低下的情况下，才容易得病。因此，增强机体的非特异性或特异性免疫功能，提高机体抗病能力，才能达到预防疾病的作用。

总之，随着医学科学水平的发展，医疗技术的进步及从事皮肤病专业人员队伍的不断壮大，相信许多皮肤病一定会得到更好的控制与预防。

二、皮肤病性病的护理

中医学历来主张"三分治，七分养"。养，即护理。护理在皮肤性病的诊疗过程中显得尤为重要，对于治疗效果和预后都有重要影响。皮肤病护理的任务和目的在于建立和健全适合于皮肤病临床特点的护理体系、内容及方法，不断改革和提高护理水平。在皮肤性病的中医皮肤护理中，注重辨证施护，一般可从中医特色护理技术、饮食指导及健康教育三个方面进行。

中医特色护理技术是指除内服药物治疗以外的治疗护理方法。具体而言，是指运用药物或有关治疗操作，直接施于患者机体外表或病变部位，以达到治疗目的的一种方法。中医特色护理技术在皮肤病的治疗护理中占有极其重要的地位，而且是许多皮肤病治疗中不可缺少的重要措施。根据治疗操作的方式及配合药物的情况可分为药物外治法、针灸疗法及其他疗法等。

饮食指导是在日常饮食的基础上，辨证施膳。例如大疱性天疱疮患者其证型为心火脾湿型，饮食宜进食清热利湿解毒、泻心凉血、清脾除湿之品，如茯苓赤小豆瘦肉汤、生薏米冬瓜皮瘦肉汤等。另外，整体而言，皮肤病人一般要忌食辛辣、腥发动风之品及浓茶、咖啡等。过敏体质的患者注意避免食海鲜、牛肉、酒类等易致敏的食物；消耗性疾病患者应给予高热量、高蛋白质和高维生素饮食。长期使用大剂量皮质类固醇激素的病人，要限制钠盐等。

疾病健康教育是指医护人员有组织、有计划地对患者及家属实施教育活动，包含着丰富的内容。如日常皮肤护理、体位护理、生活能力锻炼、睡眠护理、用药护理、环境护理、心理护理、健康知识宣传等。此活动贯穿着整个诊疗、护理过程，随时随地都在进行。这对患者预后及生活能力的提高，有着无可替代的作用。

中篇 各论

第二章　病毒性皮肤病的护理 ▷▷▷▷

第一节　单纯疱疹的护理

表 2-1　单纯疱疹的护理

- **概述**
  - 病毒感染性　热疮、火燎疮、热气疮、剪口疮
  - 小水疱　反复发作
- **病因病机**
  - 外感风热、湿热邪毒
  - 单纯疱疹病毒　抵抗力衰退
- **临床表现**
  - 原发型　疱疹性口龈炎　疼痛性水疱　1～5岁的儿童多见
  - 复发型　唇红、口周、鼻孔　灼痛感　簇状水疱　成人多见
- **治疗**
  - 疏风清热，利湿解毒
  - 防止继发感染　提高机体免疫力
- **护理**
  - **辨证施护**
    - 肺胃风热型
      - 口唇、鼻旁等处簇集性小水疱，灼热剧痒
      - 祛风清热解毒
        - 中医特色技术
        - 饮食指导　槐花糕、蝶菊茶蜜饮
    - 胃肠积热型
      - 口周或唇黏膜部
      - 清利肠胃积热
        - 中医特色技术
        - 饮食指导　豆蔻馒头
    - 冲任血热型
      - 月经前后出现，口干胁痛，月经量多而鲜红
      - 疏肝清热，调理冲任
        - 中医特色技术
        - 饮食指导
          - 枸杞马齿苋薏苡仁菊花粥
          - 无花果炖肉
    - 阴虚内热型
      - 水疱成群，破溃后糜烂，灼痛瘙痒　间歇发作
      - 养阴清热，解毒止痛
        - 中医特色技术
        - 饮食指导　百合粥、莲子粥
  - **健康宣教**
    - 皮肤护理　体位护理　生活护理
    - 日常锻炼　情志及睡眠护理
    - 特殊人群护理　清毒隔离方面

【概述】

单纯疱疹是由单纯疱疹病毒感染所致的病毒感染性皮肤病。以皮肤黏膜交界处的局限性簇集性小水疱、反复发作为特征，为好发于皮肤黏膜交接处的疱疹性皮肤病。中医学称之为"热疮""热气疮""剪口疮""火燎疮"。

【病因病机】

中医学认为单纯疱疹主要是由外感风热或湿热邪毒所致，客于肺胃二经，热毒蕴蒸而生或胃肠积热，肝经郁热。反复发作者易损伤气阴而导致气阴不足，虚热内扰。西医学则认为人是单纯疱疹病毒唯一自然宿主，病毒经呼吸道、口腔、眼、生殖器黏膜和破损皮肤进入人体，新生儿可经产道感染。当机体抵抗力减退时，如发热、受凉、日晒、情绪激动、胃肠功能紊乱、药物过敏、过度疲劳、月经、妊娠等即可促成本病发生。

【临床表现】

临床上可分原发型和复发型。

（一）原发型

原发型最常见于疱疹性口龈炎，多见于 1 ～ 5 岁的儿童，也可见于青少年。特征是在舌、上腭、颊黏膜和口唇等处发生疼痛性水疱，水疱易破溃糜烂形成浅表溃疡，上覆以灰色伪膜，严重口腔损害伴有流涎、口臭及全身不适症状如局部淋巴结肿大、食欲不振、发热等症。新生儿疱疹是新生儿出生时由患有生殖器疱疹母亲的产道感染所致，表现为皮肤及眼结合膜疱疹。一般 3 ～ 5 天热退，损害一周左右结痂脱落，全病程约两周，严重者可全身播散或引起疱疹性脑膜炎。

（二）复发型

复发型多见于成人，特征是好发于唇周、口周、鼻孔等处，也可见于口腔、面部及眼部，局部有灼痛感，随即出现簇状水疱，破裂后形成糜烂面，1 ～ 2 周后结痂而愈合，局部褐色色素沉着可慢慢消退。发病时可伴随局部淋巴结肿大，倦怠或低热，若累及眼可发生树枝状角膜炎、角膜溃疡。在生殖器的疱疹一般在外阴部，为多个丘疹、小水疱或脓疱，伴随尿道、阴道分泌物及双侧腹股沟淋巴结炎，而导致瘙痒或疼痛，持续 7 ～ 10天，经过损害结痂及愈合，可在 3 ～ 4 周消退。单纯疱疹易复发，自觉症状轻。

【治疗】

中医学总的治法为疏风清热，利湿解毒。反复发作、气阴不足者，宜益气养阴清热，扶正祛邪。西医学根据本病的不同阶段及发病部位，局部治疗以收敛、干燥、防止继发感染为主；全身治疗以减轻疼痛及提高人体免疫力为主。其目的在于减轻症状，促进皮损愈合，减轻传染性，预防和减少复发及并发症。

【护理】

（一）辨证施护

1. 肺胃风热型

口唇、鼻旁等处簇集性小水疱，灼热剧痒，口干心烦，大便秘结，小便黄赤，舌质红，苔黄，脉弦数。辨证施护原则为祛风清热解毒。

（1）中医特色技术

1）中药外涂：用三黄洗剂外加紫金锭或黄连膏外搽，可清热解毒。水疱破溃者可用黄连油或青黛油外搽，保护创面。

2）中药湿敷：用纱布浸入金粟兰酊药液中敷于患处，可活血化瘀、消炎止痛。

3）艾灸：艾灸蜘蛛穴，可增强补接阳气而致抗病有力，调理气血、温经、回阳通络。

（2）饮食指导：饮食宜进食养阴清热、通络止痛之品，如丝瓜、苦瓜、雪梨、蝶菊茶蜜饮等，亦可食用槐花糕（鲜槐花、玄参、鲜茅根、玉米面、白糖等适量）。少食甜食及易胀气食品。

2. 胃肠积热型

水疱发生在口周或唇黏膜部，伴口臭，纳差，脘腹胀闷不适，大便干或稀烂不畅，舌红苔黄厚，脉滑数。辨证施护原则为清利肠胃积热。

（1）中医特色技术

1）中药外洗：用中药金银花或野菊花煎水微温洗涤皮损局部，可祛除秽物，洁净皮损，以利湿解毒。

2）针刺：用针刺病患神经根局部，调理脏腑。

3）耳穴压豆：耳压耳穴的肺、脾、三焦及相关部位，以维持疗效。

4）中药外涂：用三黄洗剂外加紫金锭或莫匹罗星、阿昔洛韦软膏外搽，可收敛，预防感染。水疱破溃者，可用黄连油或青黛油外搽，保护创面。

5）穴位按摩：按摩腹部穴位，可促排便，清热排毒。

6）铜砭刮痧：选取膀胱经、大肠经及胃肠背部折射区刮痧，可疏通经络，排毒清热。

（2）饮食指导：宜进食清利肠胃积热之品，如山药大枣萝卜冬瓜炖鸭肉、豆蔻馒头等。

3. 冲任血热型

口周水疱在月经前后出现，伴有月经不调，心烦易怒，口干胁痛，月经量多而鲜红，大便干结，舌红苔薄黄，脉弦细。辨证施护原则为疏肝清热，调理冲任。

（1）中医特色技术

1）中药外洗：用中药金银花或野菊花煎水微温洗涤皮损局部，可祛除秽物、洁净皮损，以清热凉血。

2）中药外涂：用三黄洗剂外涂患处，勿将疱壁弄破，可消炎、清热。

3）中药湿敷：用纱布浸入金粟兰酊药液中并敷于患处，可抑制渗出、消炎收敛。

4）针刺：依照皮疹所在部位循经取穴，常用穴位有内关、合谷、曲池、足三里、三阴交等，可调和气血、通畅经络、扶正祛邪、止痛。

（2）饮食指导：宜进食清肝利湿解毒之品，如枸杞木耳马齿苋薏仁菊花粥、无花果炖肉等。

4. 阴虚内热型

水疱反复发生，间歇发作。水疱簇集成群，破溃后糜烂，灼热瘙痒、疼痛，口渴咽干，心烦郁闷，溲赤，便秘，舌质红，苔黄，脉细数。辨证施护原则为养阴清热，解毒止痛。

（1）中医特色技术

1）穴位注射：可用卡介菌多糖核酸进行穴位注射，常用双侧足三里穴，可增强免疫力。

2）中药湿敷：用纱布浸入金粟兰酊药液中敷于患处，可减少渗出、止痒止痛。

3）火针：用火烧红的针尖迅速刺入疱内，可收敛疱液、通络活络、消炎止痛。

4）刺络拔罐：用皮肤针由后往前依次叩刺，已产生疼痛及疱疹处重叩，以皮肤微出血为度，叩刺区加拔火罐，可加取委中穴，三棱针点刺放血，可疏通经络、清热泻火、行气活血、拔毒止痛。

5）艾灸：用艾炷灸最先发的疱疹，水疱较密集之处，可回阳通络、温经止痛、收敛疱液。

（2）饮食指导：宜进食养阴清热、解毒止痛之品，如蛋类、鸭肉、百合粥、莲子粥等。宜多食新鲜蔬菜水果，多饮水，勤排尿；少食肥甘厚腻食品，忌食鱼腥虾蟹、羊肉等食物。

（二）健康宣教

1. 皮肤护理　注意皮肤清洁，可用温水洗浴，忌热水烫洗或摩擦患处。少用刺激性较大的洁肤、护肤产品。勤剪指甲，勿搔抓皮肤或撕脱皮损，应使痂皮自然脱落。

2. 体位护理　取健侧卧位，防止摩擦及继发感染。

3. 生活护理　避免寒、湿、风邪的侵入，保持病室通风良好，室温宜偏凉；注意床单位的干净、整洁，每日更换宽松棉质衣服，注意个人卫生。

4. 日常锻炼　根据病情，劳逸结合，适当锻炼身体，增强抵抗力，预防外感，如慢跑、太极拳、散步等。

5. 情志及睡眠护理　加强与患者沟通，避免急躁不安情绪，忌怒，积极配合治疗；睡前温水沐足或予耳穴压豆、头部穴位按摩以调理脏腑、安神助眠。

6. 特殊人群护理　患有生殖器疱疹孕妇，通过剖宫产术可预防新生儿感染。

7. 消毒隔离方面　对于易感人群，应采取防护措施，以免被传染及传播病毒。

第二节　带状疱疹的护理

表 2-2　带状疱疹的护理

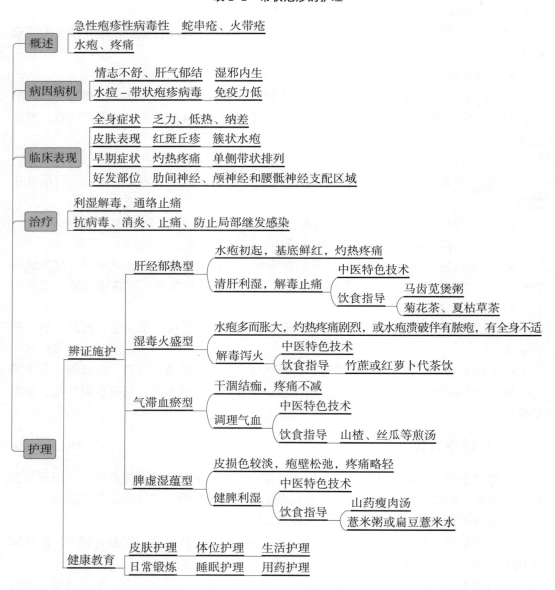

【概述】

带状疱疹是由水痘—带状疱疹病毒感染引起，累及神经和皮肤的急性疱疹性病毒性皮肤病。带状疱疹的特点为单侧性分布、排列呈带状的集簇性水疱和伴有疼痛。本病多发于春秋季节，以成年人居多，一般愈后不再发病。中医学称为"缠腰火丹"，俗称"蛇串疮""火带疮"。

【病因病机】

中医学认为本病内因为情志不舒，肝气郁结，郁久化热，肝经火毒蕴结；或因饮食不节，脾失健运，湿邪内生；在外兼染毒邪而发病。西医学认为本病是由水痘－带状疱疹病毒引起，此病毒有亲神经和皮肤的特性，对本病无/或低免疫力的人群初次感染后，病毒激活，引起局部神经节发炎、坏死，产生神经痛；同时病毒沿其神经转移到所支配区域的皮肤而发病，使之产生水疱和疼痛。

【临床表现】

带状疱疹发疹前可有轻度乏力、低热、纳差等全身症状。患处常先出现红斑丘疹，继而出现簇状水疱，自觉灼热疼痛。皮损沿外周神经呈带状排列，多发生在身体的一侧，一般不超过正中线。好发部位依次为肋间神经、颅神经和腰骶神经支配区域。病程一般在 2～3 周。个别年老体弱或患恶性肿瘤的病人皮损可呈泛发性并伴有大疱、血疱或坏死、溃疡。发生在面部的带状疱疹如累及膝状神经节，则影响运动及感觉神经纤维，可引起面瘫、耳痛及外耳道疱疹三联症。如果仅出现神经痛及丘疹性损害而不形成水疱者，称为不全型或顿挫型带状疱疹。

【治疗】

本病总的中医学治法为利湿解毒，通络止痛。根据带状疱疹发病的不同阶段和发病部位的不同，一般初期以清热利湿解毒为主，佐以通络止痛；中期清热解毒和通络止痛并重；后期以养阴清热化瘀止痛或健脾通络止痛为主。病在头面上部，加强清阳明胃热；病在胸腹中部，加强疏肝清热解毒；病在外阴、下肢，加强清利下焦肝胆湿热。西医学以抗病毒、消炎、止痛、防止局部继发感染为原则。

【护理】

（一）辨证施护

1. 肝经郁热型

水疱初起，基底鲜红，灼热疼痛，口苦咽干，大便干结，小便黄赤，舌红苔黄，脉弦数。辨证施护原则为清肝利湿，解毒止痛，应以稳定情绪，心理疏导为主。

（1）中医特色技术

1）中药外洗：用中药煎水微温洗涤皮损局部，可祛除秽物、洁净皮损，以清肝利湿解毒。

2）中药外涂：用三黄洗剂外涂患处，勿将疱壁弄破，可消炎、清热。

3）中药湿敷：用纱布浸入金粟兰酊药液中敷于患处，可抑制渗出、消炎收敛。

4）针刺：依照皮疹所在部位循经取穴，常用穴位有内关、合谷、曲池、足三里、三阴交等，可调和气血、通畅经络、扶正祛邪、止痛。

（2）饮食指导：宜进食清肝利湿解毒之品，忌食腥发之品，宜进食马齿苋煲粥、菊花茶、夏枯草茶等。

2. 湿毒火盛型

水疱多而胀大，灼热疼痛剧烈，或疱液混浊溃破，或伴有脓疱脓痂，或伴有发热，头痛，全身不适，口干口苦，尿赤黄大便干结，舌红苔黄干，脉滑数。辨证施护原则为清肝泻火、解毒止痛，应以解毒泻火为主。

（1）中医特色技术

1）中药外洗：用中药煎水微温洗涤皮损局部，可祛除秽物、洁净皮损，以清肝泻火解毒。

2）中药湿敷：用纱布浸入金粟兰酊药液中敷于患处，可减少渗出、清洁保护、止痒止痛、促进吸收。

3）火针：用火烧红的针尖迅速刺入疱内，可收敛疱液、通络活络、消炎止痛。

4）刺络拔罐：用皮肤针由后往前依次叩刺，已产生疼痛及疱疹处重叩，以皮肤微出血为度，叩刺区加拔火罐，可疏通经络、清热泻火、行气活血、拔毒止痛。

5）艾灸：用艾炷灸最先发的疱疹首端，水疱较密集之处，可回阳通络、温经止痛、收敛疱液。

（2）饮食指导：宜进食清肝泻火、解毒止痛之品，如竹蔗或红萝卜代茶饮。宜多吃新鲜蔬菜水果，多饮水，勤排尿，少食煎烤油炸食品。忌食鱼腥虾蟹、鸡、羊肉等食物。

3. 气滞血瘀型

发病后期，水疱已干涸结痂，但疼痛不减或减而不止，遇风寒或活动后加剧，舌黯红有瘀点，苔薄白或微黄，脉弦细。辨证施护原则为理气活血、通络止痛，故应以调理气血为主。

（1）中医特色技术

1）中药外洗：用中药煎水微温洗涤皮损局部，可软化痂皮、洁净皮损、调理气血。

2）中药外涂：用金粟兰酊或膏剂外涂痂皮处，可软化痂皮、消炎、活血。

3）中药湿敷：用纱布浸入金粟兰酊药液中敷于患处，可活血化瘀、消炎止痛。

4）梅花针加拔罐：用梅花针叩刺患处及周围皮肤，以周围皮肤轻度充血为度，用火罐吸附于叩刺过的皮肤上，可活血祛瘀泄毒、通经活络、调理脏腑。

5）刮痧：取阿是穴按刮痧疗法刮拭顺序进行刮痧，可疏通经络、行气活血。

6）艾灸：艾灸蜘蛛穴，可增强补接阳气而致抗病有力，调理气血、温经、回阳通络。

（2）饮食指导：宜进食养阴清热、通络止痛之品，如山楂、丝瓜等煎汤服，用于带状疱疹后遗神经痛。疼痛明显者，忌食甜食及易胀气食品，注意保持大便通畅。

4. 脾虚湿蕴型

皮损颜色较淡，疱壁松弛，渗水糜烂或化脓溃烂，疼痛略轻，口不渴，不思饮食，食少腹胀，大便时溏，舌淡苔白腻，脉沉缓。辨证施护原则为健脾利湿，应以调理饮食为主，同时保持皮肤干燥，减少因湿气内蕴导致的渗出液量，降低皮肤感染概率。

（1）中医特色技术

1）中药外洗：用中药煎水微温洗涤皮损局部，可祛除秽物、洁净皮损，以利湿解毒。

2）中药湿敷：用纱布浸入金粟兰酊药液中敷于患处，可减少渗出、收敛干燥、清洁保护。

3）针刺：用针围刺病患神经根局部，可缓解疼痛。

4）耳穴压豆：按压耳穴的肺、脾、三焦及相关部位，以维持疗效。

（2）饮食指导：宜进食健脾利湿之品，如山药瘦肉汤、薏米粥或扁豆薏米水等。忌食生冷之品。

（二）健康宣教

1. 皮肤护理 注意皮肤清洁，可用温水冲洗，忌揉搓，嘱勿使用刺激性沐浴物品及勿用热水烫洗皮肤。嘱患者勿搔抓皮肤或撕脱皮损，应使痂皮自然脱落。

2. 体位护理 取健侧卧位，防止压迫水疱致创面与皮肤粘连，防止摩擦及继发感染。

3. 生活护理 生活起居上避免寒、湿、风邪的侵入，保持病室内通风良好，室温宜偏凉。

4. 日常锻炼 根据病情好转程度适当增加活动量，根据自身体质选择合适的锻炼方式，呼吸新鲜空气，改善全身血液循环，如散步、太极拳等，增强机体免疫力。

5. 睡眠护理 予耳穴压豆法、头部穴位按摩以调理脏腑，安神助眠。

6. 用药护理 做好药物的健康指导。可预防性注射减毒水痘病毒活疫苗，或者注射水痘带状疱疹病毒免疫球蛋白。

第三节　疣的护理

表 2-3　疣的护理

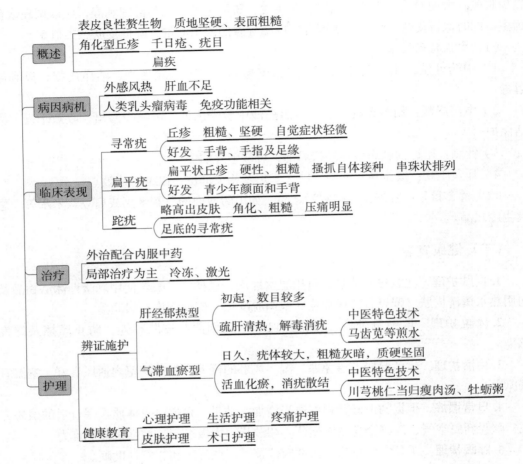

【概述】

疣是由人类乳头瘤病毒（HPV）感染所致的表皮良性赘生物，其特点是质地坚硬和表面粗糙的角化型丘疹。临床上常见的有寻常疣、跖疣、扁平疣。其中寻常疣、跖疣属于中医学"千日疮""疣目""枯筋箭"的范畴，扁平疣属于"扁瘊"的范畴。

【病因病机】

中医学认为疣多因外感风热，内动肝火，搏于肌肤所致，或因肝血不足，筋气不荣，肌肤不润所致。跖疣多由局部气滞血瘀而成。西医学认为本病是由人类乳头瘤病毒所致。发生和消退与机体免疫功能密切相关，且细胞免疫对病毒疣的防御起主要作用。

疣主要由直接接触感染，但也可通过污染器物损伤皮肤黏膜而间接传染。疣的潜伏期为1～12个月不等，能自身接种扩散。

【临床表现】

1. 寻常疣 初起为小丘疹，渐增大呈黄豆或更大，表面角化粗糙、坚硬，呈黄色或淡黄色。自觉症状轻微，病程慢性，可多年不愈。好发于手背、手指及足缘等处。发生在甲周者称甲周疣，甲床下者称甲下疣。其特殊类型有丝状疣，好发于眼睑、颈部，为细软的丝状突起；指状疣，好发于头皮、趾间，为一簇参差不齐的指状突起。

2. 扁平疣 好发于青少年颜面和手背，呈硬性扁平状丘疹，表面角化，粗糙不平，境界清楚。一般无自觉症状，偶有微痒，常由搔抓而自体接种，皮疹沿串珠状排列。慢性经过，可自然消退，愈后仍可复发。

3. 跖疣 跖疣是发生在足底的寻常疣，皮损略高出皮肤，表面角化粗糙，压痛明显。剥去角层后，其下有疏松的角质软芯，边缘有散在的小黑头，此点与胼胝区别。有时损害可互相融合为一角质斑块称为镶嵌疣。

【治疗】

中医学对疣的治疗以外治为主，部分皮疹多的病人可配合内服中药治疗。西医以局部治疗为主，可以采用冷冻、激光等方法去除疣体，全身治疗可服用抗病毒药物、免疫调节剂。

【护理】

（一）辨证施护

1. 肝经郁热型

皮疹初起，数目较多，心烦胁痛，口干口苦，大便干结，舌红苔薄黄，脉弦。辨证施护原则为疏肝清热，解毒消疣。

（1）中医特色技术

1）中药贴敷：将鸦胆子30g，剥去外壳取仁捣烂极碎。先将疣体常规消毒，刺破见血，将少许药涂在疣上，外用纱布固定，一周即可自行脱落。

2）中药涂擦：用5%氟尿嘧啶软膏外涂患处，具有点灼疣体的作用，可散结消疣。

3）中药外洗：选用大青叶、板蓝根、红条紫草、香附、郁金、赤芍、枯矾煎水微温外洗疣体，可清热、解毒。

4）耳针：用耳针留于双侧耳的"肺"和"皮质下"两穴，外贴胶布，早晚用手轻压留针处，7天为一个疗程，达到调节脏腑功能的目的。

5）冷冻：可用液氮进行局部冷冻疗法，达到消疣散结。

6）针刺：适用于寻常疣、拓疣疣体较大者。选母疣（最先出现或疣体最大的）局部消毒后用短银针于其平面中点垂直进针，至疣底后快速捻转，并加提插后迅速出针，可刺激体表穴位。

7）火针：将烧红至发白的针头在疣的中央迅速刺入，深达疣的根部，使其炭化；若疣体较大或呈密集状者，在周围加刺，直至整个疣体呈焦痂状。痂皮脱落，创面痊愈。

（2）饮食指导：宜进食疏风清热、解毒散结之品，如马齿苋等煎水服。禁食辛辣刺激性食物，禁烟酒，宜进食高蛋白、高维生素食物，同时保持大便通畅。

2. 气滞血瘀型

皮疹日久，病程较长，疣体较大，表面粗糙灰暗，质硬坚固，舌黯红有瘀点或瘀斑，脉弦或滑。辨证施护原则为活血化瘀，消疣散结。

（1）中医特色技术

1）艾灸：疣体常规消毒，将大艾绒置于疣上，点燃后任其燃烧至底部，可听到爆响声，睡前或起床后各灸一两次，2～3天用镊子或小刀拨动疣体，即可脱落。此法可行气血、温经、增强免疫力。

2）冷冻：可用液氮进行局部冷冻疗法，可消疣散结。另外还有激光、电灼等护理治疗。

3）中药外洗：木贼、香附、牡蛎、蜂房煎水擦洗患处，或用疣浸方泡洗患处，也可用复方乌梅酊外涂或30%补骨脂酊外涂，可温通经络、活血散瘀。

4）耳穴压豆：用王不留行籽留于双侧耳的"肺"和"皮质下"两穴，外贴胶布，早晚用手轻压，可调节脏腑。

5）穴位注射：取穴血海、风池、大骨空，每次选1～2个穴，采用10%川芎注射液，针刺得气后注射，隔日1次。此法可将针刺的刺激和药物的性能与穴位相结合，发挥其综合效应。

6）梅花针：常规消毒，用梅花针循头面部经络走行方向叩刺，正刺法以局部皮肤出现潮红为度，通过刺激全身经络，可调整气血和脏腑。

（2）饮食指导：宜进食理气活血、软坚散结之品，如川芎桃仁当归瘦肉汤、牡蛎粥等。饮食忌辛辣刺激、腥发之品。

（二）健康宣教

1. 心理护理　对患者应做到热情、周到，与患者交谈耐心细致，给予患者治疗的信心。

2. 生活护理　保持良好的卫生习惯，不共用毛巾，勤换衣物。免疫力低下者应增强抵抗力，加强身体锻炼。

3. 疼痛护理　对应"疼痛等级"给予患者不同的减轻疼痛的方法，指导患者疼痛不适时可按压合谷等穴位，缓解疼痛。

4. 皮肤护理　保持皮肤清洁，勿用热水烫洗，尽量选择棉质衣物，避免摩擦、搔抓患处。

　　5. 术口护理　术后患者指导其注意保持创面干洁，避免搔抓，根据患者伤口情况，及时换药，记录患者皮肤情况。

第三章　细菌性皮肤的护理 ▷▷▷▷

第一节　脓疱疮的护理

表 3-1　脓疱疮的护理

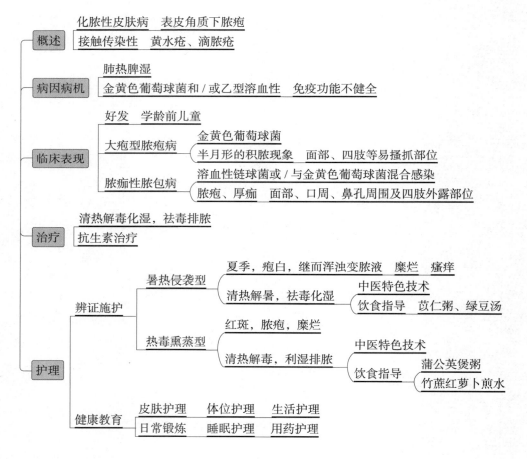

【概述】

脓疱疮是由金黄色葡萄球菌感染和 / 或乙型溶血性链球菌引起的一种急性皮肤化脓性炎症。其病理变化为表皮角质层下脓疱。好发于口周及鼻周，具有接触传染性，能自身接种。多见于夏秋季节，好发于学龄前儿童。本病属中医学"黄水疮""滴脓疮"范畴。

【病因病机】

中医学认为脓疱疮的病因多为湿热之邪侵入肺卫，郁于皮肤。肺热脾湿，二气交杂，内外相搏，复感毒邪而发本病。西医学认为本病由金黄色葡萄球菌和/或乙型溶血性链球菌感染引起。皮肤感染病菌后可产生一种"表皮松解毒素"的外毒素，使皮肤表皮层发生松解，形成大疱，内含脓液和病菌，破溃后疱内"黄水"流到皮肤各处均可发生自身接种传染。儿童免疫功能尚不健全、皮肤外伤、瘙痒性皮肤病引起搔抓、空气中温湿度高均为感染本病之诱因。

【临床表现】

《医宗金鉴》中对脓疱病的描述为"此证初如粟米，或痒或痛，破流黄水，浸淫成片，随处可生"，按其不同临床表现可分为两型。

1. 大疱型脓疱病　大疱型脓疱病由金黄色葡萄球菌引起，初起为粟粒大水疱，迅速增大到花生米大或更大些。开始水疱内容清澈，约一日后，疱液变浑，脓汁沉于疱底，浅层液体仍清亮，呈半月形的积脓现象，是为本型的特征之一。疱破后成为糜烂面，其上有脓痂。其周围可发生新的水疱。以面部、四肢等易搔抓部位更常见，"黄水"干枯后形成黄痂，圆圈状，外观似"烟头烫伤样"。

2. 脓痂型脓疱病　脓痂型脓疱病由溶血性链球菌或溶血性链球菌与金黄色葡萄球菌混合感染所致，红斑的基础上发生水疱，迅速变为脓疱，疱易破而结成黄色厚痂，并不断向四周扩展。好发于面部、口周、鼻孔周围及四肢外露部位。病理变化同大疱型。此型可伴发急性肾小球肾炎。新生儿脓疱病属此型。

【治疗】

本病总的中医学治法为清热解毒化湿，祛毒排脓。根据发病的不同阶段和发病部位的不同，一般轻症只需局部治疗，清洁、去痂，以清热利湿解毒为主；局部治疗以杀菌、消炎、止痒及干燥为主；重症病人则需中西医结合治疗，中医学治疗以清热解毒、利湿排脓为主，西医方面需全身使用抗生素治疗，必要时留取脓液行细菌培养加药物敏感试验，以选用高效敏感的抗生素。

【护理】

（一）辨证施护

1. 暑热侵袭型

多在夏季发病，水疱白色，继而混浊变成脓液，疱壁易破糜烂，自觉瘙痒，抓后疱液渗出而出现新疹，舌红，苔薄黄，脉滑数。辨证施护原则为清热解暑，祛毒化湿。

（1）中医特色技术

1）中药外洗：用中药煎水微温洗涤皮损局部，可祛除秽物，以利湿解毒。

2）中药外涂：用炉甘石洗剂外涂患处，勿将疱壁弄破，可消炎、清凉、止痒、收敛、干燥及保护皮肤。

3）中药湿敷：用纱布浸入痰热清稀释药液中敷于患处，可减少渗出、清洁保护、清热解毒、促进吸收。

4）针刺：依照皮疹所在部位循经取穴，常用穴位有内关、合谷、曲池、足三里、三阴交等，可调和气血、通畅经络、扶正祛邪。

5）耳穴压豆：按压耳穴的肺、脾、三焦及相关部位，以维持疗效。

（2）饮食指导：宜进食健脾利湿、清热解毒之品，如苡仁粥、绿豆汤、荷叶或淡竹叶煎水代茶饮。忌食腥发之品。

2. 热毒熏蒸型

皮疹红斑，脓疱，糜烂，伴发热口渴，心烦，大便秘结，小便黄赤，舌质红，苔黄腻，脉滑数。辨证施护原则为清热解毒，利湿排脓。

（1）中医特色技术

1）中药外洗：用中药煎水微温洗涤皮损局部，可祛除秽物、洁净皮损，以清热泻火解毒。

2）中药湿敷：用纱布浸入金粟兰酊药液中敷于患处，可减少渗出、清洁保护、止痒止痛、促进吸收。

3）火针：用火烧红的针尖迅速刺入疱内，可收敛疱液、通络活络、消炎止痛。

4）刺络拔罐：用皮肤针由后往前依次叩刺，已产生疼痛及疱疹处重叩，以皮肤微出血为度，叩刺区加拔火罐，可疏通经络、清热泻火、行气活血、拔毒排脓。

（2）饮食指导：宜进食清热泻火、排脓解毒之品，如蒲公英煲粥，野菊花或竹蔗红萝卜煎水。宜多吃新鲜蔬菜水果，多饮水，保持二便通畅，忌煎烤油炸食品，避免进食过硬食物，以免导致伤口裂开。

（二）健康宣教

1. 皮肤护理 注意保持皮肤的清洁卫生，并及时治疗痱子、虫咬皮炎等瘙痒性皮肤病及各种皮肤损伤；对新生儿脓疱疮，可采用暴露干燥疗法。

2. 体位护理 卧床休息可减少体内的正能量往外发散，取健侧卧位，防止压迫水疱致创面与皮肤粘连，防止摩擦及继发感染。

3. 生活护理 隔离消毒婴儿室、托儿所、幼儿园，如发现患病儿童，应立即隔离，患儿衣被用具等应及时清洗消毒，以防止接触传播，并对居住环境进行消毒。保持病室内通风良好，室温宜偏凉。

4. 日常锻炼 根据病情好转程度适当增加活动量，根据自身体质选择合适的锻炼方式，呼吸新鲜空气，改善全身血液循环，增强机体免疫力。

5. 睡眠护理 避免熬夜，予耳穴压豆法、头部穴位按摩以调理脏腑，安神助眠。

6. 用药护理 全身用药应及时、合理、足量使用抗生素。局部用药，脓疱完整时，可外搽 5% 硫黄、1% 樟脑炉甘石洗剂，一日多次；若脓疱较大，可先用消毒注射器抽出脓汁，用消毒棉花吸干后再搽上述洗剂；如脓疱已破溃、结痂，则宜用 0.5% 新霉素液或 1 ：5000 ～ 10000 高锰酸钾液清洗或湿敷。清除痂皮，而后再外搽 0.5% 新霉素软膏或莫匹罗星软膏。

第二节 毛囊炎的护理

表 3-2 毛囊炎的护理

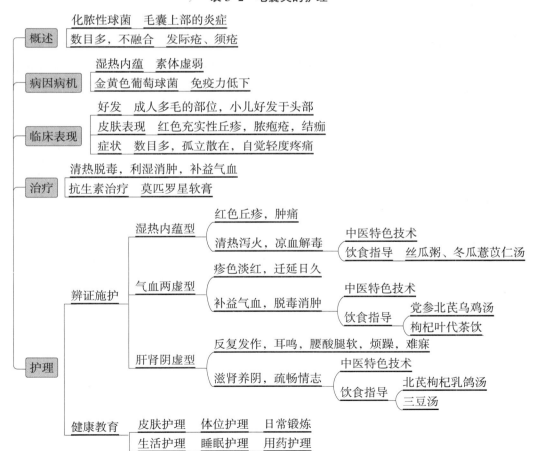

【概述】

毛囊炎是由化脓性球菌侵犯毛囊口周围，局限于毛囊上部的炎症，分为化脓性与非化脓性两种，多见于免疫力低下者或糖尿病患者，好发于头部、项部。皮疹数目多，但不融合，自觉瘙痒或轻度疼痛。中医学对本病早有记载，根据发病部位不同分为：生于项后发际部位者，称"发际疮"；生于下颌部者，称"羊须疮""须疮""燕窝疮"；发于眉间者，称"眉恋疮"；发于臀部者，称"坐板疮"等。

【病因病机】

中医学认为，毛囊炎的病因多是湿热内蕴，外受热毒，郁于肌肤所致；或因素体虚弱，腠理不固，外受热邪所致。西医学认为，引起毛囊炎的病原菌主要是金黄色葡萄球菌，有时也可分离出表皮葡萄球菌。主要发生于免疫力低下或糖尿病患者，多因搔抓，皮肤受损，病原菌乘机入侵毛囊而引起炎症。毛发的牵拉，皮肤的浸渍、摩擦、搔抓引起的损伤均可诱发毛囊炎。职业或某些治疗因素也有一定相关性，如经常接触焦油类物质或使用皮质类固醇激素药物均为本病的诱发因素。

【临床表现】

初起为与毛囊口一致的红色充实性丘疹或由毛囊性脓疱疮开始，以后迅速发展演变成丘疹性脓疱，中间贯穿毛发，四周红晕有炎症，继而干燥结痂，约经一周痂脱而愈，但也有反复发作，多年不愈，有的也可发展为深在的感染，形成疖、痈等，一般不留瘢痕。皮疹数目较多，孤立散在，自觉轻度疼痛。在成人主要发生于多毛的部位，在小儿则好发于头部，其皮疹有时可互相融合，愈后可留有小片状秃发斑。

【治疗】

本病总的中医治法为清热脱毒，利湿消肿，补益气血。根据发病的不同阶段辨证施治：初期宜清热解毒。若患者体表出现散在淡红色丘疹及小脓疱、自觉刺痒疼痛、舌质红、苔厚腻等湿热盛者，宜清热解毒利湿；若患者素体虚弱，病程迁延，出现面色萎黄、食少纳差、舌质淡、苔薄白、脉沉细等气阴两虚表现者，治宜益气养阴补血。西医可酌情选用抗生素，局部可用 1% 新霉素软膏、莫匹罗星软膏、夫西地酸软膏或 2% 碘酊外涂，也可用紫外线照射。对反复发作的患者可选用多价葡萄球菌菌苗免疫治疗。

【护理】

（一）辨证施护

1. 湿热内蕴型

臀部或四肢有散在的红色丘疹、肿痛，小便短赤，大便秘结，苔薄黄，脉弦。辨证施护原则为清热泻火，凉血解毒。

（1）中医特色技术

1）中药外洗：用中药煎水微温洗涤皮损局部，可祛除秽物，以利湿解毒。

2）中药外涂：用炉甘石洗剂外涂患处，可消炎、清凉、止痒、收敛、干燥及保护皮肤。

3）中药湿敷：用纱布浸入三黄洗剂药液中敷于患处，可减少渗出、消炎、止痒、促进吸收。

4）中医灌肠：予大承气汤灌肠，可清热祛湿、行气通便。

（2）饮食指导：宜进食清热利湿、凉血解毒之品，如丝瓜粥、冬瓜薏苡仁汤等。忌食辛辣刺激之品，如洋葱、辣椒、芥末。少进味精、鸡精等，因其导致锌的排出增加，不利于毛囊炎痊愈。

2. 气血两虚型

皮疹反复发作，迁延日久，疹色淡红，可伴有面色发白，气短，纳呆，神疲乏力，舌质淡，少苔，脉细或细弱。辨证施护原则为补益气血，脱毒消肿。

（1）中医特色技术

1）中药外洗：用中药煎水微温洗涤皮损局部，可祛除秽物、洁净皮损，以脱毒消肿。

2）中药外涂：用四黄膏外涂患处，具有消炎、止痒、收敛作用。

3）针刺：依照皮疹所在部位循经取穴，常用穴位有内关、合谷、曲池、足三里、三阴交等，可调和气血、通畅经络、扶正祛邪。

（2）饮食指导：宜进食补益气血之品，如党参北芪乌鸡汤、枸杞叶代茶饮。忌食煎炸燥热之品。

3. 肝肾阴虚型

皮疹反复发作，迁延日久，可伴有耳鸣，腰酸腿软，烦躁不安，夜睡难寐，口干，舌质红，少苔，脉细。辨证施护原则为滋肾养阴，疏畅情志。

（1）中医特色技术

1）中药外洗：用中药煎水微温洗涤皮损局部，可祛除秽物、洁净皮损，以滋肾养阴。

2）中药湿敷：用纱布浸入金粟兰酊药液中敷于患处，可减少渗出、收敛干燥、清洁保护。

3）火针：用火烧红的针尖迅速刺入皮损处，可消除病灶、清毒消肿。

4）耳穴压豆：耳压耳穴的肝、肾、脾、三焦及相关部位，以维持疗效。

5）开天门：头部穴位按摩，可疏通经络、改善睡眠。

（2）饮食指导：宜进食补益肝肾、养阴益气之品，如北芪枸杞乳鸽汤、三豆汤（绿豆、黑豆、红小豆各洗净加水煮至豆烂，即可食用）。少吃辛辣、肥腻或含糖量过高的饮食。

（二）健康宣教

1. 皮肤护理　保持皮肤的清洁卫生，对于头部毛囊炎，洗头时不要用力搔抓，洗头也不要过勤，每周 3 ～ 4 次为宜。

2. 体位护理　避免压迫创面，防止摩擦及继发感染。

3. 生活护理　生活规律，注意休息，放松心情，减少压力，保持大便畅通。糖尿病患者应注意合理控制血糖。

4. 日常锻炼　根据病情好转程度适当增加活动量，根据自身体质选择合适的锻炼方式，呼吸新鲜空气，改善全身血液循环，增强机体免疫力。

5. 睡眠护理　避免熬夜，予耳穴压豆法、头部穴位按摩以调理脏腑、安神助眠。

6. 用药护理　首先青霉素肌肉注射，青霉素过敏者禁用，同时给予维生素 B 类药物。若反复发作者，可肌注胎盘球蛋白，3 周内注射 2 次；对反复发作的慢性毛囊炎患者，可用自家菌苗或多价菌苗注射免疫治疗。

第三节　疖与痈的护理

表 3-3　疖与痈的护理

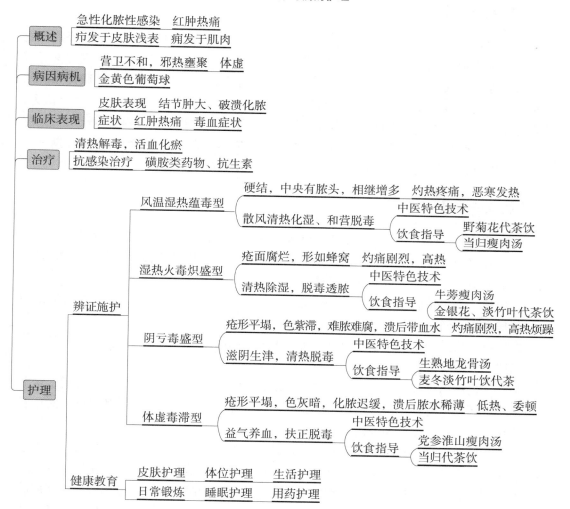

【概述】

疖是由金黄色葡萄球菌自毛囊或汗腺侵入所引起的单个毛囊及其所属皮脂腺的急性化脓性感染。疖疮发于皮肤浅表,随处可生,多生于头、面、颈、项及臀臀等处。疖初起局部肌肤红肿,继则灼热疼痛,突起无根,肿势局限,有黄白色脓头,随后疼痛增剧,自溃,流出脓水,肿痛逐渐减轻或结块无头,红肿疼硬,根盘较大,寒热甚微,来势缓慢。俗称"疖子"。

相邻近的多个毛囊感染、炎症融合形成的叫痈。痈疽为发生于体表、四肢、内脏的急性化脓性疾患，是一种毒疮。痈发于肌肉，红肿高大，多属于阳证；疽发于骨之上，平塌色暗，多属于阴证。痈疽症见局部肿胀、焮热、疼痛及成脓等。本病属中医学"疖"的范畴。

【病因病机】

中医学认为，该病多由外感六淫、内郁湿火、过食膏粱厚味、外伤感染等致营卫不和，邪热壅聚，化腐成脓所致；脓毒潴留，头皮窜空而成蝼蛄疖。体虚者容易染毒得病，并可能反复发作。但病位不同各有差异：颈痈系风温、风热夹痰为患，腋痈系肝郁痰火为患，胯腹痈、委中毒系湿热壅滞为患，脐痈系心脾湿热火毒为患。西医学认为，金黄色葡萄球菌是本病最常见的致病菌。肛门生殖器部位的复发性疖可继发于厌氧菌感染，5%为无菌性，由异物反应所致如囊肿破裂。青少年易发。易感因素包括长期携带金黄色葡萄球菌、糖尿病、肥胖、不良的卫生习惯及免疫缺陷状态。

【临床表现】

疖初起如粟，根深形小，状如针，顶白而痛，因邪毒侵袭，气血凝滞而致。

痈红肿热痛，浅而高大，未脓易消，已脓易溃易敛，因热毒熏蒸，气血瘀滞所致，因发病部位不同而分为内痈、外痈两类。

1. 内痈　疽生于脏腑（如胃脘痈、心痈、小肠痈等），虽同属痈证，但在辨证论治上与外痈多有不同。

2. 外痈　疽是指发于体表的痈疽。初起无头，局部红肿热痛，界限分明，易肿、易脓、易溃、易敛。重者可有身热、口渴、脉数等。

最初，局部出现红、肿、痛的小结节，以后逐渐肿大，呈锥形隆起。数日后，结节中央因组织坏死而变软，出现黄白色小脓栓，红、肿、痛范围扩大。再数日后，脓栓脱落，排出脓液，炎症逐渐消失而愈。

一般无明显的全身症状，但若发生在血液丰富的部位，全身抵抗力减弱时，可引起不适、畏寒、发热、头痛和厌食等毒血症状。面部，特别是所谓"危险三角区"的上唇周围和鼻部疖，如被挤压或挑破，感染容易沿内眦静脉和眼静脉进入颅内的海绵状静脉窦，引起化脓性海绵状静脉窦炎，出现延及眼部及其周围组织的进行性红肿和硬结，伴疼痛和压痛，并有头痛、寒战、高热甚至昏迷等，病情十分严重，死亡率很高。

【治疗】

本病总的中医治法为清热解毒，活血化瘀。根据发病的不同阶段和发病部位的不同而有所区别，初起内服仙方活命饮，外用如意金黄散；成脓期则内服透脓散，外治切开引流，继用二宝丹提脓去腐；若成漏者，可用药线引流，脓尽则用生肌散。疮面深而恶者为疽，是气血为毒邪所阻滞，发于肌肉筋骨间的疮肿，分为有头疽和无头疽两类：有头疽系发于体表、软组织之间的阳性疮疡。实证治宜清热疏风、解毒活血；虚证又有阴虚和气血两虚之不同。前者内服竹叶黄芪汤，后者内服脱里消毒散。无头疽为发于筋骨之间或肌肉深部的阴性疮疡，包括附骨疽、流痰、肩疽等。多因毒邪深陷，寒凝气滞而成，治宜温经散寒、活血化瘀为主。外治按阳证疮疡初起、成脓、溃后治疗，脓成注意切口位置、方向。蝼蛄疖宜作十字形剪开，配合垫棉法以防袋脓，促进愈合；脐痈成漏者按窦道或瘘管治疗。西医方面则根据病情轻重选用药物，如磺胺类药物、抗生素、莫匹罗星软膏等。

【护理】

（一）辨证施护

1. 风温湿热蕴毒型

局部硬结，中央有粟粒样脓头，随肿势扩大脓头相继增多，灼热疼痛，伴恶寒发热，头痛肢楚，食欲不振，舌质红，苔薄腻，脉弦带数。辨证施护原则为宜散风清热化湿，和营脱毒。

（1）中医特色技术

1）中药外洗：用中药煎水微温洗涤皮损局部，可祛除秽物、洁净皮损，以利湿解毒。

2）中药贴敷：用四黄散（院内制剂）以水、蜜调成1cm厚的药饼，温热外敷疮面，可清热解毒、消肿止痛。

3）中药湿敷：用纱布浸入三黄洗剂药液中敷于患处，可清热祛湿、消肿止痛、促进吸收。

4）隔蒜灸：取大蒜切片，用大艾炷灸之，三壮即换一蒜片，可消肿、拔毒、止痛、发散、化结。

5）火针：空针刺入脓腔隆起最高处，回抽出脓液，判断进针的角度及深度。然后火针直刺脓腔，当感到阻力突然消失后，再拔出火针，脓液即随之流出。如果脓腔较大较深，可再行穿刺，并在脓腔低位用火针再烙1或2个引流口，直至引出脓液为止。适当加压，使脓液尽快排净，但严禁挤压，防止炎症扩散。可外敷地榆油纱条，无菌纱布覆盖，每日换药1次。

（2）饮食指导：宜进食祛风利湿清热、和营脱毒之品，如当归瘦肉汤、野菊花代茶饮。忌食腥发之品。

2. 湿热火毒炽盛型

疮面腐烂，形如蜂窝，脓泄不畅，灼痛剧烈，可伴高热口渴，便秘溲赤，舌质红，苔黄腻，脉弦滑数。辨证施护原则为清热除湿，脱毒透脓。

（1）中医特色技术

1）中药外洗：用中药煎水微温洗涤皮损局部，可清热解毒、涤脓祛腐、清洁疮口。

2）中药外涂：用四黄膏外涂疮面四周，可清热消炎止痛。

3）药罐拔罐：采用药物与竹筒同煎，乘热急合疮上，以吸取脓液毒水，可宣通气血、拔毒泄热。

4）耳穴压豆：耳压耳穴的肺、脾、三焦及相关部位，以维持疗效。

（2）饮食指导：宜进食清热解毒之品，如牛蒡瘦肉汤，金银花、淡竹叶代茶饮。忌食腥发燥热之品。

3. 阴亏毒盛型

疮形平塌，根脚散漫，疮色紫滞，难脓难腐，溃后脓水稀少或带血水，灼痛剧烈，常伴高热烦躁，口干纳差，大便秘结，小便赤短。舌质红，苔黄燥或少苔，脉细数。辨证施护原则为滋阴生津，清热脱毒。

（1）中医特色技术

1）中药外涂：用四黄膏外涂疮面四周，可清热消炎止痛。

2）药罐拔罐：采用药物与竹筒同煎，乘热急合疮上，以吸取脓液毒水，可宣通气血、拔毒泄热。

3）耳穴压豆：耳压耳穴的肺、脾、三焦及相关部位，以维持疗效。

（2）饮食指导：宜进食滋阴生津、清热脱毒之品，如生熟地龙骨汤、麦冬淡竹叶代茶。忌食腥发燥热之品。

4. 体虚毒滞型

疮形平塌，根脚散漫，疮色灰暗，化脓迟缓，溃后脓水稀薄，或疮口成空壳，久不收敛，疼痛不甚。常伴低热，精神委顿，面色不华，少气乏力，食欲不振，大便稀溏，小便频数，舌质淡，苔白或腻，脉虚数或细弱。辨证施护原则为益气养血，扶正脱毒。

（1）中医特色技术

1）中药外涂：用四黄膏外涂疮面四周，可清热消炎止痛。

2）药线引流：使用于疮口过小，脓水不易排出者，使用提脓药捻置入疮内，可提脓拔毒。

3）中药贴敷：疮面收口期用生肌膏外敷，拔脓长肉，亦可外掺珍珠末后再敷生肌膏，加速溃疡愈合。

（2）饮食指导：宜进食益气养血、健脾化湿、扶正脱毒之品，如党参淮山瘦肉汤、当归代茶饮。忌食腥发燥热之品。

（二）健康宣教

1. 皮肤护理　保持皮肤的清洁卫生，勤剪指甲、勤更衣，避免阳光曝晒，脓腔充分引流，敷料污染及时更换。

2. 体位护理　静卧休息，健侧卧位，避免挤压创面，肢体患处固定，抬高。

3. 生活护理　生活规律，放松心情，减少压力，保持大便畅通。糖尿病患者应注意合理控制血糖。脐痈应积极治疗脐部先天性疾病。

4. 日常锻炼　早期减少患部活动，根据病情好转程度适当增加活动量，根据自身体质选择合适的锻炼方式，呼吸新鲜空气，改善全身血液循环，增强机体免疫力。

5. 睡眠护理 避免熬夜，予耳穴压豆法、头部穴位按摩以调理脏腑，安神助眠。

6. 用药护理 对早期炎症结节也可外敷抗生素软膏，如莫匹罗星软膏。已有脓头时，可在其顶部点涂石炭酸。有波动时，应及早切开引流。对未成熟的疖，不应挤压，以免引起感染扩散。以下四种情况应系统用抗生素：①位于鼻周、鼻腔或外耳道内；②大的或复发性疖；③皮损周围有蜂窝织炎；④皮损局部治疗无反应。可通过脓液培养选用青霉素、头孢类、大环内酯类和克林霉素等对致病菌敏感的药物。

第四节 丹毒的护理

表 3-4 丹毒的护理

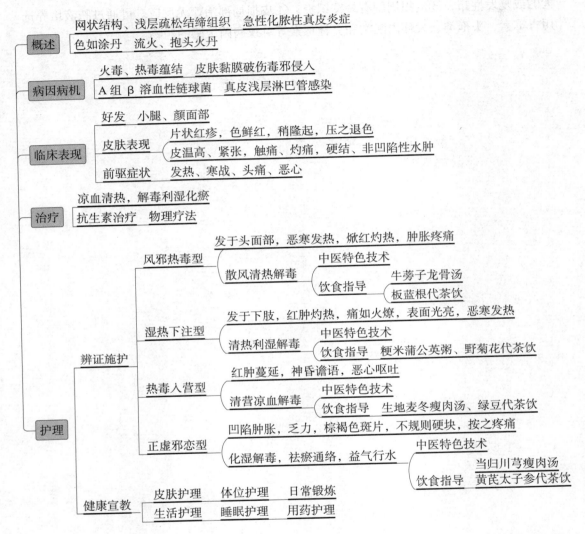

【概述】

　　丹毒是由细菌感染皮肤网状结构及浅层疏松结缔组织引起的急性化脓性真皮炎症。其病原菌是 A 族乙型溶血性链球菌，多由皮肤或黏膜破伤而侵入，但亦可由血行感染。以皮肤突然发红，色如涂丹为主要表现，好发于小腿，其次是头面部。中医学中，小腿丹毒又称"流火"，头面部丹毒又称"抱头火丹"。

【病因病机】

中医学认为，由于身体外受火毒、热毒蕴结，郁阻肌肤而发；或由于皮肤黏膜破伤（如鼻腔黏膜、耳道皮肤或头皮破伤，皮肤擦伤，脚湿气糜烂，毒虫咬伤，臁疮等），毒邪乘隙侵入而成。凡发于头面部者，夹有风热；发于胸腹腰胯部者，夹有肝火；发于下肢者，夹有湿热；发于新生儿者，多由胎热火毒所致。西医学认为丹毒是一种累及真皮浅层淋巴管的感染，主要致病菌为 A 组 β 溶血性链球菌。诱发因素为手术伤口或鼻孔、外耳道、耳垂下方、肛门、阴茎和趾间的裂隙。皮肤的任何炎症，尤其是有皲裂或溃疡的炎症为致病菌提供了侵入的途径。轻度擦伤或瘙抓、头部以外损伤、不清洁的脐带结扎、预防接种和慢性小腿溃疡均可能导致此病。致病菌可潜伏于淋巴管内，引起复发。

【临床表现】

丹毒临床表现为起病急，局部出现界限清楚之片状红疹，颜色鲜红，并稍隆起，压之退色。潜伏期 2 ～ 5 天。前驱症状有突然发热、寒战、头痛和恶心。数小时到 1 天后出现红斑，并进行性扩大，界限清楚。患处皮温高、紧张，并出现硬结和非凹陷性水肿，受累部位有触痛、灼痛，常见近卫淋巴结肿大，伴或不伴淋巴结炎。也可出现脓疱、水疱或小面积的出血性坏死。丹毒好发于小腿、颜面部。

丹毒的复发可引起持续性局部淋巴水肿，最后结果是永久性肥厚性纤维化，称为慢性链球菌性淋巴水肿。乳癌患者腋部淋巴结清扫术后由于淋巴淤滞，也易反复患丹毒。发生在小腿的慢性淋巴水肿，亦称象皮腿。

本病由四肢或头面走向胸腹者，为逆证。年老体弱者，火毒炽盛，易致毒邪内陷，见壮热烦躁、神昏谵语、恶心呕吐等全身症状，甚至危及生命。新生儿丹毒常游走不定，多有皮肤坏死，全身症状严重。

【治疗】

本病总的中医学治法为凉血清热，解毒利湿化瘀。根据发病的不同阶段分为：风邪热毒型，清热解毒，佐以祛风；湿热下注型，清热利湿解毒型；热毒入营型，治以泻火解毒，清热凉血；正虚邪恋，治以清热利湿，化瘀通络。丹毒的外治法可选用双柏散、金黄散或玉露散，以水、蜜调制冷敷，也可用新鲜草药，如马齿苋、仙人掌、芙蓉叶、野菊花叶、紫花地丁、蒲公英等，选 1 ～ 2 种捣烂外敷。大脚风（即已形成象皮腿）者，可用鲜樟树叶、松针、生姜，切碎水煎，每晚熏洗 1 次。西医学治疗原则为积极抗菌，早期、足量有效的抗生素治疗。物理疗法包括紫外照射、音频电疗、超短波、红外线等。

【护理】

（一）辨证施护

1.风邪热毒型

发于头面部，恶寒发热，皮肤焮红灼热，肿胀疼痛，甚则发生水疱，眼睑肿胀难睁，苔薄黄，舌质红，脉浮数。辨证施护原则为散风清热解毒。

（1）中医特色技术

1）中药外洗：用中药煎水微温洗涤皮损局部，可祛除秽物，洁净皮损，以利湿解毒。

2）中药贴敷：将四黄散以水、蜜调制，涂抹成厚度约 1cm 的药饼，冷敷，敷药面积应超过红肿部位 1～2cm，一天两次，一次敷药 4～6 小时，可清热解毒止痛。

3）中药湿敷：用纱布浸入三黄洗剂药液中敷于患处，可清热祛湿、消肿止痛、促进吸收。

4）中药涂擦：生姜 9g，蜂蜜少许。将生姜焙干研细末，与蜂蜜调匀涂擦患处，可祛风燥湿。

5）穴位按摩：取大椎、合谷、曲池等穴，按摩手法用泻法。

6）耳穴贴压：取神门、脑、交感、枕、肾上腺、皮质下等穴。

（2）饮食指导：宜进食祛风利湿清热之品，如牛蒡子龙骨汤、板蓝根代茶饮。忌食生风动火之品。

2.湿热下注型

发于下肢，局部红肿灼热，痛如火燎，表面光亮，部分表皮破损，有液体流出，或见红线上行，不能履地，恶寒发热，舌红、苔黄腻，脉滑数。辨证施护原则为清热利湿解毒。

（1）中医特色技术

1）中药外洗：用中药煎水微温洗涤皮损局部，可祛除秽物、洁净皮损，以利湿解毒。

2）中药贴敷：将四黄散以水、蜜调制，涂抹厚度约 1cm 的药饼，冷敷，敷药面积应超过红肿部位 1～2cm，破损部位避开，一天两次，一次敷药 4～6 小时，可清热解毒止痛。

3）中药湿敷：用纱布浸入三黄洗剂药液中敷于患处，可清热祛湿、消肿止痛、促进吸收。

4）中药涂擦：予香莲散涂擦患处，可利湿解毒。

5）耳穴贴压：取神门、脑、交感、枕、肾上腺、皮质下等穴。

（2）饮食指导：宜进食清热利湿解毒之品，如粳米蒲公英粥、野菊花代茶饮。忌食肥甘厚腻、辛辣腥发之品。

3. 热毒入营型

红肿迅速蔓延，势如燎原，兼见心中烦躁，神昏谵语，恶心呕吐，便秘溲赤，舌红绛，苔黄，脉洪数。辨证施护原则为清营凉血解毒。

（1）中医特色技术

1）中药外洗：用中药煎水微温洗涤皮损局部，可祛除秽物，洁净皮损，以利湿解毒。

2）中药贴敷：将四黄散以水、蜜调制，涂抹成厚度约1cm的药饼，冷敷，敷药面积应超过红肿部位 1～2cm，一天两次，一次敷药 4～6 小时，可清热解毒止痛。

3）中药湿敷：用纱布浸入三黄洗剂药液中敷于患处，可清热祛湿、消肿止痛、促进吸收。

4）中药涂擦：予香莲散涂擦患处，可利湿解毒。

5）刺络放血：取患病局部、阴陵泉、阳交、委中、三阴交；或患病局部、曲池、合谷、曲泽、大椎、委中穴刺血。

6）耳穴压豆：取神门、脑、交感、枕、肾上腺、皮质下等穴。

（2）饮食指导：宜进食清营凉血解毒之品，如生地麦冬瘦肉汤、绿豆代茶饮。忌食肥甘厚腻、辛辣腥发之品。

4. 正虚邪恋型

小腿或足部肿胀，按之凹陷不起，活动后加重，乏力，皮肤有散在椭圆形棕褐色斑片，边缘不规则，皮肤处皮下有不规则硬块，按之疼痛，舌质黯红，舌薄白，脉沉细。辨证施护原则为化湿解毒，祛瘀通络，益气行水。

（1）中医特色技术

1）中药外洗：用中药煎水微温洗涤皮损局部，可祛除秽物、洁净皮损，以利湿解毒。

2）中药沐足：用中药包泡温水沐足 20 分钟，可活血化瘀、清热解毒、通络止痛。

3）中药湿敷法：用纱布浸入三黄洗剂药液中敷于患处，可清热祛湿、消肿止痛、促进吸收。

4）中药涂擦：予香莲散涂擦患处，可利湿解毒。

5）刺络放血：选取阳性血络，用三棱火针烧针刺络放血，可温通经络。

6）铜砭刮痧：选取患处经络刮痧，可排毒通络。

（2）饮食指导：宜进食活血通络之品，如当归川芎瘦肉汤、黄芪太子参代茶饮。忌食肥甘厚腻之品。

（二）健康宣教

1. 皮肤护理 床边隔离，保持皮肤的清洁卫生，穿着合适的鞋袜和棉制衣物，避免穿着化纤毛织品，减少摩擦、搔抓，避免强烈阳光直射患部皮肤。唇及颊部出现皮肤黏膜破损时，少讲话，少咀嚼，避免疼痛加重，如有水疱要观察有无新起，加强皮肤护理，敷料污染及时更换，焚烧处理。

2. 体位护理 急性期应卧床休息，下肢丹毒，抬高患肢 30°～ 40°，利于淋巴静脉回流，减轻肿胀。尽可能暴露水肿部分，避免翻身时擦伤、剥脱、局部挤压，防止炎症扩散。观察红赤肿胀的部位、性质、范围，每日定时、定位用软尺测量患肢肿胀部位的周径，以了解肿胀变化情况。患侧肢体严禁静脉输液。

3. 生活护理 观察神志，生命体征及疼痛部位、性质、程度等情况，体温超过39℃时，可予物理降温；出现壮热烦躁、神昏谵语、恶心呕吐时，立即告诉医师，并配合处理。指导患者生活规律，放松心情，减少压力，注意个人卫生，禁止手指挖鼻孔，挤压碰伤颜面部丹毒，保持大便畅通。向患者和家属介绍本病的诱发因素，使其掌握自我护理方法。

4. 日常锻炼 加强锻炼，提高抵抗力，指导患者正确描述疼痛部位、性质、程度。有肌肤破损者须彻底治疗，防止复发。

5. 睡眠护理 避免熬夜，予耳穴压豆法、头部穴位按摩以调理脏腑，安神助眠。

6. 用药护理 全身治疗：抗生素治疗，首选青霉素，每日 480～ 800 万 μ 静脉滴注，过敏者可用红霉素。遵医嘱用药，勿擅自加减药物，症状改善或局部红肿消退后，继续巩固治疗，防止复发。口服中药汤剂宜温服，服药后观察皮疹体温变化。局部治疗：呋喃西林液湿敷，外用抗生素类软膏，如莫匹罗星软膏等。外敷药时，注意观察皮肤变化，如有小面积溃疡或局部出现红疹、瘙痒时，及时报告医师，协助处理。

第四章　真菌性皮肤病的护理 ▷▷▷

第一节　皮肤癣病的护理

表 4-1　皮肤癣病的护理

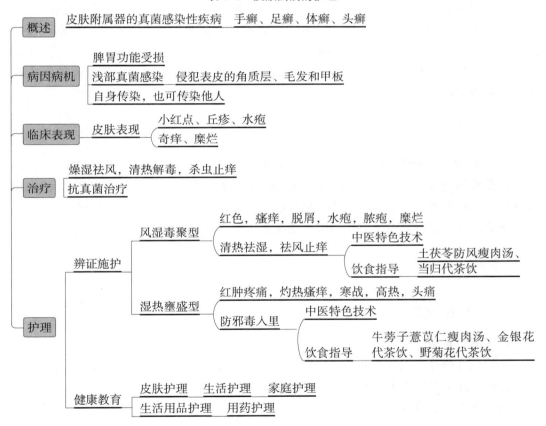

【概述】

皮肤癣病，亦称皮肤真菌病，是由病原真菌引起的人类皮肤及黏膜、毛发和甲等皮肤附属器的一大类感染性疾病，本病属中医学"癣"病的范畴，常见皮肤癣病包括手癣、足癣（即脚气）、体癣、股癣、花斑癣、头癣等。

【病因病机】

中医学认为本病由生活、起居不慎，感染虫毒，又因梅雨季节暑湿之气较重，暑湿最易伤脾胃，暑伤胃，湿伤脾，致使脾胃功能受损，水湿不能正常运化而致内湿结存产生皮肤病理反应，也就是平常说的"湿助癣生"。西医学则认为浅部真菌感染所致，主要指皮肤癣菌，包括毛癣菌属、小孢子菌属和表皮癣菌属等，这些癣菌只侵犯表皮的角质层、毛发和甲板。浅部真菌病具有一定传染性，既可自身传染，也可传染他人。

【临床表现】

皮肤癣病传染快，病根扎在皮下隐避，有的涉及全身其患无穷，手足癣、股癣等多是皮肤小缝处奇痒。大部分先侵手足肘头处，开始小红点，继之小丘疹，越抓挠皮肤越糜烂，大部分有混合感染。春夏秋冬均可发病，冬季稍好些，可能与冬季干燥有关。体癣在夏季最容易发病或加重。体癣皮疹大多是圆形，因为类似古铜钱又叫圆癣、钱癣。肥胖多汗、糖尿病及其他消耗性疾病容易患体癣。体癣一般在面、颈、腰腹、臀、四肢等部位皮肤好发，临床表现为红斑、丘疹或水疱，由中心逐渐向周围等距离扩展蔓延，形成环形或多环形。

【治疗】

皮肤癣病是浅部致病性真菌所致，应早发现、早治疗，并要连续彻底治疗。中医学认为皮肤癣病与湿、热、毒、风、虫等致病因素有关。因此，本病总的中医学治法为燥湿祛风、清热解毒、杀虫止痒，再根据皮损见证辨证分型加用药物。西医根据实验室检出的感染菌丝类别及其对抗真菌药敏感情况采用规范的抗真菌药品治疗。

【护理】

（一）辨证施护

1. 风湿毒聚型

皮损色红瘙痒，或伴有脱屑、水疱、脓疱，或趾间糜烂，舌质红，苔薄黄腻，脉濡或数。辨证施护原则为清热祛湿，祛风止痒。

（1）中医特色技术

1）中药外洗：用中药煎水，趁热洗涤皮损局部，或用纯棉手巾沾取药液敷皮损，可祛除污秽、清热止痒。

2）中药湿敷：用无菌纱块浸于中药或痰热清注射液加无菌生理盐水所配成的药液中，再敷于患处，可清热收敛、减少渗出。

3）中药外涂：用消炎止痒药膏与抗真菌药膏混合涂搽皮损处，可止痒抗菌。

4）拔发疗：头癣小片病灶者可采用此法，即拔、剃、洗、敷等法。

5）艾灸：甲癣可采用此法，既用艾条熏烤患处，可温通经络，调整生理机能。

（2）饮食指导：宜进食清热祛湿、祛风止痒之品，如土茯苓防风瘦肉汤、当归代茶饮等

2. 湿热壅盛型

足背趾间红肿疼痛，灼热瘙痒，或只痛不痒，滋流脓水，或红丝上窜，胯下淋巴结肿痛，寒战，高热，头痛，周身不适，舌红苔黄腻，脉滑数。辨证施护原则为清热利湿解毒，应以防邪毒入里为主。

（1）中医特色技术

1）中药外洗：用中药煎水或香莲外洗液泡水，放凉后清洗皮损局部，可清热燥湿，解毒。

2）中药湿敷：用纱布浸入香莲外洗液敷于患处，可抑制渗出、消炎、杀菌、收敛。

3）中药掺药：用香莲散撒患处，可解毒消散，收敛止痒。

4）中药外涂：用三黄洗剂外擦皮损无破溃处，可清热解毒止痛。

5）中药贴敷：用四黄散以水、蜜调制，涂抹成厚度约1cm的药饼，冷敷红肿热痛处，可清热解毒，消肿止痛。

（2）饮食指导：宜进食清热利湿解毒之品，如牛蒡子薏苡仁瘦肉汤、金银花代茶饮、野菊花代茶饮等。

（二）健康宣教

1. 皮肤护理 注意保持皮肤清洁，汗多者勤洗澡，保持皮肤干爽；尽量避免搔抓和烫洗皮损。禁用肥皂、洗衣粉等碱类之物洗手足。

2. 生活护理 规律生活，避免加重酸性体质的生活习惯，如熬夜。

3. 家庭护理 注意避免交叉感染，个人生活用品应分开放置与处理。严重者应家人同治；尽量避免养宠物，或注意宠物的清洁卫生。

4. 生活用品护理 衣物、鞋袜、床单被套、毛巾等应烫洗并曝晒，勤更换。

5. 用药护理 根据真菌培养及药敏选择合适的抗真菌药，勿自行用药或停药，以免出现耐药菌。内服抗真菌药物者应注意不良反应，定期查肝功能及血常规。

第二节　念珠菌病（鹅口疮、皱褶疮）的护理

表 4-2　念珠菌病（鹅口疮、皱褶疮）的护理

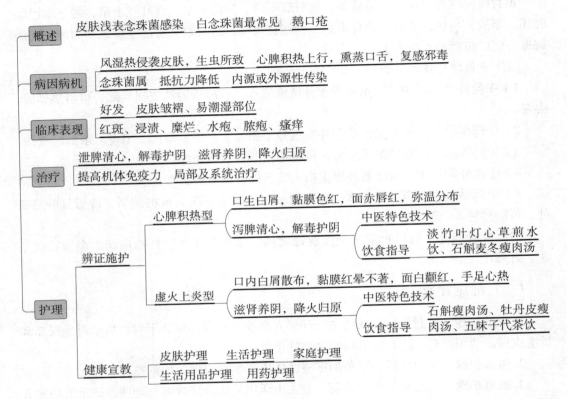

【概述】

皮肤念珠菌病是由念珠菌属的某些致病菌种引起的皮肤浅表念珠菌感染，常累及皮肤、黏膜、内脏器官等。白念珠菌最为常见，皮肤褶皱部位经常受累，夏秋季高发，多见于婴幼儿、肥胖多汗者、糖尿病患者、经常在潮湿环境中工作者、浸水作业者等。中医学将发生在口腔黏膜的感染称为"鹅口疮"。

【病因病机】

中医学认为皮肤念珠菌病主要是由于风湿热侵袭皮肤，生虫所致；或心脾积热循经上行，熏蒸口舌，复感邪毒而发病。西医学认为此病主要由念珠菌属的白念珠菌、近平滑念珠菌、克柔念珠菌、热带念珠菌、星形念珠菌及高里念珠菌等引起。大多是在全身或局部抵抗力降低时发病，其传染途径可为内源或外源性的。全身性感染多在大量应用抗生素、糖皮质激素、免疫抑制剂等后使机体抵抗力减弱而引起，也可因医源性污染而发生。

【临床表现】

念珠菌皮肤病多发生于皮肤皱褶、易潮湿部位，以红斑、浸渍、糜烂、微小水疱、脓疱、瘙痒为其临床特点。口腔黏膜感染时表面覆盖一层奶油白到灰色膜，揭去后可留下红色渗出性基底，严重者黏膜有脓疱、糜烂、结痂等。实验室检查：真菌镜检和真菌培养及鉴定可查见致病菌丝或孢子。

【治疗】

中医治疗皮肤念珠菌病以外治法为主，口腔念珠菌采用内外治疗相结合的方法。中医学辨证一般可分为心脾炽热型及虚火上炎型。本病总的中医学治法为泻脾清心、解毒护阴、滋肾养阴、降火归原，内外兼治。西医方面整体上应先从根本着手，提高机体免疫力，积极治疗原发病，再结合局部及系统两方面治疗。一般常用药物有克霉唑、益康唑、咪康唑、酮康唑、舍他康唑、联苯苄唑、特比萘芬、萘替芬、布替萘芬、环吡酮胺、利拉萘酯、阿莫罗芬等乳膏、凝胶、溶液或洗剂，制霉菌素等。

【护理】

（一）辨证施护

鹅口疮的护理

1. 心脾积热型

口生白屑，弥漫分布，重重叠叠，黏膜色红，面赤唇红，或有发热，烦闹不安，小便黄赤，大便秘结，舌质红，舌苔黄，脉数。辨证施护原则为泻脾清心，解毒护阴。

（1）中医特色技术

1）中药外洗：用银河漱口液外洗口腔，停留片刻，可清洁杀菌。

2）中药外涂：用黄柏、青黛、冰片各等份，研成细末加水调和，涂于患处，可清热解毒。

3）刮痧：脾胃背部折射区、心包经刮痧，可泻脾清心。

4）按摩法：可选人中、下关、颊车三穴按摩，或腹部穴位按摩，可解毒护阴、泻脾清心。

（2）饮食指导：宜进食泻脾清心、解毒护阴之品，如石斛麦冬瘦肉汤、淡竹叶灯心草煎水饮等。

2. 虚火上炎型

口内白屑散布，黏膜红晕不著，面白颧红，手足心热，口干盗汗，虚烦少寐，舌红少苔，脉象细数。辨证施护原则为滋肾养阴，降火归原。

（1）中医特色技术

1）中药外洗：用银河漱口液外洗口腔，停留片刻，可清洁杀菌。

2）中药外涂：用冰硼散、青黛散、珠黄散，涂于患处，可清热降火。

3）耳穴压豆：取口、心、肝、脾、内分泌等穴，用王不留行籽压穴按摩，可养阴降火归原。

4）开天门：头部穴位按摩，可安神，助于滋肾养阴。

（2）饮食指导：宜进食滋肾养阴、降火归原之品，如石斛瘦肉汤、牡丹皮瘦肉汤、五味子代茶饮等。

皮肤念珠菌病的护理

（1）中医特色技术

1）中药外洗：用紫草、藿香、黄连、土槿皮、龙胆草枯矾等煎水或用香莲外洗液外洗患处，可清洁皮肤、疏通腠理。

2）中药湿敷：用痰热清注射液加无菌生理盐水配制的溶液或中药方剂煎水，再无菌纱块浸取药液后敷于患处，可清热解毒，收敛止痒。

3）中药掺药：用香莲散外撒患处，可抑菌杀虫，清热止痒。

4）中药外涂：用丁香、黄连、冰片、硼砂制成膏剂外涂患处，可保护创面，清热解毒。

（2）饮食指导：宜进食健脾除湿、滋养胃阴之品，如莲子百合赤小豆汤、淮山瘦肉陈皮粥等。

（二）健康宣教

详见"皮肤癣病"。

第五章　寄生虫、昆虫及动物性皮肤病 ▷▷▷▷

第一节　疥疮的护理

表 5-1　疥疮的护理

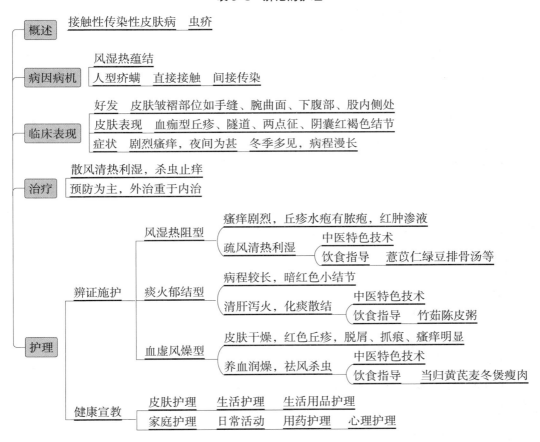

【概述】

疥疮是由疥螨在人体皮肤表皮层内引起的接触性传染性皮肤病。临床以皮肤皱褶部位如手指缝、腕曲面、下腹部、股内侧处发生丘疱疹，水疱伴奇痒，夜间尤甚，传染性大，易造成家庭集体流行为特征，中医学属"虫疥""湿疥""蜗疥"范畴。

【病因病机】

中医学认为疥疮的形成除接触"虫"外，还与风湿热蕴结有关，为虫毒湿热相搏，结聚肌肤而成本病。西医学认为本病是由人型疥螨通过直接接触（包括性接触）而传染，如同卧一床、握手等，但疥螨除在人身上活动外，还可在衣服、被褥、床单、枕巾、毛巾上生存。疥螨离开人体后仍可生活 2～3 天，因此也可通过病人使用过的衣物而间接传染。在家庭或集体单位中相互传染。

【临床表现】

疥虫多在手指缝及其两侧、腕屈面、肘窝、腋窝、脐周、腰围、下腹部、生殖器、腹股沟及股上部内侧等处活动，而以手指缝处最为常见，如该处有损害应立即怀疑为疥疮。重者可累及其他部位，但头面部不累及。在婴儿中掌跖及足趾缝也常为疥虫活动之处，并可侵犯头面部。典型的疥疮损害主要有：血痂性丘疹、隧道、两点征、阴囊红褐色结节，有剧烈瘙痒，夜间为甚。发病季节冬季多见。病程漫长，可持续数周至数个月。如治疗不彻底，可于翌年冬季复发。

【治疗】

中医学认为疥疮主要是接触"虫"与风湿热蕴结所致，一般以外治为主，严重者可内服散风清热利湿、杀虫止痒之剂。西医学方面一般包括两个方面，即全身治疗和局部治疗。常用药物有氯苯那敏口服、苯海拉明肌注、抗生素抗感染等，局部用硫黄膏外涂等。疥疮治疗目的是杀虫、止痒、治疗并发症，争取早发现、早诊断、早治疗。家庭或集体单位要与患者同时治疗，总则是以预防为主，外治重于内治。

【护理】

（一）据证施护

1. 风湿热阻（继发感染）型
皮肤瘙痒剧烈，丘疹水疱的基础上伴有脓疱，甚至抓处出现红肿渗液，便秘，溲赤，舌红苔黄，脉数。辨证施护原则为疏风清热利湿，应以消炎止痒，消除紧张烦躁心理为主。

（1）中医特色技术

1）中药外洗：涂药前和用药后第 4 天，用消炎止痒洗剂或硫黄洗疥方煎水清洗全身，可消炎止痒。

2）中药湿敷：用无菌纱块浸于中药或痰热清注射液加无菌生理盐水中，再敷于患处，可清热收敛，镇静止痒。

3）中药外涂：小儿用 5%～10% 硫黄软膏，成人用 15%～25% 每天早晚各涂 1

次，连续 3 天，第 4 天洗澡，换席被。注意避开糜烂渗液处。

4）中药贴敷：用消炎油纱贴敷于糜烂或脓疱处，可保护创面、消炎止痛。

5）自血疗法：用苯海拉明加自体静脉血注射双侧足三里穴，可调理脏腑、止痒安神。

（2）饮食指导：宜进食疏风清热利湿之品，如丝瓜、冬瓜、苦瓜、西瓜、马齿苋、芹菜、马兰头、莲藕赤小豆瘦肉汤、薏苡仁绿豆排骨汤等。

2. 痰火郁结（疥疮结节）型

病程较长，外阴或腋窝、腹股沟等部位伴有黄豆大小、暗红色小结节，口干口苦、烦躁，舌红苔薄黄，脉弦。辨证施护原则为清肝泻火，化痰散结，应以稳定情绪、心理疏导为主。

（1）中医特色技术

1）中药外洗：涂药前和用药后第 4 天，用疥疮结节洗方煎水外洗，可清热杀虫。

2）液氮冷冻：用液态氮气喷于患处，可镇静止痒。

3）中药外涂：小儿用 5% ～ 10% 硫黄软膏，成人用 15% ～ 25% 每天早晚各涂 1 次，连续 3 天，第 4 天洗澡，换席被，可杀虫止痒。

4）中药封包：中药外涂后用特制薄膜包封患处，可软化结节、使药物渗透。

5）封闭：用泼尼松加普鲁卡因溶液封闭结节，可软化结节、杀虫止痒。

（2）饮食指导：宜进食清肝泻火、化痰散结之品，如竹茹陈皮粥，早晚分食。

3. 血虚风燥型

全身皮肤干燥，有针头大小红色丘疹，脱屑、抓痕、瘙痒明显，伴气短乏力，面色苍白，舌质淡苔白，脉细无力。辨证施护原则为养血润燥，祛风杀虫。

（1）中医特色技术

1）中药外洗：涂药前和用药后第 4 天，用中药方剂煎水温热清洗，可清洁除垢，杀虫止痒。

2）中药外涂：可用滋润药膏或自制油剂如当归地黄油外涂患处，数小时后用 5% ～ 10% 硫黄膏外涂。

3）中药包封：5% ～ 10% 硫黄膏外涂后可用特制膜包封治疗。

4）穴位按摩：可按摩曲池穴、血海穴等以镇静止痒。

（2）饮食指导：宜进食养血润燥、祛风杀虫之品，如当归黄芪麦冬煲瘦肉。

（二）健康宣教

1. 皮肤护理　治疗第 1 ～ 4 天避免洗澡。瘙痒剧烈时可戴棉质手套。

2. 生活护理　规律生活，加强锻炼，注意个人卫生，勤洗澡，居室应通风透气，定期清洁消毒。

3. 生活用品护理　衣物、鞋袜、床单被套、毛巾等应烫洗并日光曝晒，勤更换。

4. 家庭护理　注意避免交叉感染，发现患者应及时隔离，个人生活用品应分开放置与处理。严重者应家人同治。尽量避免养宠物，或注意宠物的清洁卫生。

5. 日常活动 患者应遵守一些公共场所规定，不去公共游泳池和浴室。

6. 用药护理 坚持用药，勿自行用药或停药，患者治愈后，应观察 1 周，未出现新的病情才算治愈。

7. 心理护理 密切关注患者心理变化，耐心听取患者的主诉及意见，为患者提供及时有效的帮助。

第二节　隐翅虫皮炎的护理

表 5-2　隐翅虫皮炎的护理

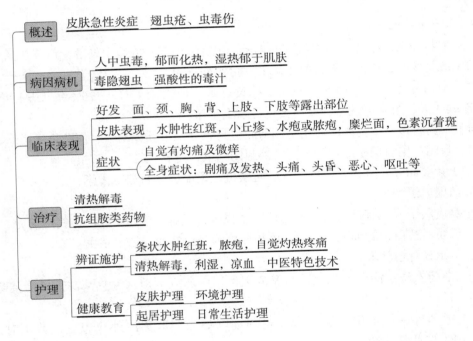

【概述】

隐翅虫皮炎是由于接触隐翅虫的体液，使毒素渗入皮肤所致的皮肤急性炎症，多发生于暴露部位，夏秋季多见。中医学称隐翅虫皮炎为"翅虫疮"，属中医学的"虫毒伤"范畴。

【病因病机】

中医学认为本病主要是由于夏秋之季，诸虫繁生，虫性喜叮咬人皮肤或以毒刺刺入，人中其毒，郁而化热、生湿，湿热郁于肌肤所致；亦有因禀赋不耐而泛发全身者。西医学认为本病病原体为毒隐翅虫，是甲虫的一种。毒隐翅虫虫体各段均含毒素，为一种强酸性的毒汁，可引起皮炎，若将虫体击碎，则损害更为明显。

【临床表现】

隐翅虫皮炎皮疹好发于面、颈、胸、背、上肢、下肢等露出部位，表现为条索状、斑块状、点状、片状的水肿性红斑，其上有密集排列的小丘疹、水疱或脓疱，表面常表现为鲜红的糜烂面，条状损害的数目、长短、方向各不一致，皮损的炎症程度轻重不等，轻者仅为浅红色斑，重者可糜烂渗出，有密集的脓疱。自觉症状有灼痛及微痒，严重的可出现剧痛及发热、头痛、头昏、恶心、呕吐等全身症状。皮疹多数是第2日起床后被发现，约经一周逐渐干燥，结痂脱落而愈，留有暂时性色素沉着斑。

【治疗】

本病一般不需内治，本病总的中医学治法为清热解毒，若皮损广泛或症状较重者，可予清热解毒中药内服。西医方面则用口服抗组胺类药物，继发感染者酌选抗生素或激素类药物。同时选用碱性溶液等外用。

【护理】

（一）辨证施护

皮疹表现

暴露部位皮肤见条状水肿红斑，上有密集针尖大小脓疱，自觉灼热疼痛，伴发热、溲赤、便秘、舌红苔黄，脉数。辨证施护原则为清热解毒，利湿，凉血。

（1）中医特色技术

1）中药外洗：用中药煎水或肥皂水微温外洗，可解毒止痛。

2）中药湿敷：用无菌纱块浸于中药或注射液加无菌生理盐水配制的溶液中，或用马齿苋、蒲公英、野菊花、黄柏、生地榆煎水，再冷敷于患处，可清热收敛，减少渗出。

3）中药外搽：炉甘石洗剂、三黄洗剂外搽，有脓疱，外涂10%硫黄鱼石脂糊剂，有渗液者外涂青黛散，可清热解毒、收敛渗液。

4）中药贴敷：皮疹刚起无破损可用鲜马齿苋捣烂外敷，红肿明显或有糜烂时用1：5000高锰酸钾溶液或用黄柏、玄明粉煎水冷敷，可消炎止痛；局部红肿灼痛显著时，可选用四黄散以水、蜜调制，涂抹成厚度约1cm的药饼冷敷于患处，可清热解毒止痛。

（二）健康宣教

1. 皮肤护理 隐翅虫接触皮肤时，不要用手捏或拍打，可用口吹或将虫体拨落地面后踩死，并及时用碱性溶液或清水清洗。

2. 环境护理 注意环境卫生，清除住宅周围的杂草、垃圾，消灭隐翅虫的滋生地。

3. 起居护理 安装纱门、纱窗，防止害虫侵入。睡眠时挂蚊帐，熄灭室内灯光。

4. 日常生活护理 夜间外出时，注意着长袖衣裤，保护暴露部位皮肤。

第六章　变态反应性皮肤病 ▷▷▷▷

第一节　接触性皮炎的护理

表 6-1　接触性皮炎

概述　接触致病物质引起的急性或慢性炎症

病因病机
　禀性不耐　风、湿、热、毒诸邪侵袭
　原发性刺激、变态反应

临床表现
　好发　暴露部位　自限性
　皮肤表现　与接触物的性状一致
　症状　瘙痒、烧灼感、胀痛感
　　全身症状：畏寒、发热、恶心、头痛

治疗
　祛风清热，凉血解毒，利湿止痒，养阴润燥
　去除刺激物　抗组胺药

护理
　辨证施护
　　风毒血热型
　　　红斑、丘疹、肿胀、灼热瘙痒
　　　祛风清热，凉血止痒　中医特色技术
　　　　饮食指导　鱼腥草、金银花煎水饮
　　湿毒热盛型
　　　潮红、肿胀、水疱、糜烂、渗液为主，剧烈瘙痒
　　　清热利湿，凉血解毒　中医特色技术
　　　　饮食指导　绿豆汤、木棉花糖水、冬瓜苡仁绿豆汤
　　风燥血雨瘀型
　　　反复接触过敏源者，皮肤暗红、色素加深，苔藓样变，剧烈瘙痒
　　　祛风润燥，化瘀止痒　中医特色技术
　　　　饮食指导　胡麻代茶饮
　健康宣教
　　皮肤护理　生活护理　日常锻炼
　　饮食护理　用药护理

【概述】

接触性皮炎是因皮肤或黏膜接触某些外界致病物质所引起的皮肤急性或慢性炎症反

应。中医学文献中没有统一的病名来概括接触性皮炎，而是根据接触物质的不同及其引起的症状特点而有不同的名称。如因漆引起者，称为"漆疮"；因贴膏药引起者，称为"膏药风"等。

【病因病机】

中医学认为接触性皮炎是由于人体禀性不耐，加之接触外来异物，风、湿、热、毒诸邪侵袭皮肤所致。从证型上可分为风毒血热、湿毒热盛、风燥血瘀三种。西医学认为能引起接触性皮炎的物质很多，包括动物性、植物性和化学性物质等，以化学性最为多见。发病机制可分为两大类型，即原发性刺激和变态反应。引起原发性刺激的致病原可以是物理性的或化学性的。

【临床表现】

本病的临床特点是接触刺激物或致敏物的病史，在接触的部位发病，境界比较清楚，多数表现为急性皮炎的改变。相对于湿疹而言，接触性皮炎的皮疹倾向于单一形态，多数是呈急性皮炎改变，一般起病比较急。好发于暴露部位，皮疹的范围、形状与接触物的大小形状常一致，境界清楚。可有局部瘙痒、烧灼感或胀痛感。少数严重的病例，由于皮疹泛发或机体反应性高，可以有畏寒、发热、恶心、头疼等全身症状。本病具有自限性，去除病因并经过治疗后，轻者一般3～5天痊愈，重者1～2周痊愈，但再接触可再发。

【治疗】

中医治疗接触性皮炎总的法法为祛风清热，凉血解毒，利湿止痒，养阴润燥。西医认为对于刺激性接触性皮炎，立即去除刺激物是治疗的关键，而变态反应性接触性皮炎应耐心细致询问病史，寻找致敏变应原，避免接触一切外来刺激性、易致敏的物质。酌情使用1～2种抗组胺药，如氯苯那敏、赛庚啶、酮替芬、氯雷他啶等。严重的病例可短期应用皮质类固醇激素，如口服泼尼松。

【护理】

（一）辨证施护

1. 风毒血热型

皮疹以红斑、丘疹、肿胀为主，灼热瘙痒。口干，大便干结，小便短赤，舌红苔黄，脉数。辨证施护原则为祛风清热，凉血止痒。

（1）中医特色技术

1）中药外洗：用中药煎水微温洗涤皮损局部，可祛风清热。

2）中药湿敷：用 10% 黄柏溶液湿敷皮疹，可清热消肿。

3）耳穴压豆：取耳穴肺、脾、三焦及相关部位，将中药王不留行籽置于小块胶布中央，然后贴在穴位上，并适当用力按压，可调节机体，提高免疫力。

4）中药涂擦：用黄连油或青黛油外涂皮疹处，可润燥止痒。

5）刺络拔罐：用皮肤针沿着经络由后往前依次叩刺，以皮肤微出血为度，叩刺区加拔火罐，可疏通经络、清热泻火。

（2）饮食指导：宜进食祛风清热、凉血止痒之品，如鱼腥草、金银花单味适量煮水饮。

2. 湿毒热盛型

皮疹以潮红、肿胀、水疱、糜烂、渗液为主，剧烈瘙痒。大便干结或稀烂不畅，小便短赤，舌红苔黄腻，脉滑脉。辨证施护原则为清热利湿，凉血解毒。

（1）中医特色技术

1）中药湿敷：用绿茶叶或野菊花、黄柏、蒲公英、马齿苋、羊蹄草、金银花等煎水待冷湿敷，可清热利湿消肿。

2）中药外涂：外涂三黄洗剂或用青黛散冷开水调搽，可清热利湿。

3）耳穴压豆：取耳穴心、肾、神门、肺、脾，将中药王不留行籽置于小块胶布中央，然后贴在穴位上，并适当用力按压，可调理脾胃。

（2）饮食指导：饮食宜清热祛湿、凉血解毒之品，如绿豆汤、木棉花糖水、冬瓜苡仁绿豆汤等。

3. 风燥血瘀型

本型见于皮肤局部反复接触过敏物者，皮肤暗红、增厚、粗糙、脱屑、苔藓样变、色素加深，剧烈瘙痒，舌质黯红或淡红，苔薄白，脉弦。辨证施护原则为祛风润燥、化瘀止痒。

（1）中医特色技术

1）中药湿敷：用绿茶、马齿苋、黄柏、羊蹄草、石韦、蒲公英、桑叶等煎水湿敷，可清热润燥。

2）中药涂擦：用 10% 硫黄软膏、黄连膏、青黛膏等糠馏油外涂，可润肤止痒。

3）梅花针加拔罐：用梅花针叩刺患处及周围皮肤，以周围皮肤轻度充血为度，用火罐吸附于叩刺过的皮肤上，可活血祛瘀、通经活络、调理脏腑。

4）针刺：主穴取风池、曲池、足三里、血海，可活血通络。

（2）饮食指导：饮食宜活血化瘀、滋阴润燥之品，如胡麻代茶饮。

（二）健康宣教

1. 皮肤护理　注意皮肤清洁，可用温水冲洗，忌揉搓、搔抓，不宜用热水或香皂、沐浴露洗澡，避免搔抓刺激，禁用强刺激性外用药。

2. 生活护理　生活起居上避免寒、湿、风邪的侵入，保持病室内通风良好，室温宜偏凉。尽量少接触肥皂等碱性物质。与职业有关者，应更换工作环境、改进工序，加强防护措施。

3. 日常锻炼 根据病情好转程度适当增加活动量，根据自身体质选择合适的锻炼方式，呼吸新鲜空气，改善全身血液循环，如散步、太极拳等，增强机体免疫力。

4. 饮食护理 饮食以清淡为宜，多吃蔬菜、水果，多饮水。并给予易消化的饮食，忌食辛辣、煎炸、鹅、虾、蟹、海鱼等动风腥发食物。

5. 用药护理 遵医嘱用药，减少接触化妆品、染发剂、农药、动物皮毛、植物等。

第二节　湿疹的护理

表 6-2　湿疹的护理

概述　炎症性皮肤病　明显渗出　湿疮

病因病机
湿热内蕴　浸淫肌肤
遗传、环境、感染、免疫、心理因素的交互作用

临床表现
好发　头面、耳后、四肢远端、手、足暴露部位及阴囊、外阴、肛门等
皮肤表现　小丘疹、丘疱疹或小水疱，基底潮红，苔藓样变
症状　瘙痒剧烈　局限性、边缘清楚

治疗
据其病因病机、临床表现、病程长短等进行辨证治疗
抗炎、止痒为主

护理

辨证施护

风湿热困型
发病迅速，以面颊、四肢常见　疹色红，渗液不多，可伴脱屑
疏风清热，佐祛湿
中医特色技术
饮食指导　冬瓜薏米粥

湿热毒盛型
皮损发红作痒，滋水淋沥
清热利湿
中医特色技术
饮食指导　山药扁豆芡实苡仁煮粥

脾虚湿蕴型
丘疹、水疱，糜烂或结痂，瘙痒，脱屑，肥厚，色素加深，反复发作
健脾利湿
中医特色技术
饮食指导　赤小豆粥、山药粥

阴虚血燥型
粗糙肥厚，脱屑，病程缠绵，日久不愈，自觉痒甚
滋阴养血润肤为主
中医特色技术
饮食指导　生地熟地汤

健康宣教
皮肤护理　生活护理　日常锻炼
饮食护理　心理护理　用药护理

【概述】

湿疹是由多种内外因素引起的一种具有明显渗出倾向的炎症性皮肤病，常伴剧烈瘙痒。急性期以丘疱疹为主，有渗出倾向；慢性期以苔藓样变为主，易反复发作。本病属中医学"湿疮"的范畴。

【病因病机】

中医学认为本病的发生可由禀赋不耐、饮食失节或过食辛辣刺激荤腥动风之物，使脾胃受损，失其健运，致使湿热内蕴，又外感风湿热邪，内外两邪相搏，浸淫肌肤发为本病。西医学认为湿疹常在遗传因素、环境因素、感染因素、免疫因素和心理因素的交互作用下发生的皮肤炎症反应。湿疹患者具有一定的遗传过敏体质，敏感体质的人群接触到致敏原容易引起湿疹的发作。

【临床表现】

根据病程和临床特点可分为急性湿疹、亚急性湿疹、慢性湿疹。表现多为对称性分布，常见于头面、耳后、四肢远端、手、足暴露部位及阴囊、外阴、肛门等处，自觉瘙痒剧烈。皮疹多为密集的粟粒大的小丘疹、丘疱疹或小水疱，基底潮红。个别有不同程度的苔藓样变，具局限性，边缘亦较清楚，外围亦可有丘疹、丘疱疹散在，当急性发作时可有明显的渗出。

【治疗】

中医学根据其病因病机、临床表现、病程长短等辨证治疗。急性湿疹多辨证为湿热浸淫，治宜清热利湿；亚急性湿疹多辨证为脾虚湿蕴证，治宜健脾利湿；慢性者多辨证为阴虚血燥证，治宜养血润燥、祛风止痒。

西医学认为湿疹病因病机复杂，临床形态各具特色，故湿疹的治疗大多为对症治疗，查找和去除一切可疑的致病因素，原则以抗炎、止痒为主。按照皮损情况选用合适的外用药物，可选用炉甘石洗剂、氧化锌糊或糖皮质激素乳膏、凝胶；有细菌感染者，可联和外用抗生素制剂或含有抗菌作用的复方制剂。

【护理】

(一) 辨证施护

1. 风湿热困型

发病迅速，皮疹可泛发于身体各处，但以面颊、四肢常见，疹色红，为疏松或密集性丘疹，渗液不多，可伴脱屑。自觉燥痒不适，伴有口干唇燥、咽痒、目赤、大便秘结等症，舌质红，苔少或苔微干，脉洪、数、浮。辨证施护原则为疏风清热，佐以祛湿为主。

（1）中医特色技术

1）中药外洗：用中药煎水微温洗涤皮损局部，可清热祛湿。

2）吹烘：先在患处外涂青黛膏或 10% 硫黄膏，然后用电吹风吹烘 20 分钟，可清热祛湿。

3）耳穴压豆：取耳穴的肺、脾、三焦及相关部位，将中药王不留行籽置于小块胶布中央，然后贴在穴位上，并适当用力按压，可调理脏腑。

4）中药外涂：用 10% 黄柏溶液、三黄洗剂外涂皮疹，可润肤止痒。

（2）饮食指导：饮食宜清热除湿之品，如冬瓜薏米粥。

2. 湿热毒盛型

皮损发红作痒，滋水淋沥，味腥而黏或结黄痂，或沿皮糜烂，大便干结，小便黄或赤。舌红，苔黄或黄腻，脉滑数。辨证施护原则为清热利湿。

（1）中医特色技术

1）中药外洗：用中药煎水微温洗涤皮损局部，可清热祛湿。

2）中药涂擦：皮疹渗出处可外涂凡士林和青黛粉调成的除湿糊，可清热祛湿。

3）耳穴压豆：取耳穴的肺、脾、心、内分泌、交感、神门，将中药王不留行籽置于小块胶布中央，然后贴在穴位上，并适当用力按压，可调节机体，提高免疫力。

4）中药湿敷：用马齿苋湿敷糜烂渗液处，可清热祛湿。

（2）饮食护理：饮食宜清热利湿之品，如山药扁豆芡实苡仁粥。

3. 脾虚湿蕴型

皮肤瘙痒、脱屑，或局部皮肤肥厚，色素加深，皮损表面常有粟粒大丘疹或小水疱，有时有轻度糜烂或结痂，时轻时重，反复缠绵发作。常自觉有胃脘胀闷，食纳欠佳，口中黏腻，不思饮，大便多不成形或先干后溏，舌质淡，舌体常胖嫩而有齿痕，舌苔厚腻，脉缓。辨证施护原则为健脾利湿。

（1）中医特色技术

1）中药外洗：用中药煎水微温洗涤皮疹局部，可洁净皮疹、调理气血。

2）中药涂擦：皮疹糜烂处可外涂凡士林和青黛粉调成的除湿糊，可润肤祛湿。

3）艾灸：可艾灸足三里、气海、关元等穴位，可健脾祛湿。

4）中药湿敷：用马齿苋湿敷糜烂皮疹处，可清热祛湿。

（2）饮食护理：饮食宜健脾益气、利湿之品，如赤小豆粥、山药粥。

4. 阴虚血燥型

皮肤粗糙肥厚，甚则肌肤甲错，或见大量糠秕状脱屑，病程缠绵，日久不愈，自觉痒甚。伴手足心发热，颧红或午后潮红，女性经期加重，烦躁，口干不欲饮，大便干，舌质红或淡，苔少，脉细数或沉数。辨证施护原则为滋阴养血润肤为主。

（1）中医特色技术

1）中药外洗：用中药煎水微温洗涤皮疹局部，可洁净皮疹、调理气血。

2）中药涂擦：皮疹干燥处可外涂黄连软膏，可滋润皮肤。

3）艾灸：可艾灸足三里、三阴交、血海等穴位，可行气活血。

4）火针：用烧红的针尖快速对皮损行散在点刺，深度不超过皮损基底部，可行气止痒祛邪、消除病灶。

5）中药熏洗：用中药煎水对病灶处进行熏洗，可养血息风、清热解毒、消炎止痒。

（2）饮食护理：饮食宜养血滋阴润燥之品，如生地熟地汤、核桃、蜂蜜、瘦肉等。

（二）健康宣教

1. 皮肤护理　注意皮肤清洁，可用温水冲洗，忌揉搓、搔抓，嘱勿使用刺激性沐浴物品及勿用热水烫洗皮肤。嘱患者勿搔抓皮肤或撕脱皮损。

2. 生活护理　生活起居上避免寒、湿、风邪的侵入，保持病室内通风良好，室温宜偏凉。

3. 日常锻炼　根据病情好转程度适当增加活动量，根据自身体质选择合适的锻炼方式，呼吸新鲜空气，改善全身血液循环如散步、太极拳等，增强机体免疫力。

4. 饮食护理　饮食宜清淡，忌酒、辛辣、鸡、鸭、牛肉、羊肉、海鲜等发物。

5. 心理护理　湿疹患者应避免精神紧张和过度劳累，避免病情加重。

6. 用药护理　服用抗过敏药物有头晕、嗜睡等副作用，用药后要注意安全，尤其是司机及高空作业者，在工作期间禁服抗过敏药物。急性期禁用刺激性强的药物，以免加重病情。

第三节　特应性皮炎的护理

表 6-3　特应性皮炎的护理

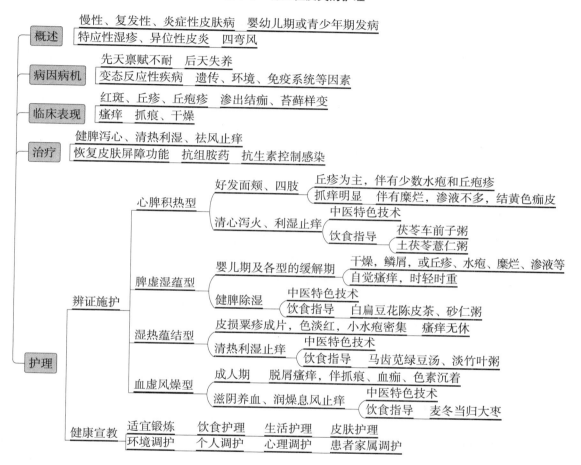

【概述】

特应性皮炎是临床较常见的一种慢性、复发性、炎症性皮肤病，是一种特殊类型的湿疹，又叫特应性湿疹、异位性皮炎。近年来发病率逐渐升高，有一定的遗传因素，常在婴幼儿期或青少年期发病。本病属中医学"四弯风"的范畴。

【病因病机】

中医学认为先天禀赋不耐与后天失养共同所致。先天禀赋不耐，脾失健运，或因饮食不当，助湿化热，湿热内生；外感风、湿、热诸邪相搏于皮肤，内外合邪而发病，是脾气虚弱为本，风湿热蕴结为标，虚实夹杂的疾病。病位主要在脾，同时与心、肝两脏有关，风、湿、热、瘀为其主要表现，而脾虚湿盛贯穿该病始终。西医学认为是一种变态反应性疾病，其病因复杂，认为其可能与遗传、环境、感染、皮肤屏障功能异常、神经免疫异常等多种因素有关。常伴有个人及家族特应性病史（哮喘、过敏性鼻炎等），在遗传基础上多种环境因素造成的免疫异常。某些化学药品、毛织品、植物花粉、尘埃、蛋、奶、鱼、虾等异性蛋白物都可以诱发本病。

【临床表现】

本病多于出生后 2～6 个月发病，但也可发生于任何年龄，男性患者略多于女性。通常将特应性皮炎分婴儿期、儿童期和青年成人期三个阶段。主要表现有红斑、丘疹、丘疱疹、渗出结痂、苔藓样变和皮肤抓痕、皮肤干燥、继发感染，多伴有瘙痒感。不同年龄阶段，皮疹分布部位和皮损表现有所不同，大部分患者血清总 IgE 增高，嗜酸细胞及其产物增高。

【治疗】

本病总的中医学治法以健脾泻心、清热利湿、祛风止痒为主，一般认为本病可分为心脾积热型、脾虚湿蕴型、湿热蕴结型、血虚风燥型。西医治疗主要是缓解症状，避免诱发和加重因素，规律应用润肤剂，恢复和保持皮肤屏障功能，对症处理；根据病情轻重，合理用药，抗组胺药物控制瘙痒，抗生素控制感染，并结合其他支持疗法，如给予营养支持、输注血液制品等，慎用皮质类固醇激素类局部外用药物。

【护理】

（一）辨证施护

1. 心脾积热型

发病迅速，皮肤潮红，皮疹可发生于身体各处，但以面颊、四肢常见，皮疹以红色丘疹、斑疹和斑丘疹为主，伴有少数水疱和丘疱疹，抓痒明显，伴有少数糜烂，渗液不多，结黄色痂皮。大便干，小便赤，舌尖红，苔薄黄或薄白，脉弦数。本型多见于婴儿期、儿童期。辨证施护原则为清心泻火，利湿止痒。

（1）中医特色技术

1）中药熏洗：用已调好的中药方予病人熏洗，可清洁皮肤、疏通腠理、毒邪外祛。

2）针刺：常用穴位有风池、大椎等，可祛风清热止痒。

3）中药外涂：用黄连油、青黛油、氧化锌油外涂，可收敛渗液、润肤。

4）推拿：清天水河，揉中脘，沿两侧膀胱经抚背。

（2）饮食指导：宜进食清心泻火、利湿止痒之品，如茯苓车前子粥、土茯苓薏仁粥。

2. 脾虚湿蕴型

久病不愈，反复发作，自觉瘙痒，时轻时重，皮损干燥，覆有鳞屑，或有丘疹、水疱、糜烂、渗液等，伴面色苍白，神疲乏力，饮食减少，腹胀便溏，舌质淡，苔腻，脉细弱、沉滑。本型多见于婴儿期及各型的缓解期。辨证施护原则为健脾除湿。

（1）中医特色技术

1）中药外涂：可用紫草油外涂干燥处，以清热、润肤。

2）中药湿敷：用马齿苋或黄柏中药汤剂湿敷于糜烂、渗液处，可清热利湿，解毒收敛。

3）中药熏洗：用已调好的中药方予病人熏洗，可清洁皮肤、疏通腠理、毒邪外祛。

4）耳穴压豆：取耳穴内分泌、交感、皮质下、神门等穴位，将中药王不留行籽置于小块胶布中央，然后贴在穴位上，并适当用力按压，可通经活络，调理脏腑。

5）自血疗法：抽取自身静脉血 3 ～ 4mL，选足三里、曲池穴采用自血穴位注射治疗，可补虚祛邪。

6）中药敷脐：用已调好的药物放在纱布上，外敷在脐部，可调和阴阳气血。

（2）饮食指导：宜进食健脾除湿之品，如白扁豆花陈皮茶、砂仁粥。

3. 湿热蕴结型

发病急，局部皮损发红，初起皮疹为风团样红斑或淡红色扁平小丘疹，继而皮疹逐渐增多，粟疹成片，色淡红或褐黄，或小水疱密集，瘙痒无休。伴小便短赤，大便溏或秘结，舌质红，苔黄腻，脉弦数或弦滑。本型多见于儿童期。辨证施护原则为清热利湿止痒。

（1）中医特色技术

1）中药熏洗：用已调好的中药方予病人熏洗，可清洁皮肤、疏通腠理、毒邪外祛。

2）中药穴位贴敷：把药物研成细末，加温水调成糊状敷于神阙穴，可调节脏腑，扶正祛邪。

3）针刺：常用穴位有阴陵泉、血海、丰隆等，可清热祛湿。

（2）饮食指导：宜进食清热利湿止痒之品，如马齿苋绿豆汤、淡竹叶粥。

4. 血虚风燥型

患者病情迁延，反复发作。皮损色淡或灰白，皮肤肥厚、粗糙、干燥，脱屑瘙痒，伴抓痕、血痂、色素沉着，口干欠津，舌质红或淡，苔少，脉沉细或细弱。本型多见于成人期。辨证施护原则为滋阴养血，润燥息风止痒。

（1）中医特色技术

1）吹烘：在患处涂青黛膏或 10% 的硫黄膏，用电吹风筒吹烘 20 分钟，可疏通腠理。

2）中药熏洗：用已调好的中药方予病人熏洗，可清洁皮肤、疏通腠理、毒邪外祛。

3）中药外涂：可用紫草油外涂干燥处，以清热、润肤。

（2）饮食指导：宜进食滋阴养血、润燥息风止痒之品，如麦冬当归大枣汤等。

（二）健康宣教

1. 适宜锻炼　适当锻炼身体有益于增强体质，如慢跑、练瑜伽、打太极拳等，但应注意减少汗液分泌刺激，避免剧烈运动，并且运动后需尽快洗澡、更换宽松棉质衣服，夏天尽量减少户外运动，避免去人群密集的地方，避免室外阳光曝晒，加重病情。

2. 饮食护理　儿童期特应性皮炎患者对蛋黄或蛋白、牛奶、黄豆、鱼、小麦、花生及坚果类易于过敏，尽量避免接触此类食物，但也必须与实际情况相结合，避免接触过敏源检测阳性或日常易导致过敏的食物。多食新鲜蔬菜、瓜果，忌辛辣、腥味等刺激性食物，忌烟酒、浓茶、咖啡、煎炸、冰冻饮品等，还应补充水分。

3. 生活护理　宜 35～37℃的温水浴清洁皮肤，浸泡 5～10 分钟，沐浴以每天 1 次为宜，浴后立即使用保湿护肤剂滋润皮肤，每天至少 2 次，均匀涂抹全身，可轻轻按摩直至全部吸收。

4. 皮肤护理　宜穿着宽松纯棉质的衣裤，避免皮肤接触刺激性纤维、羊毛、粗的纤维纺织品等，贴身衣物最好不带颜色，去除衣物商标，减少刺激。

5. 环境调护　保持空气清新，不宜养宠物，室外避免到花草较多的地方。以免吸入或接触致敏物质，诱发病情或使病情加重。保持室内适宜温湿度，可明显减轻症状，室内要求凉爽、通风和清洁。

6. 个人调护　勤剪指甲，防止夜间抓伤瘙痒部位引起炎症，儿童睡眠时期可适当穿戴儿童专用手套，减少抓伤导致感染的可能。

7. 心理调护　特应性皮炎患者因为皮肤异常变化，疾病迁延不愈，经常表现出紧张、易怒、情绪敏感、过分依赖。对于婴幼儿，可通过抱抱、微笑、游戏等情感交流；对于学龄期儿童可采用一般心理支持与指导，给予安慰、解释、保证和鼓励。尽可能维持学校的生活，保持与同伴的交流。

8. 患者家属调护　可以开展各种教育课堂，向患者及家属宣讲特异性皮炎为慢性、反复性疾病，需要长期在医生指导下治疗，医患配合对于获得良好疗效非常重要；使患者及家属对疾病性质、治疗方案和疾病转归有清楚的认识，为医患关系的建立及长期治疗管理奠定良好的基础。

第四节 荨麻疹的护理

表 6-4 荨麻疹的护理

概述
瘙痒性风团，时隐时现，发无定处，消退后不留痕迹
隐疹

病因病机
禀赋不耐　饮食不慎
变态反应　非变态反应

临床表现
急性，六周以内　喉头水肿、胸闷、呼吸困难
慢性，六周以上　反复发作，经久不愈
风团色红　剧烈瘙痒

治疗
风热犯表、风寒外束、肠胃湿热、血热毒盛、血气亏虚
抗组胺药、皮质类固醇激素　自血疗法

护理

辨证施护

风热犯表型
鲜红灼热，遇风受热后加重　瘙痒甚，好发于暴露部位
疏风清热，退疹止痒
中医特色技术
饮食指导　桑菊饮

风寒外束型
色淡红或苍白，遇风受凉后尤甚，得暖减轻
疏风散寒，调和营卫
中医特色技术
饮食指导　生姜大枣汤

肠胃湿热型
风团与饮食不节有关
清肠利湿，祛风止痒
中医特色技术
饮食指导　薏苡仁淮山扁豆瘦肉粥

血热毒盛型
多见于急性，全身布满风团，颜色鲜红灼热，剧烈瘙痒
凉血清热解毒
中医特色技术
饮食指导　黄芪党参当归汤

气血亏虚型
多见于慢性，反复发作　夜晚或劳累时加重
益气养血固表
中医特色技术
饮食指导　生地当归黄芪瘦肉汤或　生地当归黄芪小米粥

健康宣教
皮肤护理　生活护理　饮食指导
日常锻炼　用药护理　康复指导　情志护理

【概述】

荨麻疹是皮肤黏膜由于暂时性血管通透性增加而发生的局限性水肿，皮肤上出现鲜红色或苍白色风团，时隐时现的瘙痒性、过敏性皮肤病。其特点是皮肤上出现瘙痒性风团，时隐时现，发无定处，消退后不留痕迹。本病属中医学"隐疹"的范畴。

【病因病机】

中医学认为本病的发生多因素体禀赋不耐，外加六淫之气的侵袭，或因饮食不慎、七情内伤、气血脏腑功能失调所致。西医学认为荨麻疹的病因复杂，与食物、药物、感染、吸入物及物理刺激、全身性疾病、精神等因素有关，某些类型与遗传有关。其发病机制包括变态反应和非变态反应两类。此外，饮酒、发热、受冷、运动、情绪紧张也能引起荨麻疹。月经前和绝经后荨麻疹加剧可能与内分泌有关。

【临床表现】

本病病程不超过六周者称急性荨麻疹，病程六周以上的称慢性荨麻疹，常反复发作，经久不愈。风团颜色为红色或正常皮色，当广泛的渗出压迫毛细血管导致贫血时，风团呈苍白色；水肿明显时，表皮毛孔显著，如橘皮样。荨麻疹伴有剧烈瘙痒，或有烧灼、刺痛感。由于荨麻疹可累及呼吸道或消化道黏膜及平滑肌，因此，可出现恶心、呕吐、腹痛、腹泻等类似于急腹症的症状，这时要和一般的急腹症区分。另外，还可出现喉头水肿、胸闷、呼吸困难，甚至窒息而死亡。严重的急性荨麻疹还可出现心慌、烦躁、血压降低或过敏性休克。

【治疗】

根据荨麻疹的致病因素和病程，中医学一般分为风热犯表、风寒外束、肠胃湿热、血热毒盛、血气亏虚五个证型进行治疗。西医治疗内用药包括抗组胺药、皮质类固醇激素（病情急、皮疹广泛的急性荨麻疹及伴有呼吸道消化道症状者）、肾上腺素、钙剂、自血疗法、组织疗法等。外用药可酌用止痒剂。

【护理】

（一）辨证施护

1.风热犯表型

风团颜色鲜红灼热，遇风受热后加重，瘙痒甚，好发于暴露部位，伴鼻塞流涕，口干咽痛，大便干结，舌红苔黄，脉浮数。辨证施护原则为疏风清热，退疹止痒。

（1）中医特色技术

1）中药外洗：用消炎止痒洗剂外洗，可辛凉解表、疏风止痒。

2）中药外涂：用复方炉甘石洗剂外涂患处，可疏风止痒。

3）中药熏洗：用已调好中药散方进行沐足，可疏风通窍、内热外祛。

4）耳穴压豆：选取神门、心、肝、肾、脾等穴位，将中药王不留行籽置于小块胶布中央，然后贴在穴位上，并适当用力按压，可调理脏腑功能，提高机体抵抗力。

5）针刺：选取中脘、下脘、气海、关元为主穴；滑肉门、外陵、大横为配穴进行针刺，可调理脏腑功能，以扶正祛邪为主。

（2）饮食指导：宜辛凉解表、疏风止痒之品，如桑菊饮。

2. 风寒外束型

风团颜色淡红或苍白，遇风受凉后尤甚，得暖减轻，伴鼻塞咽痒，咳嗽痰白，口不渴，舌淡红，苔薄白，脉浮紧。辨证施护原则为疏风散寒，调和营卫。

（1）中医特色技术

1）中药外洗：用中药煎水微温淋浴，以辛温透表。

2）中药外涂：用复方炉甘石洗剂外涂患处，以达到止痒作用。

3）中药熏洗：用已调好中药散方进行沐足，以达到辛温透表，疏风的作用。

4）耳穴压豆：选取交感、皮质下、肝、肾、脾等穴位，将中药王不留行籽置于小块胶布中央，然后贴在穴位上，并适当用力按压，可调理脏腑功能，提高机体抵抗力。

5）针刺：选取三阴交、足三里、血海为主穴进行针刺，可调理脏腑功能，以扶正祛邪为主。

6）穴位贴敷：用醋调肉桂粉贴涌泉穴，可温阳散寒、疏经通络。

（2）饮食指导：宜辛温透表、疏风止痒之品，如生姜大枣汤。

3. 肠胃湿热型

风团与饮食不节有关，伴腹痛腹泻，或呕吐胸闷，大便稀烂不畅，舌红苔黄腻，脉数或濡数。辨证施护原则为清肠利湿，祛风止痒。

（1）中医特色技术

1）中药外涂：用复方炉甘石洗剂外涂患处，可祛风止痒。

2）中药熏洗：用已调好中药散方进行沐足，可通经活络。

3）耳穴压豆：选取大肠、肾、脾、胃等穴位，将中药王不留行籽置于小块胶布中央，然后贴在穴位上，并适当用力按压，可调理脏腑功能，提高机体抵抗力。

5）针刺：选取合谷、下脘、气海、关元为主穴进行针刺，可调理胃肠功能，以扶正祛邪为主。

6）穴位贴敷：用醋调肉桂粉贴大肠俞、涌泉穴，可温阳、通经活络。

（2）饮食指导：宜健脾祛湿之品，如薏苡仁淮山扁豆瘦肉粥。

4. 血热毒盛型

本型常见于严重泛发的急性荨麻疹。全身布满风团，颜色鲜红灼热，剧烈瘙痒，伴发热、头痛、烦躁、口干咽痛，大便秘结，小便短赤，舌红，苔黄，脉滑数。辨证施护原则为凉血清热解毒。

（1）中医特色技术

1）刺络拔罐：针刺背部腧穴，提插补气，得气后拔罐，可调理五脏六腑之精气，提振人体之正气。

2）中药外涂：用炉甘石洗剂外涂患处，可疏风止痒。

3）中药熏洗：用已调好中药散方进行沐足，可疏风通窍、内热外祛。

4）耳穴压豆：选取神门、心、交感等穴位，将中药王不留行籽置于小块胶布中央，然后贴在穴位上，并适当用力按压，可调理脏腑功能，提高机体抵抗力。

5）放血：取双耳尖、双中指针、双足趾尖，经消毒后用三棱针放血，可调节脏腑。

（2）饮食指导：宜益气固表、调和营卫之品，如黄芪党参当归汤。

5. 气血亏虚型

多见于慢性荨麻疹，风团反复发作，久治不愈。夜晚或劳累时风团加重，四肢困倦，形瘦体弱或虚胖，面色无华，舌质淡有齿痕，苔白，脉细弱。辨证施护原则为益气养血固表。

（1）中医特色技术

1）中药熏蒸：把中药放进自动气疗仪，进行全身气疗，可疏经通络，促进体内"邪毒"排出，有利于扶正固本。

2）拔罐：将火罐扣在神阙穴上，进行拔罐，可活血通络。

3）穴位埋线：取羊肠线埋入穴位，持续刺激穴位，可祛邪扶正。

4）耳穴压豆：选取肝、心、肾、神门等穴位，将中药王不留行籽置于小块胶布中央，然后贴在穴位上，并适当用力按压，可调理脏腑功能，提高机体抵抗力。

5）腹针：选取中脘、下脘、气海、关元为主穴；滑肉门、外陵、大横为配穴在腹部进行针刺，可调理脾胃和补肝肾的功能，以扶正祛邪为主。

6）中药穴位贴敷：用蜂蜜将中药颗粒调成糊状，取黄豆大小贴于神阙穴，可抗过敏，提高机体免疫功能，扶正祛邪，防止诱发。

（2）饮食指导：宜益气养血、疏散风邪之品，如生地当归黄芪瘦肉汤或生地当归黄芪小米粥。

（二）健康宣教

1. 皮肤护理　注意皮肤清洁，可用温水冲洗，忌揉搓、搔抓，嘱勿使用刺激性沐浴物品及勿用热水烫洗皮肤。嘱患者勿搔抓皮肤或撕脱皮损。

2. 生活护理　部分荨麻疹患者对花粉过敏，故不要在室内放置花草，以免加重病情，同时注意定期开窗通风，保持空气新鲜。勤更换衣裤，保持个人卫生。

3. 饮食指导　日常生活方面，应尽量避免接触发病的过敏源，忌食辛辣、酒类。对某些食物特别是蛋白质一类食物，如鱼、虾蟹、牛肉、牛奶及其他海味，若曾有过敏者应禁食。

4. 日常锻炼　根据病情好转程度适当增加活动量，根据自身体质选择合适的锻炼方式，呼吸新鲜空气，改善全身血液循环，如散步、太极拳等，增强机体免疫力。

5. 用药护理　做好药物的健康指导，避免接触抗原性药物、某些消炎药、镇静剂等，定时定量服药。

6. 康复指导　远离以下发病诱因：①食物及其添加剂：主要为动物性蛋白（如海鲜、牛肉、蛋等）、食物中的调料、防腐剂。②细菌、病毒、寄生虫感染。③吸入物：粉尘、动物皮屑等。④部分病人的发病还可与精神刺激及遗传因素有关。

7. 情志护理　应尽量避免精神刺激和过度劳累，因精神刺激、过劳均可导致荨麻疹反复发作。培养积极乐观的人生观，工作上注意劳逸结合。

第五节　药物性皮炎的护理

表 6-5　药物性皮炎的护理

【概述】

药疹是药物通过口服、注射、吸入等途径进入人体后而引起的皮肤黏膜急性炎症或非炎症性反应，又称药物性皮炎。本病属中医学"药毒"的范畴。

【病因病机】

中医学认为药疹由机体禀赋不耐，药物毒邪内侵脏腑，化湿、化热、化火、入血伤营，外发于皮肤所致。西医学认为药物性皮炎发病机理非常复杂，可以是免疫性反应和非免疫性反应。

【临床表现】

药疹的临床表现多种多样，同一药物在不同的个体可发生不同类型的临床表现，同一临床表现又可由完全不同的药物引起。发病前一定有用药史，都有一定潜伏期。皮损大多对称，皮损始于面部躯干，可泛发至全身或仅限于局部，常见临床表现可出现麻疹或猩红热样红斑、丘疹、小水疱、渗出、糜烂、结痂性皮疹，常伴有畏寒、高热（39～40℃）、头痛、周身不适、关节疼痛、全身浅淋巴结及肝脾肿大，有瘙痒，轻重程度不一。药疹类型较多，常见有固定型药疹、荨麻疹型药疹、湿疹型药疹、多形红斑型药疹、大疱性表皮松解型药疹、剥脱性皮炎型药疹、麻疹样或猩红样药疹。

【治疗】

本病总的中医治法为：初中期以疏风清热、凉血利湿、泻火解毒为主；后期宜养阴清热清余毒。根据药物性皮炎的病情、病程，中医学将其分为风湿热毒、湿毒血热、火毒炽盛和气阴两伤四型。西医治疗则为停用一切可疑致敏药物及与其结构相似的药物。鼓励病人多饮水，以加速致敏药物的排出。轻型药疹一般给予抗组胺剂、维生素 C 等，必要时口服中等剂量泼尼松；重型药疹应及时抢救，及早应用皮质激素泼尼松，同时加强支持疗法。

【护理】

（一）辨证施护

1. 风湿热毒型

四肢躯干泛发红色丘疹、斑丘疹或风团块，灼热瘙痒，舌红苔薄黄，脉浮数。辨证施护原则为疏风清热，凉血解毒。

（1）中医特色技术

1）中药外洗：用生石膏、生地黄、栀子、黄连、连翘、丹皮、竹叶、知母、金银花等中药，水煎外洗，可清热止痒。

2）中药外涂：可用润肤紫草油外涂皮肤，可凉血解毒润肤。

3）耳穴压豆：取耳穴神门、心、内分泌、皮质下、交感及相关部位，将中药王不留行籽置于小块胶布中央，然后贴在穴位上，并适当用力按压，可调理脏腑。

4）艾灸：依照皮疹所在部位循经取穴，常用穴位有内关、合谷、曲池、足三里、三阴交等，用艾条灸，可调和气血、通畅经络、清热解毒。

（2）饮食指导：宜进食清疏风清热、凉血解毒之品，如莲子薏米粥。

2. 湿毒血热型

皮肤损害呈红斑、丘疹、水疱，甚至有糜烂渗出。表皮剥脱，可有体温升高，胸闷，烦躁，口渴，纳呆，大便干结，小便赤黄，舌质红，苔白或黄，脉弦滑或弦数。辨证施护原则为清利湿热，凉血解毒。

（1）中医特色技术

1）中药外洗：用龙胆草、白茅根、生地黄、紫草、大青叶、黄连等中药，水煎外洗，可清热利湿、凉血解毒。

2）中药湿敷：用马齿苋或黄柏中药液湿敷，可清热利湿，凉血解毒。

3）中药外涂：氧化锌油外涂水疱、糜烂渗液处，可清热收敛。

4）耳穴压豆：取耳穴的肺、脾、肝、肾及相关部位，将中药王不留行籽置于小块胶布中央，然后贴在穴位上，并适当用力按压，可调理脏腑。

（2）饮食指导：宜进食清利湿热、凉血解毒之品，如薏米、赤小豆、玉米须三味煎水代茶饮。

3. 火毒炽盛型

皮疹鲜红或紫红，可有糜烂渗出甚至出现紫斑、血疱，高热不退，口唇焦燥不甚渴，大便干燥不通，小便赤短，严重者出现神昏谵语，血尿，舌质红绛，苔薄或呈镜面舌，脉沉细而数。辨证施护原则为泻火解毒，凉血清营。

（1）中医特色技术

1）中药外涂：可用紫草油外涂皮肤，可凉血解毒收敛。

2）中药药浴：用高锰酸钾稀释1∶5000溶液洗浴，可消炎杀菌缓解皮肤情况。

3）中药湿敷：用马齿苋或黄柏中药液湿敷，可清热收敛。

4）耳穴压豆：取耳穴心、胆、风溪、肾上腺及相关部位，将中药王不留行籽置于小块胶布中央，然后贴在穴位上，并适当用力按压，可调理脏腑。

（2）饮食指导：宜泻火解毒、凉血清营之品，如竹蔗红萝卜代茶饮。

4. 气阴两伤型

患者皮损反复起伏数次，皮疹可有红斑、暗红色斑及片剥脱皮损，部分区域有糜烂渗出，体温可见低热缠绵不退，患者自觉口渴思饮，大便干燥，小便赤短，脉象或沉缓，苔薄舌红。辨证施护原则为益气和胃，养阴清热。

（1）中医特色技术

1）中药外洗：用中药煎水微温洗涤皮损局部，可养阴清热。

2）针刺：主穴取内关、曲池、足三里、血海等穴，可益气养阴。

3）中药湿敷：用马齿苋或黄柏中药液湿敷，可收敛、清热。

4）耳穴压豆：取耳穴胃、脾、大肠、小肠及内分泌，将中药王不留行籽置于小块胶布中央，然后贴在穴位上，并适当用力按压，可调节脏腑，益气养阴。

（2）饮食指导：宜进食益气和胃、养阴清热之品，如北黄芪桑椹菊花红糖饮。

（二）健康宣教

1. 皮肤护理 注意皮肤清洁，可用温水冲洗，忌揉搓、搔抓，嘱勿使用刺激性沐浴物品及勿用热水烫洗皮肤。嘱患者勿搔抓皮肤或撕脱皮损。

2. 生活护理 生活起居上避免寒、湿、风邪的侵入，保持病室内通风良好，室温宜偏凉。

3. 日常锻炼 根据病情好转程度适当增加活动量，根据自身体质选择合适的锻炼方式，呼吸新鲜空气，改善全身血液循环，如散步、太极拳等，增强机体免疫力。

4. 饮食护理 平日多食新鲜蔬菜和水果，多吃富含维生素 A、D 的食物，如胡萝卜、南瓜等。同时多饮水，少食煎烤油炸食品。忌食鱼腥虾蟹、鸡、羊肉等食物。饭后勤漱口。

5. 用药护理 做好药物的健康指导，告知患者此次引起过敏的药物，嘱其避免再次服用。在医生指导下用药，避免自行使用刺激性和有毒的药物。

第七章 物理性皮肤病 ▷▷▷▷

第一节 日光性皮炎的护理

表 7-1 日光性皮炎的护理

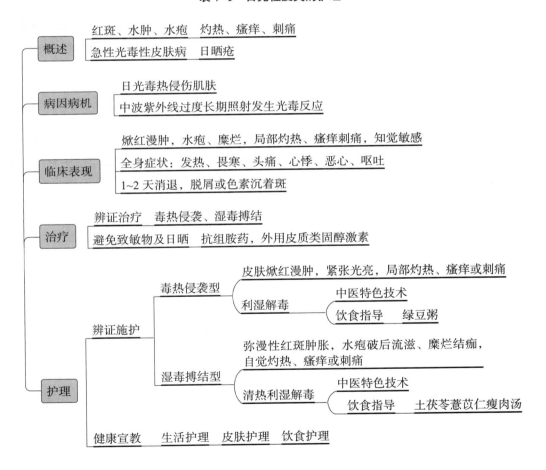

【概述】

日光性皮炎是由于强烈日光照射局部而出现的急性光毒性皮肤病。本病以曝晒部位出现红斑、水肿、水疱为临床特征，自觉灼热、瘙痒、刺痛。本病属中医学"日晒疮"

的范畴。

【病因病机】

中医学认为日光性皮炎系日光毒热侵伤肌肤所致。禀赋不耐，血热内蕴，皮毛腠理失固，复因阳光曝晒，毒热蕴郁肌肤，不得宣泄而发。西医学认为主要因中波紫外线过度长期照射使皮肤发生光毒反应。其反应程度因照射时间、范围、环境因素及肤色、体质的不同而有差异。

【临床表现】

日光性皮炎多见于春夏季节，发病情况可因日光强度、曝晒时间及范围大小而不同。皮肤受强烈日光暴晒后，受日光照射的部位，如颜面、颈部、耳部、手臂等焮红漫肿，表面光亮，或发生水疱、大疱及糜烂，局部灼热、瘙痒或刺痛，知觉敏感，衣着摩擦灼痛难忍。病情严重者可出现全身症状，如发热、畏寒、头痛、心悸、恶心、呕吐等。轻者 1～2 天消退，脱屑或遗留不同程度的色素沉着斑，重者需一周左右恢复。

【治疗】

临床以中医辨证治疗为主，分为毒热侵袭、湿毒搏结两型论治。西医治疗积极避免致敏物及日晒，对症处理，防治并发症。根据病情轻重，合理用药，常用药物有抗组胺药，轻者局部外用皮质类固醇激素，重者局部或全身应用皮质类固醇激素。

【护理】

（一）辨证施护

1. 毒热侵袭型
本病曝晒部位皮肤焮红漫肿，表面紧张光亮，局部灼热、瘙痒或刺痛，兼见身热，口渴，头痛，舌红，苔薄，脉滑数。辨证施护原则为利湿解毒。

（1）中医特色技术

1）中药外涂：选用三黄洗剂外涂皮肤红斑处，可消炎、清热。

2）针刺：取风池、风门、肺俞、曲池、尺泽、大椎等，施平补平泻法，再取百会、足三里用补法，可疏风清热、凉血解毒。

3）耳穴压豆：取肾上腺、神门、肺、大肠、内分泌，将中药王不留行籽置于小块胶布中央，然后贴在穴位上，可调理脏腑、利湿解毒。

4）放血疗法：取耳尖、大椎穴，常规消毒局部皮肤后，用采血针刺破表皮，挤出 1～2 滴血，行放血疗法，可泻火解毒。

（2）饮食指导：宜进食利湿解毒之品，如绿豆粥。

2. 湿毒搏结型

本病曝晒部位出现弥漫性红斑肿胀，见水疱或大疱，破后流滋、糜烂结痂，自觉灼热、瘙痒或刺痛，兼见身热，口不渴或渴不多饮，舌红，苔薄黄或腻，脉滑数。辨证施护原则为清热利湿解毒。

（1）中医特色技术

1）中药外涂：用炉甘石洗剂、甘草油外涂，可消炎止痒、清热收敛。

2）中药湿敷：用马齿苋冷湿敷患处，用纱布浸入药液湿敷于疱破溃渗出处或糜烂较多的皮损，可抑制渗出、消炎收敛。

3）针刺：取脾俞、肾俞、上巨虚、丰隆穴，施平补平泻法，不留针，再取百会、足三里穴用补法，可清热利湿解毒。

4）耳穴压豆：取小肠、肾、大肠、内分泌、三焦，将中药王不留行籽置于小块胶布中央，然后贴在穴位上，可调理脏腑，利湿祛毒。

（2）饮食指导：宜进食清热利湿解毒之品，如土茯苓薏苡仁瘦肉汤。

（二）健康宣教

1. 生活护理　尽可能避免日光直接照射，不宜在强光下活动，外出时注意避光或涂避光防护剂，尽量避免外界不良刺激，合理安排休息和工作时间，保持心情平和舒畅，保证每天睡眠充足。

2. 皮肤护理　皮肤瘙痒者，指导患者可看书籍或听音乐分散注意力，避免搔抓，以防继发感染。注意皮肤保养，保持皮肤清洁。

3. 饮食护理　饮食宜清淡，多吃新鲜蔬菜水果，多饮水，忌食辛辣、油炸刺激食物，戒烟酒。

第二节 痱子的护理

表 7-2 痱子的护理

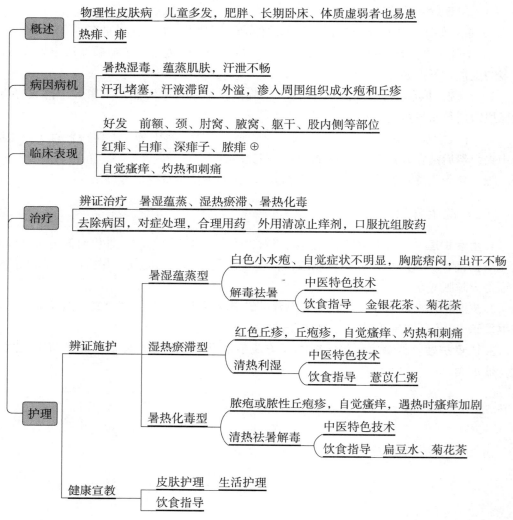

【概述】

痱子是一种常见的物理性皮肤病，主要发生于夏天炎热之时，多发于头面、颈、胸、背及皱襞等部位。儿童发病为多，肥胖、长期卧床、体质虚弱者也易患本病。本病属中医学"热痱""痱"的范畴。

【病因病机】

中医学认为本病主要是由于暑热湿毒，蕴蒸肌肤，汗泄不畅而成。西医学认为本病由于夏季气温高、湿度大，汗腺分泌过多和汗液引发不畅，引起汗孔堵塞，汗液滞留，汗管破裂，汗液外溢，渗入周围组织而形成水疱和丘疹，即为痱子。

【临床表现】

痱子多发生于夏季炎热之时和湿热环境之中，好发于前额、颈、肘窝、腋窝、躯干、股内侧、妇女乳房下缘及小儿头面部等处。婴幼儿汗腺及汗管功能不健全，尤易发病。根据皮损形态和病情轻重，一般将痱子分为红痱、白痱、深痱子、脓痱四个类型。

白痱多于突然高温、湿气大时发生，一般无自觉症状，多于1～2日内吸收，留有菲薄糠状鳞屑。

红痱为最常见的一型，发病颇急，自觉瘙痒、灼热和刺痛，搔后有少许渗液。

深痱子及脓痱多发于持续性高温的热带地区，我国仅在最南方的少数地区可见，自觉瘙痒，遇热时瘙痒加剧。

【治疗】

临床以中医辨证治疗为主，分为暑湿蕴蒸、湿热瘀滞、暑热化毒等分型论治。西医方面治疗原则是积极去除病因，对症处理，合理用药，局部治疗用清凉止痒剂，全身疗法可口服抗组胺药。脓痱感染时选用抗生素等。

【护理】

（一）辨证施护

1. 暑湿蕴蒸型

皮肤出现浅表性针帽大小的白色小水疱，自觉症状不明显，可伴胸脘痞闷，出汗不畅，舌苔黄腻，脉濡数。辨证施护原则为解毒祛暑。

（1）中医特色技术

1）中药外洗：用金银花煮水外洗患处，可祛除秽物、解毒。

2）中药外涂：用复方炉甘石洗剂外涂，可散热、止痒。

3）中药湿敷：用马齿苋等分水煎，冷湿敷患处，可止痒、消炎收敛。

4）中药掺药：用止痒粉（滑石粉、炉甘石粉、冰片混匀，打碎成粉）外扑患处，可止痒、收敛。

（2）饮食指导：宜解毒祛暑之品，如金银花茶、菊花茶。

2. 湿热瘀滞型

皮肤出现密集针帽或粟粒状红色丘疹，丘疱疹，自觉瘙痒、灼热和刺痛，可伴有心烦口渴，小便短赤，舌质红苔黄，脉滑数。辨证施护原则为清热利湿。

（1）中医特色技术

1）中药外洗：用消炎止痒洗剂（苦参、地榆、大黄、大飞扬、地肤子、蛇床子、荆芥、枯矾、甘草等组成，制成颗粒冲剂备用）外洗，每次1～2包，用开水溶化，再加冷水适量调至水温适度外洗，可清热利湿。

2）中药外涂：用复方炉甘石洗剂外涂患处，可散热、止痒。

3）中药湿敷：用马齿苋等分水煎，冷湿敷患处，可止痒、消炎收敛。

4）中药掺药：用止痒粉（滑石粉、炉甘石粉、冰片混匀，打碎成粉）或六一散加20%枯矾和匀外扑患处，可止痒、收敛。

（2）饮食指导：宜清热利湿之品，如薏苡仁粥。

3. 暑热化毒型

皮肤出现针头大浅脓疱或脓性丘疱疹，自觉瘙痒，遇热时瘙痒加剧，可伴身热口渴，大便干结，小便短赤，舌红苔黄脉数。辨证施护原则为清热祛暑解毒。

（1）中医特色技术

1）中药外洗：用消炎止痒洗剂（苦参、地榆、大黄、大飞扬、地肤子、蛇床子、荆芥、枯矾、甘草等组成，制成颗粒冲剂备用）外洗，每次1～2包，用开水溶化，再加冷水适量调至水温适度外洗，可祛除秽物、洁净皮肤。

2）中药外涂：用三黄洗剂或玉露散、鹅黄散以植物油调成糊状外涂患处，可消炎、清热、收敛。

3）中药湿敷：用马齿苋等分水煎，冷湿敷患处，可止痒止痛、消炎收敛。

4）中药掺药：用止痒粉（滑石粉、炉甘石粉、冰片混匀，打碎成粉）或六一散加20%枯矾和匀外扑患处，可止痒、消炎收敛。

（2）饮食指导：宜清热祛暑解毒之品，如扁豆水、菊花茶等。

（二）健康宣教

1. 皮肤护理　穿着宽松、透气性、吸湿性均好的棉质衣服便于汗液蒸发，如汗多应勤换衣服，保持皮肤清洁干燥。痱子发生后，避免搔抓，防止继发感染。

2. 生活护理　应注意环境，保持室内通风、凉爽，适当使用空调降低室内温度或使用电风扇保持空气流通，以减少出汗和利于汗液蒸发。用温水洗澡，不宜用肥皂及热水烫洗。

3. 饮食护理　多饮水，饮食宜清淡易消化的食物，少吃油腻刺激性食物。

第八章　神经功能障碍性皮肤病的护理 ▷▷▷▷

第一节　神经性皮炎的护理

表 8-1　神经性皮炎的护理

概述	慢性炎症性皮肤病　神经功能障碍性皮肤病	
	牛皮癣、摄领疮　慢性单纯性苔藓，剧烈瘙痒	
病因病机	肝郁化火，风湿热三邪蕴阻肌肤　血虚风燥，皮肤失养	
	神经精神因素的关系	
临床表现	扁平丘疹，色正常或淡褐色，少许鳞屑，增厚、脱屑，苔藓样变	
	先痒后疹　慢性病程，常经年不愈，易于复发	
	局限性、播散性	
治疗	初期清肝泻火、祛风止痒　后期养血活血、润肤止痒	
	避免刺激、镇静、止痒，抗组胺类、镇静催眠类药物等	
护理	辨证施护	
	肝经化火型	泛发性患者，疹色红，急躁易怒，失眠多梦
		疏肝清热，凉血息风　中医特色技术／饮食指导　夏枯草茶、菊花茶
	风湿蕴肤型	局限性患者，淡褐色片状，粗糙肥厚，瘙痒入夜尤甚
		祛风利湿，养血润肤　中医特色技术／饮食指导　马齿苋粳米红糖粥、牛蒡子当归瘦肉汤
	血虚风燥型	多见病程较长，年老体弱者。色淡或灰白，肥厚粗糙
		养血润燥，祛风止痒　中医特色技术／饮食指导　油菜粳米粥
	健康宣教	皮肤护理　心理护理／生活护理　睡眠护理

【概述】

神经性皮炎是一种以皮肤苔藓样变及剧烈瘙痒为特征的慢性炎症性皮肤病，又称慢性单纯性苔藓，属神经功能障碍性皮肤病。因其皮疹如牛领之皮，厚且坚硬，中医学又称之为"牛皮癣"，好发于颈部，又名"摄领疮"。

【病因病机】

中医学认为，本病多由肝郁化火，风湿热三邪蕴阻肌肤，血虚风燥，皮肤失养所致。西医学认为本病病因尚不十分清楚，但多与神经精神因素有明显的关系，一般认为本病系大脑皮层兴奋和抑制功能失调所致，另外，消化系统疾病、生活环境变化、衣领摩擦和其他局部刺激均可使本病加重或复发。

【临床表现】

根据发病部位的不同可分为两种：局限性神经性皮炎，多发于青年或中年，常发生于颈项部、骶尾部、肘膝关节伸侧面、会阴、阴囊等；播散性神经性皮炎，好发于成年及老年人，全身各处广泛而弥散。一般表现为先痒后疹，先有剧烈瘙痒，阵发性加剧，不易遏制，往往晚间瘙痒影响睡眠。由于搔抓或摩擦等机械性刺激，出现粟粒或绿豆大扁平丘疹，密集成群或散在，呈正常皮色或淡褐色，表面时有少许鳞屑，逐渐融合成片、增厚、脱屑，形成皮纹加深和皮脊隆起的苔藓样变。慢性病程，常经年不愈，易于复发。

【治疗】

中医学认为神经性皮炎的发病与风、燥、血虚、血瘀关系最为密切，初起治疗以清肝泻火、祛风止痒为主，后期及反复发作者治疗应以养血活血、润肤止痒为主。西医治疗以避免刺激、镇静、止痒、内外合治为主，常用药物有抗组胺类、镇静催眠类药物等。

【护理】

（一）辨证施护

1. 肝经化火型

本型多见于泛发性患者，皮疹色红，伴急躁易怒，失眠多梦，眩晕，心悸，舌边尖红，苔薄黄，脉弦数。辨证施护原则为疏肝清热，凉血息风。

（1）中医特色技术

1）刺络拔罐：用梅花针在病变区域反复叩刺，以局部皮肤发红、见有出血点为度，叩刺区加拔火罐，可疏通经络、清热泻火、行气活血。

2）中药外涂：用三黄洗剂外搽，可清热、抗菌。

3）针刺：可取曲池、血海、大椎、足三里、三阴交等穴，予用针刺病患部位，可疏通经络。

（2）饮食指导：宜进食疏肝清热、凉血息风之品，如夏枯草茶、菊花茶、牡丹皮玄参瘦肉汤等。忌食虾、蟹、牛羊肉、咖啡、酒及辣椒、花椒、大蒜、韭菜。嘱患者多食蔬菜、多饮水。

2. 风湿蕴肤型

本型多见于局限性患者，皮损淡褐色片状，粗糙肥厚，阵发性瘙痒入夜尤甚，舌苔薄或白腻，脉濡缓。辨证施护原则为祛风利湿，养血润肤。

（1）中医特色技术

1）中药外涂：用三黄洗剂、紫草油或用皮质类固醇激素（如倍他米松乳膏、恩肤霜）外搽，可润肤、消炎、抗菌。

2）中药封包：外涂药膏后，针对皮损较肥厚处可加用封闭治疗，可散结软坚、润燥止痒。

3）中药贴敷：局部苔藓化明显者，可外贴紫草膏、肤疾宁、丁苯羟酸等硬膏，可散结软坚、凉血解毒、润肤生肌。

4）中药药浴：可采用淀粉浴、硫黄浴等，可润肤止痒。

5）火针：迅速垂直点刺皮损处加背俞穴，火针能活血化瘀、祛湿止痒。

（2）饮食指导：宜进食祛风利湿、养血润肤之品，如马齿苋粳米红糖粥、牛蒡子当归瘦肉汤等。

3. 血虚风燥型

血虚风燥型多见病程较长，年老体弱者。皮损色淡或灰白，肥厚粗糙，心悸，失眠，健忘，舌淡苔少，脉沉细。辨证施护原则为养血润燥，祛风止痒。

（1）中医特色技术

1）刺络拔罐疗：用梅花针在病变区域反复叩刺，以局部皮肤发红、见有出血点为度，叩刺区加拔火罐，可疏通经络、调节脏腑气血、协调人体机能。

2）封闭：对泛发性神经性皮炎患者，可行普鲁卡因静脉封闭疗法或穴位封闭，穴位可选皮损附近穴位，或上半身选曲池穴、下半身取血海穴。

3）吹烘：局部涂油膏后，热烘 10 ～ 20 分钟，烘后可将油膏擦去，可清洁润肤。

4）中药封包：外涂药膏后，针对皮损较肥厚处可加用封闭治疗，可软坚散结、润燥止痒。

5）火针：皮损已呈苔藓样改变，瘙痒顽固而剧烈者，采取密刺法，火针能温通经络、行气活血、活血化瘀、祛风止痒。

6）耳穴压豆：取肺、神门、肾上腺、皮质下等敏感点，可调理脏腑，安神助眠。

7）穴位埋线：选取肺俞、心俞、大椎、灵台、曲池、足三里穴进行埋线，刺激经络，调和气血，祛风止痒。

（2）饮食指导：宜进食养血润燥，祛风止痒之品，如油菜粳米粥、当归黄芪瘦肉汤等。

(二) 健康宣教

1. 皮肤护理 指导患者勿用热水烫洗皮肤，勿用肥皂等刺激性清洗剂，减少沐浴次数，可轻拍瘙痒部位；修剪指甲，减少搔抓，必要时给患者戴手套；听舒缓音乐，分散患者注意力；保持皮肤滋润，尤其是冬季，应加强润肤剂的使用，对过度干燥的房间考虑用加湿器。

2. 心理护理 护理人员要关心体贴患者，态度和蔼，经常与患者交流。应详细讲解该病的发病原因、诱发因素、临床症状及治疗措施，使其能够遵医嘱配合治疗。

3. 生活护理 注意生活节律，宜慎起居，调饮食；保证大便通畅，养成良好的排便习惯；避免直接接触羊毛及化纤制品，尽量选择柔软舒适、透气性好（如纯棉、蚕丝）的衣物，穿着应宽松，少穿化纤内衣及毛织物，以免产生静电刺激皮肤。

4. 睡眠护理 保证充足的睡眠，保证精神和情绪的稳定。予耳穴压豆、头部穴位按摩以调理脏腑，安神助眠。

第二节 瘙痒病的护理

表 8-2 瘙痒病的护理

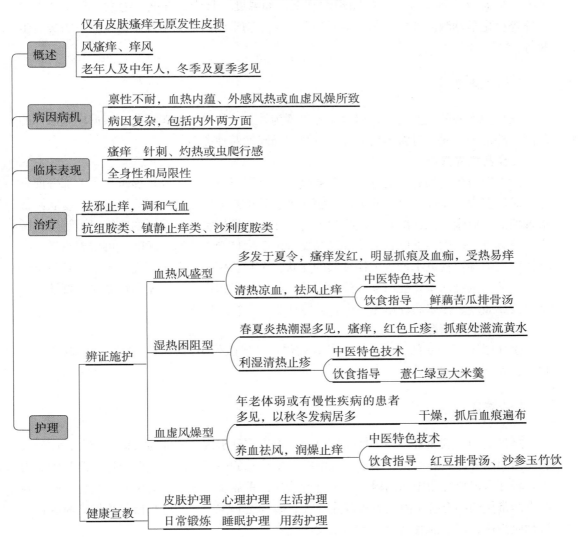

【概述】

瘙痒病是一种仅有皮肤瘙痒症状而无原发性皮损的疾病。本病好发于老年人及中年人，多见于冬季及夏季。属于中医学"风瘙痒"和"痒风"的范畴。

【病因病机】

中医学认为本病是由于禀性不耐，血热内蕴，外感风热或血虚风燥所致。西医学认为本病病因复杂，包括内外两方面。内因包括代谢障碍、内分泌功能紊乱、肝胆疾病、肿瘤、变态反应等。外因包括物理性刺激，如温度、日光、湿度、毛发、粉尘、衣物摩擦等；化学刺激，如酸碱剂、金属物质等；生物学刺激，如辛辣刺激食物、酒类、尘螨等。

【临床表现】

瘙痒为本病的主要症状，但有时可表现为针刺、灼热或虫爬行感。根据皮肤瘙痒的范围及部位的不同，可将本病分为全身性和局限性两种类型。

1. 全身性瘙痒症

病人全身各处均有痒的感觉。最初瘙痒仅局限于一处，逐渐扩展至身体大部分或全身。瘙痒多为阵发性，以夜间为甚。瘙痒平息后可毫无感觉。由于频繁搔抓，皮肤经常出现抓痕、血痂、色素沉着、湿疹化、苔藓化等继发损害。有继发的感染时，可发生脓疮、毛囊炎、疖病、淋巴管炎及淋巴结炎。由于瘙痒剧烈，影响睡眠，可出现头晕、精神忧郁或烦躁及食欲不振等神经衰弱的症状。全身瘙痒症又有老年性、冬季性和夏季性之分。部分全身性瘙痒症与某些疾病有关，如胆汁淤积性瘙痒、尿毒症瘙痒、真性红细胞增多症瘙痒、糖尿病性瘙痒、甲状旁腺功能异常性瘙痒等。

2. 局限性瘙痒症

瘙痒限于某一局部，亦可同时数处被侵。一般以外阴、肛门、阴囊、头部、小腿、掌跖、外耳道等处多见。

【治疗】

瘙痒病的发病因素多种多样，所以治疗上应审证求因，辨证与辨病相结合，详分其病源因内因外，属虚属实，予以辨证治疗。本病总的中医治法以祛邪止痒、调和气血为主。轻症可以单纯用中药内服、外洗进行治疗，重症及顽固者则宜中西医结合用药。西医方面常用药物有抗组胺类、镇静止痒类、沙利度胺类等。并应积极寻找发病原因，进行相应治疗，以求彻底治愈，预防复发。

【护理】

（一）辨证施护

1. 血热风盛型

血热风盛型多发于夏令。皮肤瘙痒发红，有明显抓痕及血痂，受热易痒，或有口干、心绪不宁，舌尖红，苔薄黄，脉滑或略数。辨证施护原则为清热凉血，祛风止痒，应以清热祛风止痒为主。

（1）中医特色技术

1）中药外洗：用中药煎水微温洗涤皮损局部，可祛除秽物、洁净皮损、清热祛风止痒。

2）中药外涂：用消炎止痒霜外涂，可消炎、清热止痒。

3）穴位注射疗：用卡介菌多糖核酸注射液，双侧足三里穴位注射，可清热止痒。

4）耳背放血：耳背常规消毒，以无菌三棱针，针破耳背静脉，放少许血，待其自止，每周一次，可泄热止痒。

（2）饮食指导：宜进食清热凉血、祛风止痒之品，如鲜藕苦瓜排骨汤。忌食辛辣刺激性食物。

2. 湿热困阻型

每见于春夏炎热潮湿之令。皮肤瘙痒，伴散在红色丘疹，抓痕处滋流黄水，小便黄赤，大便不爽，口苦心烦，舌红黄腻，脉滑。辨证施护原则为利湿清热止痒，应以利湿止渗为主。

（1）中医特色技术

1）中药外洗：用中药煎水微温洗涤皮损局部，可祛除秽物、洁净皮损，以利湿止痒。

2）中药湿敷：用纱布浸入痰热清注射液加无菌生理盐水配制的溶液中敷于患处，可减少渗出、清洁保护、清热止痒、促进吸收。

3）中药外涂：用肤康止痒水外涂，可清热止痒。

4）针刺：于双侧感觉区上 2/5、双侧足运区，用针快速刺入，轻巧捻转，可疏通经络，调节机体免疫力。

（2）饮食指导：宜进食利湿清热止痒之品，如薏仁绿豆大米羹。

3. 血虚风燥型

本型多见于年老体弱或有慢性疾病的患者，以秋冬发病居多。症见皮肤干燥，抓后血痕遍布，面色不华，头晕，大便干结，舌淡红，苔薄白，脉细。辨证施护原则为养血祛风，润燥止痒，应以养血润燥止痒为主。

（1）中医特色技术

1）中药外洗：荆芥、黄精、蛇床子、川芎、赤芍、苦参、野菊花煎水微温外洗皮肤，可养血润燥止痒。

2）中药外涂：用复方蛇脂软膏外涂，可润肤止痒。

3）穴位注射疗：用当归1号注射液 4mL，双侧足三里穴位注射，5 天一次。可养血止痒。

4）艾灸：选择瘙痒对应穴位，每次悬灸 20 分钟，每日 1～2 次，10 天 1 个疗程。老年性瘙痒病可艾灸神阙，肛门瘙痒病可艾灸长强穴。

（2）饮食指导：宜进食养血祛风、润燥止痒之品，如红豆排骨汤、沙参玉竹饮等。禁食烟酒、浓茶、咖啡、辛辣刺激性食物。

（二）健康宣教

1. 皮肤护理 注意皮肤清洁，可用温水冲洗，忌揉搓、搔抓，避免过度烫洗皮肤，使用中性无刺激性的沐浴露，沐浴后使用身体保湿霜。

2. 心理护理 避免情绪波动，可通过聊天、听音乐、看书等转移注意力缓解瘙痒。

3. 生活护理 尽量不穿化纤贴身内衣、皮毛制品。生活起居上避免热、湿、风邪的侵入，保持病室内通风良好，室温宜偏凉。

4. 日常锻炼 根据自身体质选择合适的锻炼方式，呼吸新鲜空气，改善全身血液循环，如散步、太极拳等，增强机体免疫力。

5. 睡眠护理 予耳穴压豆法、头部穴位按摩以调理脏腑，安神助眠。

6. 用药护理 做好药物的健康指导。积极治疗诱发本病的原发局部性及系统性疾病。

第三节 痒疹的护理

表 8-3 痒疹的护理

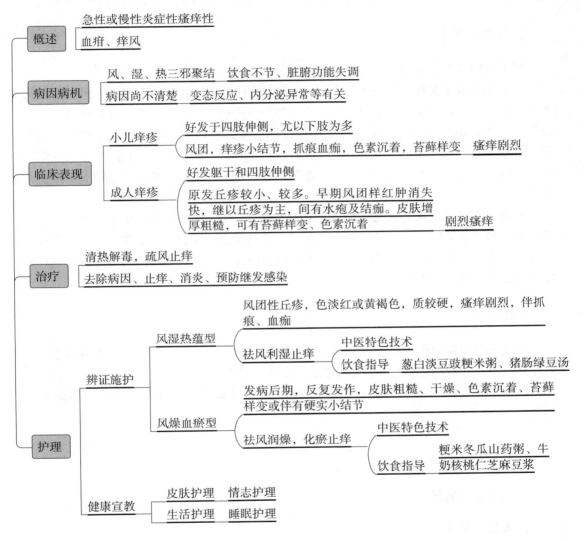

【概述】

痒疹是一种急性或慢性炎症性瘙痒性皮肤病。多在幼年发病,开始为风团样丘疹。由于经常搔抓可继发皮肤增厚及色素沉着,苔藓样改变。属中医学"血疳""痒风"等病的范畴。

【病因病机】

中医学认为本病发生或因感受风、湿、热三邪聚结皮肤；或因饮食不节，脏腑功能失调，阴虚血燥血瘀，肌肤失养所致。西医学认为病因尚不清楚，但多认为与变态反应有关，亦有认为与虫咬、神经精神因素、遗传、过敏、慢性病灶、内分泌异常等有关。

【临床表现】

根据发病年龄分为成人痒疹与小儿痒疹。

1. 小儿痒疹（又称赫勃拉痒疹） 本病多发于 1～3 岁幼儿。皮疹好发于四肢伸侧，尤以下肢为多，重者皮疹可遍布全身。皮疹初为风团或风团样小丘疹、丘疱疹或扁平斑丘疹。风团消退后遗留米粒至绿豆大小淡红色丘疹，质较硬，称为痒疹小结节。自觉剧烈瘙痒，长期搔抓后可出现抓痕、血痂及色素沉着，形成苔藓样变，亦可继发湿疹样改变或化脓感染。本病反复发作，青春期始逐渐痊愈，亦有少数病人至成人时期仍然不愈。

2. 成人痒疹（又称寻常性痒疹或单纯性痒疹） 本病见于成人，女性稍多。皮疹好发于躯干和四肢伸侧。原发丘疹较小、较多。早期风团样红肿消失很快，继以较坚实丘疹为主，间有水疱及结痂。常因反复发疹和剧烈搔抓，皮肤增厚粗糙，有时可出现苔藓样变和色素沉着，可伴有淋巴结肿大。

【治疗】

小儿痒疹治疗原则为止痒、消炎、防止继发感染。中医学总的治法为清热解毒，疏风止痒。成人痒疹治疗原则为对症处理，局部对症止痒。中医早期为清热祛风、利湿止痒，发病后期为祛风润燥、活血止痒。西医则主要去除病因、止痒、消炎、预防继发感染。

【护理】

（一）辨证施护

1. 风湿热蕴型

发病早期，风团性丘疹，色淡红或黄褐色，质较硬，瘙痒剧烈，伴抓痕、血痂，纳差，大便稀烂不畅，苔薄，脉浮数。辨证施护原则为祛风利湿止痒。

（1）中医特色技术

1）中药涂擦：可用炉甘石洗剂、1% 薄荷三黄洗剂、除湿止痒膏外搽，可收敛、除湿、止痒。

2）中药湿敷：用纱布浸入痰热清注射液加无菌生理盐水配制的溶液中敷于患处，可清热解毒、止痒。

3）中药药浴：可采用淀粉浴、硫黄浴等，可润肤止痒。

4）中药外洗：苦参、蛇床子、大风子、百部煎水外洗，可祛风除湿。

5）针刺：上半身有皮损，取内关、曲池、合谷；下半身有皮损，取血海、三阴交、足三里；四肢及躯干有皮损，取曲池、足三里。双侧交替取穴。可调和气血、通畅经络、祛风止痒。

（2）饮食指导：宜进食祛风利湿止痒之品，如猪肠绿豆汤、葱白淡豆豉梗米粥等。饮食宜清淡，多吃水果蔬菜。忌辛辣刺激性饮食及腥发之物，如鱼虾、牛、羊肉、韭菜、芹菜、姜、葱、蒜等。

2. 风燥血瘀型

发病后期，皮疹反复发作，皮肤粗糙、干燥、色素沉着、增厚、苔藓样变或伴有硬实小结节，大便干结，舌质黯红，有瘀斑，苔薄黄或少苔，脉细数。辨证施护原则为祛风润燥，化瘀止痒。

（1）中医特色技术

1）中药涂擦：可用百部酊（25%）、皮质类固醇激素制剂涂擦患处，可润燥止痒。

2）中药湿敷：用纱布浸入痰热清注射液加无菌生理盐水配制的溶液中敷于患处，可清热解毒、止痒。

3）自血疗法：采自体血 2mL 加入苯海拉明 20mg，混合均匀后予肌肉注射，可养血润燥，活血散结。

4）封闭：瘙痒不止者，可用普鲁卡因注射液轮流进行穴封，每穴位注射 0.5mL，穴位可选足三里、血海、三阴交、神门、风池等，可疏通经络，活血止痒。

5）梅花针：苔藓化明显者，用梅花针在患处来回移动击刺，可调节脏腑，化瘀散结。

6）耳针：取交感、肺、心、肾上腺、内分泌、神门等穴，刺后留针 30 分钟。调节经络脏腑。

（2）饮食指导：宜进食祛风润燥、化瘀止痒之品，如牛奶核桃仁芝麻豆浆、粳米冬瓜山药粥。

（二）健康宣教

1. 皮肤护理 告知患者不能搔抓，勿用热水烫洗，勿用肥皂等刺激性清洗剂；可轻拍瘙痒部位，修剪指甲，必要时给患者戴手套限制搔抓；或听舒缓音乐，分散患者注意力；宜选用干净宽松纯棉衣物。另外，根据皮肤情况选用合适的保湿霜进行皮肤保湿护理。

2. 情志护理 患者常因剧烈瘙痒、病程长、病情反复，易出现焦虑烦躁、抑郁悲观、恐惧等心理问题，严重时还会影响睡眠质量和工作、日常生活，因此，护理人员要关心体贴患者，态度和蔼，经常与患者交流。应详细讲解该病的发病原因、诱发因素、临床症状及治疗措施，使其能够遵医嘱配合治疗。

3. 生活护理 注意生活节律，宜慎起居，调饮食。保证大便通畅，养成良好的排便

习惯。注意避免虫咬、日晒，讲究个人卫生

4.睡眠护理 保证充足的睡眠，保证精神和情绪的稳定。予耳穴压豆法、头部穴位按摩以调理脏腑，安神助眠。

第九章 红斑及红斑鳞屑性皮肤病的护理 ▷▷▷▷

第一节 多形红斑的护理

表 9-1 多形红斑的护理

概述
- 自限性炎症性皮肤病 呈靶性或虹膜样红斑
- 猫眼疮、雁疮、寒疮

病因病机
- 禀赋不耐 寒凝血滞 外感风热，温热内蕴 饮食不节
- 急性炎症性病变，病因尚不明

临床表现
- 轻度灼热，疼痛或瘙痒
- 常两种以上皮疹同时存在，多形性，对称分布
- 好发于手足背、前臂、小腿及面颈部

治疗
- 辨证论治 寒湿阻络、湿热蕴结、热毒炽盛
- 去除可疑病因，对症处理，防治并发症

护理
- 辨证施护
  - 寒湿阻络型
    - 色暗红或紫红，或有水疱，遇冷加重，得暖减轻，关节痛
    - 温经散寒，通络活血
      - 中医特色技术
      - 饮食指导 当归茯苓干姜陈皮排骨汤
  - 湿热蕴结型
    - 皮疹鲜红，水疱较多，自觉灼热瘙痒，甚者糜烂渗液
    - 清热利湿，解毒止痒
      - 中医特色技术
      - 饮食指导 金银花茶、牛蒡子白茅根瘦肉汤
  - 热毒炽盛型
    - 皮疹呈红斑、大疱、糜烂、出血、伴高热
    - 清热凉血，解毒利湿
      - 中医特色技术
      - 饮食指导 车前草牡丹皮瘦肉汤
- 健康宣教
  - 皮肤护理 发热护理
  - 饮食护理 用药护理

【概述】

多形红斑又称多行性渗出性红斑。本病是一种病因较复杂的自限性炎症性皮肤病。皮疹呈多形性，其特征性损害呈靶性或虹膜样红斑。严重者皮疹广泛，出现水疱或大疱，常伴黏膜损害，并可伴有全身症状。本病属中医学的"猫眼疮""雁疮""寒疮"范畴。

【病因病机】

中医学认为本病是因禀赋不耐，腠理不密，风寒外袭，已致营卫不和，寒凝血滞而成；或外感风热，温热内蕴，燔灼营血，以致火毒炽盛，郁于皮肤所致；或因饮食不节，食入禁忌而诱发。西医学认为多形红斑是皮肤黏膜的急性炎症性病变，病因尚不明。各种细菌、病毒、真菌、寄生虫或某些物质如腐败食品、鱼虾，服用某些药物等变应原或毒性物质均可引起本病。

【临床表现】

发病前可有头痛、低热、倦怠、关节肌肉疼痛、食欲缺乏等前驱症状。皮损处自觉轻度灼热、疼痛或瘙痒。发病急剧，急性经过。可伴咽喉炎、扁桃体炎、关节炎等。皮疹好发于手足背、前臂、小腿及面颈部，部分可累及黏膜。皮疹呈多形性，对称分布，可出现水肿性红斑、风团、丘疹、结节或水疱、紫癜等。常两种以上皮疹同时存在。皮疹可呈环状、旋涡状或虹膜状，出现靶向损害。

【治疗】

本病病因及临床表现复杂，中医辨证论治，一般认为本病可分为寒湿阻络、湿热蕴结、热毒炽盛等型。西医治疗的首要原则是积极去除可疑病因，对症处理，防治并发症。根据病情轻重，合理用药，常用药物有抗组胺药、皮质类固醇激素、抗生素等，并结合其他支持疗法，如输注血液制品、给予营养支持等。

【护理】

（一）辨证施护

1. 寒湿阻络型

皮疹颜色暗红或紫红，或上有水疱，状如猫眼，遇寒冷加重，得暖减轻，关节疼痛，下肢沉重，手足发凉，大便不干或溏，小便清长，舌质淡或黯，舌苔白，脉沉细或迟缓。辨证施护原则为温经散寒，通络活血。

（1）中医特色技术

1）中药熏洗：用已调好的沐足方予病人熏洗沐足，可疏通经络、活血止痛。

2）中药贴敷：用四黄散以水、蜜调制，涂抹成厚度约 1cm 的药饼外敷于患者关节疼痛处，可消炎、止痛。

3）针刺：常用穴位有肝俞、肾俞、关元、内关、足三里、阿是穴，可温经散寒，通达气血。

4）中药蒸汽：用药液加热产生含有药物的蒸汽直接作用于皮损，可温通经络、散寒除湿。

5）拔罐疗法：用玻璃罐吸附于体表，使局部产生瘀血现象，可调理脏腑、散寒除湿。

（2）饮食指导：宜进食温经散寒、通络活血之品，如当归茯苓干姜陈皮排骨汤。

2. 湿热蕴结型

皮疹为鲜红，中心水疱较多，自觉灼热瘙痒，甚者糜烂渗液，常伴有黏膜损害，外阴湿热、糜烂，可见发热、咽痛、口干、关节痛、大便干或黏滞不爽，小便黄，舌质红，苔黄腻，脉弦滑或微数。辨证施护原则为清热利湿，解毒止痒。

（1）中医特色技术

1）中药湿敷：用痰热清注射液加无菌生理盐水配制的溶液或中药汤剂湿敷于患处，可消炎止痒、清热收敛。

2）中药熏洗：用已调好的中药方予病人熏洗，可清洁皮肤、疏通腠理、毒邪外祛。

3）中药贴敷：把药物研成细末，加温水调至糊状敷于神阙穴，可调节脏腑、扶正祛邪；用四黄散以水、蜜调制，涂抹成厚度约 1cm 的药饼外敷患者关节处，可消炎、止痛

4）中药外涂：可用紫草油外涂糜烂处，可清热、润肤。

6）针刺：常用穴位有阿是穴、风池、百会、大椎等，施泻法，可调节气血、除湿祛毒。

（2）饮食指导：宜进食清热利湿、解毒止痒之品，如牛蒡子白茅根瘦肉汤、金银花茶。

3. 热毒炽盛型

皮疹呈红斑、大疱、糜烂、出血，迅速发展至全身，黏膜受损，常伴高热难退、咽喉肿痛、心悸、胸痛、全身酸软，尿涩而赤，重者神昏谵语，舌质红绛，脉洪数。辨证施护原则为清热凉血，解毒利湿。

（1）中医特色技术

1）中药湿敷：用纱布浸湿于痰热清注射液加无菌生理盐水配制的溶液中或中药汤剂中敷于患处，可消炎止痒、清热收敛。

2）中药药浴：用已调好的中药方予病人熏洗，可清洁皮肤、疏通腠理、毒邪外祛。

3）中药贴敷：把药物研成细末，加温水调至糊状敷于神阙穴，可调节脏腑、扶正祛邪；用消炎油纱贴敷于糜烂处，可消炎、止痛。

4）中药外涂：可用大榆地黄油外涂糜烂处，以清热、润肤。

5）中药外洗：用金银花、黄柏等煎水漱口，可清热止痛、清洁去污。

6）针刺：常用穴位有曲池、合谷、曲泽、委中、大椎等，施泻法，强刺激，可调节气血、清热祛毒。

（2）饮食指导：宜进食清热凉血、解毒利湿之品，如车前草牡丹皮瘦肉汤。易少食多餐，进食无刺激食物，少吃生硬食物，禁烟酒、辛辣、海鲜、油腻食物。

（二）健康宣教

1. 皮肤护理　将患者置于温湿度适宜的环境中，坚持每日更换床单、被褥，保持干净、清洁。修剪指甲，勿搔抓皮肤。注意保持皮肤皱褶处皮肤清洁干燥。定时翻身，防止皮肤受压，避免擦破皮肤。严重遵循消毒隔离，以免发生皮肤感染。

2. 发热护理　高度过敏体质患者忌用解热镇痛剂降温及酒精擦浴。因解热镇痛药引起的药疹居致病原因的第 2 位，而酒精会扩张血管、增加渗出，故不宜采用，可用刺络放血、刮痧等方法清热泻火，并予多饮水。

3. 饮食护理　重症患者由于渗出造成大量蛋白质、水解质丢失，应进食高能量、高蛋白、高维生素易消化饮食，应保证营养物质的充足，多饮水，以利于体内毒素排出。病情好转后给予半流质饮食，食物温度一般以 18 ～ 20℃为宜，摄入不足可经静脉补充白蛋白或血浆。

4. 用药护理　做好药物的健康指导。避免增减药物，定时定量服药。

第二节 银屑病的护理

表 9-2 银屑病的护理

概述
慢性复发性炎症皮肤病
白疕、松皮癣、干癣

病因病机
湿热蕴积；气血失调；病久，反复发作 气血两燔，阴血被耗
病因病机尚不明确 遗传、感染、内分泌、精神及免疫等有关

临床表现
寻常型
初期为红色的斑疹、丘疹，逐渐形成斑块，覆银白色鳞屑，刮除鳞屑后可见薄膜现象和点状出血
头皮、肘膝关节及躯干，以伸侧为主
脓疱型 浅表脓疱，可成脓湖，皮疹鲜红 伴高热等内环境紊乱
红皮型 全身弥漫性潮红、肿胀、浸润，伴内脏功能受损，易复发
关节型 皮肤受损 关节肿胀、疼痛，活动受限

治疗
从血论治
药物治疗为主，以及光疗等物理治疗方法

护理

辨证施护
血热型
全身弥漫性红斑，肿胀，鳞屑较少，伴灼热感
清热凉血，解毒化瘀
中医特色技术
饮食指导 槐花茶、乌梅汤

血虚型
皮疹不扩散，皮疹淡红，斑块较薄，肌肤干燥
益气养血
中医特色技术
饮食指导 白术淮山红枣煲粥

血瘀型
疹暗红，斑块肥厚，浸润明显
活血化瘀
中医特色技术
饮食指导 当归川芎瘦肉汤

血燥型
瘙痒，干燥色淡，斑块不厚，鳞屑细小较多且多层松散
滋阴润燥
中医特色技术
饮食指导 麦冬沙参代茶饮

健康宣教
皮肤护理 体位护理 生活护理
日常锻炼 睡眠护理 用药护理

【概述】

银屑病俗称牛皮癣，是免疫介导的多基因遗传性皮肤病，红色丘疹或斑片上覆有银白色鳞屑，以四肢伸面、头皮和背部较多，是一种常见的原因不明的具有特征性皮损的慢性复发性炎症皮肤病。本病在自然人群中的发病率为 0.1% ～ 3%，20 ～ 30 岁和 50 ～ 60 岁为两个高发年龄阶段。发病大多有明显季节性，常在冬季发病或加剧，夏季自行痊愈或减轻，但久病后皮损不退，与季节关系即不明显。本病属中医学"白疕""松皮癣""干癣"等。

【病因病机】

中医学认为本病或因情志不遂，七情内伤，毒热伏于营血，导致湿热蕴积，阻与肌表而生；或因风、湿、火、热毒之邪侵袭肌肤，至气血失调，营卫不和，郁于肌腠而发；或因病久、反复发作，气血耗伤，化燥生风，肌肤失养而成；或因调治不当，热毒炽盛，入于营血，至气血两燔，阴血被耗。西医学方面认为本病病因病机尚不明确，一般认为与遗传、感染、内分泌、代谢障碍、精神及免疫等因素有关。

【临床表现】

根据银屑病的临床表现，目前临床上主要分为寻常型、脓疱型、红皮型、关节型，其中以寻常型银屑病占绝大多数。各种类型的银屑病之间可以相互转化及同时伴随。寻常型银屑病在失治、误治后可以转变为红皮型或脓疱型，寻常型银屑病也可同时并发关节型银屑病。

1.寻常型 初期皮损为红色的斑疹、丘疹，逐渐形成边界清楚的斑块，隆起皮面，上覆多层银白色鳞屑，刮除鳞屑后可见薄膜现象和点状出血。皮疹主要分布在头皮、肘膝关节及躯干，以伸侧为主。指甲可出现顶针样改变。头发可形成束发征，但不引起脱发。寻常型银屑病还包括常见的点滴状银屑病、反向型银屑病等。

2.脓疱型 常急性发病，在寻常型银屑病皮损基础上迅速出现细小浅表脓疱，呈淡黄色或黄白色，脓疱为无菌性脓疱，密集脓疱可融合形成脓湖，皮疹鲜红，可累及全身，伴有高热、低钙血症等内环境紊乱。严重者可导致内脏功能损伤。患者同时伴有沟状舌。疾病好转后脓疱自然吸收、脱屑。

3.红皮型 一般由于疾病失治误治，或者皮肤刺激后所诱发。主要表现为全身弥漫性潮红、肿胀、浸润，伴有发热、淋巴结肿大、内脏功能受损、内环境紊乱等改变。病程较长，易复发。

4.关节型 关节型银屑病除了皮肤损伤外，还存在关节损伤。两者不一定同时发病。任何关节均可受累，主要累及肘膝关节、指趾关节、脊柱关节等。表现关节肿胀、疼痛，活动受限，严重时出现关节残毁、变形。

【治疗】

目前对本病的治疗均存在着各种学说、流派。中医学多以从血论治，从血热、血虚、血瘀、血燥等核心病机入手治疗银屑病已经逐渐成为共识。早期以实证为主，中期以血虚风燥型多见，晚期多从血瘀型论治。西医学方面则以甲氨蝶呤、皮脂类固醇激素、免疫调节剂、维A酸、环孢素A、雷公藤制剂、他克莫司等药物治疗为主，以及光疗等物理治疗方法。另外近年来亦兴起了一些新的治疗方法，如生物制剂治疗等。

【护理】

（一）辨证施护

1. 血热型

全身弥漫性红斑，甚或肿胀，鳞屑较少，伴有灼热感，或密布小脓疱，伴发热，口渴，便干，溲赤，舌红苔黄，脉滑数。辨证施护原则为清热凉血，解毒化瘀。应以稳定情绪，心理疏导为主。

（1）中医特色技术

1）中药外洗：用清热解毒中药熏洗全身，可祛除秽物，洁净皮损，以清热解毒。

2）中药外涂：可使用复方蛇脂软膏外擦全身炎症皮肤，以舒缓皮肤，保护皮肤屏障。

3）中药湿敷：局部肿胀部位可给予中药散方或者硼酸溶液，用纱布浸湿敷于患处，可抑制渗出、消炎收敛。

4）放血疗法：取华佗夹脊穴摩擦数次，充分暴露后常规消毒，以注射器针头刺破皮肤，挤出 1～2 滴血，消毒棉签拭去血液，隔日 1 次，1 周 1 个疗程。可调和气血，通畅经络，引邪外出，解毒化瘀。

5）中药穴位贴敷：将新癀片研碎，凉开水调成糊贴于神阙穴处，以清热解毒。

（2）饮食指导：宜进食清热解毒凉血之品，如乌梅汤、槐花茶。忌食腥发之品。

2. 血虚型

病情稳定，皮疹不扩散，皮疹淡红，斑块较薄，肌肤干燥，面色无华，伴有头晕眼花，舌淡苔白，脉细。辨证施护原则为益气养血。

（1）中医特色技术

1）中药外洗：用补益气血中药熏洗全身，可清除鳞屑，保持皮肤干净，补益气血。

2）中药外涂：用复方蛇脂软膏外擦全身炎症皮肤，可舒缓皮肤，保护皮肤屏障。

3）艾灸：将艾条一端点燃，在距离患处皮肤约1寸距离，施灸，至局部温热，微发红晕，或者在足三里、神门、气海等穴位进行艾灸，可益气补血。

4）穴位注射：取足三里、曲池穴，进行穴位注射，常用药物为当归注射液，可调和气血、通畅经络、益气养血补血。

（2）饮食指导：宜进食补益类食品，如白术淮山红枣粥。忌辛辣之品。

3. 血瘀型

皮疹暗红，斑块肥厚，浸润明显，肌肤甲错，舌黯有瘀斑，苔薄，脉弦涩。辨证施护原则为活血化瘀，主要以活血为主。

（1）中医特色技术

1）中药外洗：用活血化瘀类中药熏洗全身，可清除鳞屑，保持皮肤干净，并起活血化瘀之效。

2）中药外涂：可使用青鹏软膏、复方蛇脂软膏外擦全身炎症皮肤以舒缓皮肤，保护皮肤屏障，并起到活血化瘀之效。

3）拔罐：治疗部位为暗红斑、肥厚皮损处，以及其周围。可使用闪罐的方法，在肥厚皮损及暗红斑处进行闪罐，直至皮肤稍微发红为止。闪罐可促进局部气血畅通，以达到化瘀活血之效。

4）刺络放血：取患者肥厚皮损或者暗红斑处进行放血治疗。充分暴露皮损后常规消毒，以注射器针头刺破皮肤，挤出 1～2 滴血，消毒棉签拭去血液，或在刺破处外加留罐治疗。可调和气血、通畅经络、引邪外出、解毒化瘀。

5）火针：用烧红火针对皮损处进行散在点刺，深度以不超过皮损基底部、点刺后无渗出为度，可活血化瘀、通畅经络、淡薄皮疹。

（2）饮食指导：宜进食活血化瘀行气之品，如当归川芎瘦肉汤、山楂丝瓜汤、三七木瓜酒等。忌食甜食及易胀气食品，注意保持大便通畅。

4. 血燥型

皮疹色淡，斑块不厚，鳞屑细小较多且多松散，易脱落，肌肤干燥失养，皮损瘙痒，秋冬加重，口干，舌淡，舌质干，苔薄，脉细。辨证施护原则为滋阴润燥，主要以润燥为主。

（1）中医特色技术

1）中药外洗：用养血润燥类中药熏洗全身，可清除鳞屑，保持皮肤干净，并起养血润燥之效。

2）中药外涂：可使用复方蛇脂软膏、尿素软膏、当归紫草油外擦全身炎症皮肤以舒缓皮肤，润燥止痒，保护皮肤屏障。

3）淀粉浴：使用适量淀粉加入泡浴桶中，然后进行全身泡浴，需保持通风，且泡浴时间不超过 15 分钟。淀粉可滋润皮肤，可润燥止痒。

（2）饮食指导：宜进食滋阴润燥之品，如麦冬沙参代茶饮。忌食甜食及易胀气食品。注意保持大便通畅。

（二）健康宣教

1. 皮肤护理　注意皮肤清洁，可用温水冲洗，忌揉搓、搔抓，嘱勿使用刺激性沐浴物品及勿用热水烫洗皮肤。嘱患者勿搔抓皮肤或撕脱皮损，应使鳞屑自然脱落。

2. 体位护理　卧床休息可减少体内的正能量往外发散，皮疹面积大时需要俯卧休息，避免关节隆凸部位受压。

3. 生活护理 生活起居上避免寒、湿、风邪的侵入，保持病室内通风良好，室温宜偏凉，多接受日照。

4. 日常锻炼 根据病情好转程度适当增加活动量，根据自身体质选择合适的锻炼方式，呼吸新鲜空气，改善全身血液循环，如散步、太极拳等，增强机体免疫力。

5. 睡眠护理 予耳穴压豆法、头部穴位按摩以调理脏腑，安神助眠。

6. 用药护理 做好药物的健康指导。指导外用药膏的用量，包括指尖药膏用量及全身皮损面积评估。

第三节　玫瑰糠疹的护理

表 9-3　玫瑰糠疹的护理

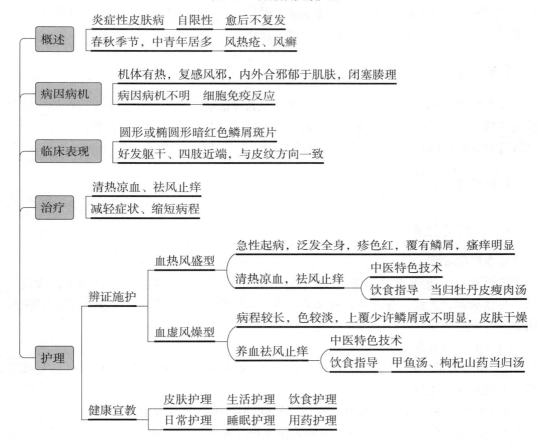

【概述】

玫瑰糠疹是一种常见的炎症性皮肤病，病因不明，病程具有自限性。特点为皮损呈圆形或椭圆形暗红色鳞屑斑片，好发于躯干、四肢近端，与皮纹方向一致。本病多发于春秋季节，以中青年居多，愈后一般不再复发。属中医学"风热疮""风癣"范畴。

【病因病机】

中医学认为本病主要是由于机体有热，复感风邪，内外合邪郁于肌肤，闭塞腠理所致。本病初期多为血热风盛，后期多为血虚风燥。西医目前病因不明，发病机制也尚不明确，细胞免疫反应可能与之相关，根据本病的皮疹特点，发病呈季节性和自限性，多数学者考虑与病毒感染相关，部分学者认为与寄生虫感染或过敏有关。

【临床表现】

发疹前或者开始发疹时可有低热、恶心欲呕、纳差等全身不适。患处开始出现一个"母斑"，为圆形或椭圆形暗红色斑片，表面覆有领圈样糠状鳞屑，境界清楚，边缘微隆起，直径约2cm或以上，好发于躯干或四肢近端，长轴方面与皮纹一致，一般无明显痒痛不适。1～2周后躯干或四肢逐渐出现与母斑相似形态的"子斑"，均小于母斑，密集或散在分布，一般不融合，伴不同程度瘙痒。

【治疗】

本病病因不明，具有自限性，轻者无明显自主症状，无需治疗。中医治疗分为：急性发作者，以清热凉血，祛风止痒为主；后期以养血祛风止痒为主。西医治疗的原则是减轻症状、缩短病程，主要以抗炎抗过敏、止痒、局部对症治疗为主。

【护理】

（一）辨证施护

1. 血热风盛型

急性起病，皮疹泛发全身，疹色较红，覆有鳞屑，瘙痒明显，口苦咽干，大便干结，小便黄赤，舌红，苔薄黄，脉弦数。辨证施护原则为清热凉血，祛风止痒，避免外用刺激性强的药物。

（1）中医特色技术

1）中药外洗：用苦参、蛇床子、地肤子、野菊花、浮萍等煎水，微温外洗局部皮损，可清热祛风止痒。

2）中药外搽：用三黄洗剂外搽患处局部皮损，可清热解毒止痒。

3）中药湿敷：用痰热清注射液加无菌生理盐水配制的溶液浸湿纱布后，湿敷于患处，可清热解毒止痒。

4）针刺：依照皮疹所在部位循经取穴，常用穴位有大椎、身柱、百会、曲池、委中、血海、肾俞等，施泻法，留针20分钟，每日一次。可同时配合耳尖点刺放血。可清热泻火，祛风止痒。

5）耳针或耳穴压豆：耳针取肺、心、肝、皮质下，留针30分钟；耳穴压豆取肺、脾、肝及相关部位，1周2次，并注意按揉穴位，可加强疗效。

（2）饮食指导：宜进食清热凉血、祛风止痒之品，如当归牡丹皮瘦肉汤。并多吃新鲜蔬菜水果，以富含维生素C的苹果、葡萄、猕猴桃、橘子、柚子、西红柿等为佳，保持大便通畅。忌食鱼腥、牛肉、羊肉、狗肉等腥发辛辣刺激性食物。

2. 血虚风燥型

病程较长，皮疹颜色较淡或褐色，上覆少许鳞屑或鳞屑不明显，皮肤干燥，口干无口苦，纳差，舌质淡，苔薄白，脉细。辨证施护原则为养血祛风止痒，应以养血润燥为主。

（1）中医特色技术

1）中药外洗：用消炎止痒洗剂煎水微温外洗局部皮损，以祛风止痒。

2）穴位注射：取曲池或足三里（双侧）穴位，用丹参注射液、维生素 B_{12} 注射液等穴位注射。可通经活络、对症止痒。

3）针刺：依照皮疹所在部位循经取穴，常用穴位有合谷、曲池、足三里、血海、三阴交等，施补法，留针20分钟，每日一次。可调和气血、扶正祛邪。

4）耳针或耳穴压豆：耳针取肺、心、肾、皮质下，留针20分钟；耳穴压豆取肺、脾、肾及相关部位，并时常按揉穴位，可加强疗效。

（2）饮食指导：宜进食养血润燥之品，如甲鱼汤、枸杞山药当归汤。忌食生冷辛辣、肥甘厚味之品。

（二）健康宣教

1. 皮肤护理　嘱患者注意皮肤清洁，可用温水冲洗，禁用热水、碱性肥皂烫洗皮肤，忌揉搓、搔抓，瘙痒剧烈时可外涂炉甘石洗剂。穿着以宽松纯棉质的衣服为宜。同时保持皮肤滋润，适当外搽护肤油脂。

2. 生活护理　居处避免潮湿或浴后吹风，防止风热外邪乘虚而入；改善室内环境，保持室内通风透气，室温宜偏凉。

3. 饮食护理　嘱患者清淡饮食，多吃新鲜蔬菜水果，以富含维生素C的苹果、葡萄、猕猴桃、橘子、柚子、西红柿等为佳，忌食辛辣、油腻、鱼腥，忌食牛肉、羊肉、狗肉等食物，发病期间应戒烟酒。

4. 日常护理　保持二便通畅，适度运动，积极与患者沟通交流病情，排除病患紧张、焦虑等不良情绪，嘱患者保持心情舒畅。

5. 睡眠护理　注意保证睡眠，可予耳穴压豆、穴位按摩（神门、外劳宫、涌泉）、头部按摩或中药沐足等调理整体脏腑阴阳。

6. 用药护理　观察患者用药及中药外治后的不良反应，做好药物的健康指导。嘱患者勿自行外用激素类药膏或刺激性较强的药物。

第四节　扁平苔藓的护理

表 9-4　扁平苔藓的护理

概述
- 慢性炎症性皮肤病　四肢屈侧好发，常累及口腔黏膜
- 紫癜风、乌癞风

病因病机
- 外感风湿热邪，搏于肌肤　　情志不畅，气滞血瘀，阻于肌肤　　素体阴血不足，肝肾亏虚，阴虚内热，虚火上炎
- 病因不明　遗传、自身免疫、病毒感染、精神神经功能失调等有关

临床表现
- 紫红色或紫蓝色多角形扁平丘疹
- Wickham 纹　瘙痒
- 大多可自行消退，留色素沉着斑，亦可反复发作

治疗
- 整体观念出发辨证论治
- 抗组胺类药及镇静药、皮质类固醇激素、维 A 酸类

护理
- 辨证施护
  - 风湿阻络型
    - 起病急，病程短，泛发全身，紫色扁平丘疹，瘙痒剧烈
    - 祛风除湿，活血止痒
      - 中医特色技术
      - 饮食指导　扁豆、薏米代茶饮，山药瘦肉汤，薏米粥
  - 阴虚内热型
    - 多见于黏膜部位，口腔、阴部黏膜网状白色细纹、紫红色斑、糜烂
    - 补益肝肾，滋阴降火
      - 中医特色技术
      - 饮食指导　柳根瘦肉汤
  - 肝郁血瘀型
    - 病程长，色紫暗，干燥粗糙，融合成片状等，剧痒难忍
    - 疏肝理气，活血化瘀
      - 中医特色技术
      - 饮食指导　玫瑰花泡茶饮、当归黄芪瘦肉汤
- 健康宣教
  - 皮肤护理　用药护理
  - 心理护理　睡眠护理　饮食护理

【概述】

　　扁平苔藓又称扁平红苔藓，是一种原因不明的，以皮肤黏膜起红色或紫红色多角形扁平丘疹、苔藓样斑片为特征的慢性炎症性皮肤病。好发于四肢屈侧，常累及口腔黏膜。本病与中医学文献中记载的"紫癜风""乌癞风"类似。

【病因病机】

中医学认为本病多因外感风湿热邪，搏于肌肤；或因情志不畅，气滞血瘀，阻于肌肤；或因素体阴血不足，肝肾亏虚，阴虚内热，虚火上炎于口所致。西医学认为本病病因不明，可能与遗传、自身免疫、病毒感染、精神神经功能失调、药物、慢性病灶、代谢紊乱、内分泌紊乱等因素有关。

【临床表现】

本病皮损特点为紫红色或紫蓝色多角形扁平丘疹，境界清楚，有蜡样光泽。用液状石蜡涂拭皮损表面，可见白色光泽小点或细浅的白色网状条纹，称为 Wickham 纹，为本病的特征性表现；皮损可密集分布或互相融合成斑块；常伴有瘙痒。黏膜常同时受累，以口腔及外阴黏膜为主；部分患者有甲损害，表现为甲板变薄或增厚，甚至甲脱落。累及头皮者，可造成永久性脱发。本病病程慢性，2/3 患者经过 1～2 年自行消退，留色素沉着斑，亦可数年内反复发作。

【治疗】

本病目前尚无十分有效的药物或疗法。中医从整体观念出发辨证论治，达到调节机体状态、增强抗病能力、消除症状、减轻或消除西药的毒副作用。西医治疗主要针对可能引起本病的病因用药，如抗组胺类药及镇静药、皮质类固醇激素、维 A 酸类等药物；外用药则以抑制炎症或止痒为主。因此，中西医结合治疗疗效较好。

【护理】

（一）辨证施护

1. 风湿阻络型

起病急，病程短，皮疹多发或泛发全身，可为紫色扁平丘疹，瘙痒剧烈，可伴身热、口干，舌质红，苔薄黄，脉数。辨证施护原则为祛风除湿，活血止痒。

（1）中医特色技术

1）针刺：取大椎、风池、百会、委中，施泄法。

2）中药外洗：用鲜槐花、鲜白茅根等中药煎水微温洗涤皮损局部，可祛除秽物，洁净皮损，以利湿解毒。

3）中药外涂：三黄洗剂外洗，可清热解毒、消炎止痒。

4）梅花针：先用消毒液消毒皮疹区，以手腕弹力上下打刺，以皮肤红晕不出血或渗出很少血为宜，可通经活络、调理脏腑。

5）中药湿敷：用纱布浸入痰热清注射液加无菌生理盐水配制的溶液中或中药汤剂中敷于患处，可镇静止痒、消炎收敛。

（2）饮食指导：宜祛风除湿、活血止痒之品，如山药瘦肉汤，薏米粥，或用扁豆、薏米代茶饮等。

2. 阴虚内热型

皮疹多见于黏膜部位，口腔、阴部黏膜可出现网状白色细纹、紫红色斑、糜烂，伴头晕耳鸣、五心烦热、口干咽燥、腰膝酸软等，舌质红，苔白，脉细数。辨证施护原则为补益肝肾，滋阴降火。

（1）中医特色技术

1）针刺：取曲池、合谷、足三里、血海，施补法，可调理脏腑。

2）中药外洗：金银花、大青叶、生甘草水煎漱口，可祛除污秽，止痛降火。

3）中药外涂：大榆地黄油外涂口腔，可保护创面、滋阴降火。

4）耳穴压豆：主穴：神门、心、内分泌、皮质下、交感；配穴：肺、大肠、小肠、脾、肝、肾，可巩固疗效。

5）中药湿敷：用纱布浸入痰热清注射液加无菌生理盐水配制的溶液中或中药汤剂中敷于阴部糜烂处，可清洁去污、消炎收敛。

（2）饮食指导：宜进食补益肝肾、滋阴降火之品，如柳根瘦肉汤。

3. 肝郁血瘀型

病程较长，皮疹颜色紫暗，干燥粗糙，融合成片状、环状、线状等，剧痒难忍，伴烦躁易怒或情志抑郁，胁肋胀痛，经前乳涨，舌质黯，苔薄白，脉弦细。辨证施护原则为疏肝理气，活血化瘀。

（1）中医特色技术

1）针刺：取少泽、大椎、委中、足三里、血海，可疏通腠理、调理脏腑。

2）中药贴敷：鲜生姜片切片敷贴穴位，可活血化瘀。

3）中药外涂：用当归紫草油涂于皮疹处，可润肤止痒、活血化瘀。

4）梅花针加拔罐：用梅花针叩刺患处及周围皮肤，以周围皮肤轻度充血为度，用火罐吸附于叩刺过的皮肤上，可活血祛瘀泻毒、通经活络、调理脏腑。

5）耳穴压豆：1组：神门、肺、肝、内分泌；2组：心、胆、风溪、肾上腺、皮质下。用王不留行籽按压耳穴，可巩固疗效。

6）刺络拔罐：用皮肤针由后往前依次叩刺，以皮肤微出血为度，叩刺区加拔火罐，可疏通经络、行气活血。

（2）饮食指导：饮食宜疏肝理气、活血化瘀之品，如当归黄芪瘦肉汤、玫瑰花泡茶饮。

（二）健康宣教

1. 皮肤护理 注意皮肤清洁，可用温水冲洗，忌揉搓、搔抓，嘱勿使用刺激性沐浴物品及勿用热水烫洗皮肤。口腔黏膜受累者，饮食宜清淡温软，避免酸辣食物，以及烟酒等的刺激。黏膜损害长期不愈者，应密切注意病情变化，防止发生癌变。

2. 用药护理 做好药物的健康指导。忌用可能激惹本病的药物，如链霉素、砷剂及磺胺类药物等。

3. 心理护理　畅情志，消除紧张、忧虑、失眠等不良情绪，嘱患者保持规律的生活习惯及适当的运动，对病情的恢复有很重要的作用。

4. 睡眠护理　予耳穴压豆法、头部穴位按摩，以调理脏腑，安神助眠。

5. 饮食护理　避免局部刺激，限制刺激性饮食，纠正胃肠道功能紊乱，积极治疗慢性感染病灶。

第十章 结缔组织病的护理 ▷▷▷▷

第一节 红斑狼疮的护理

表 10-1 红斑狼疮的护理

概述
- 自身免疫性疾病，属结缔组织病范围
- 红蝴蝶疮、马缨丹、日晒疮、鬼脸疮

病因病机
- 先天禀赋不足，肝肾亏损　外感热毒，气滞血瘀，脏腑功能失调
- 自身免疫性疾病　遗传、环境、感染等有关

临床表现
- 盘状
  - 好发：暴露部位，如鼻梁、两颊等部，对称分布，状如蝴蝶
  - 病程慢，可自然缓解，愈后留下色素
  - 无全身症状，可有轻度发热、乏力和关节疼痛
- 系统性
  - 好发：面部及双颊和鼻梁处的蝶形红斑
  - 皮损：水肿性红斑及甲周、指趾尖的紫红色斑点和瘀点
  - 多有低热乏力、关节酸痛、体重减轻，可累及各个系统病变

治疗
- 扶正与祛邪、辨证与辨病相结合
- 消除变应性炎症、纠正病理过程和使用免疫调节药物

护理
- 辨证施护
  - 风热上攻型
    - 多见盘状红斑狼疮初起。疹色红，日晒后加重，瘙痒烧灼感
    - 祛风清热解毒
      - 中医特色技术
      - 饮食指导　樱桃粳米粥
  - 热毒炽盛型
    - 见于系统性中重度活动期。高热，水肿性红斑，大疱
    - 清热解毒凉血
      - 中医特色技术
      - 饮食指导　金银花茶、绿豆粥
  - 阴虚火旺型
    - 见于局限、系统性中轻度活动期和缓解期。疹暗淡，日晒加重，伴有低热，关节痛
    - 滋阴补肾，凉血清热
      - 中医特色技术
      - 饮食指导　淮山芡实核桃仁瘦肉汤
  - 气滞血瘀型
    - 多见于盘状、系统性的肝脏损害。皮损日久，色暗红带紫，色素沉着
    - 理气活血，疏肝祛瘀
      - 中医特色技术
      - 饮食指导　黄芪党参大枣粥
  - 脾肾阳虚型
    - 多见于系统性中度活动期肾损害。皮肤红斑不明显
    - 温补脾肾，壮阳利水
      - 中医特色技术
      - 饮食指导　桂枝干姜人参瘦肉汤
- 健康宣教
  - 皮肤护理　生活护理　饮食护理
  - 心理护理　用药护理　日常锻炼　生育护理

【概述】

红斑狼疮为自身免疫性疾病之一，属结缔组织病范围，为一个病谱性疾病，病谱的一端为盘状红斑狼疮，病变局限于皮肤，另一端为系统性红斑狼疮，中间有许多亚型。发病缓慢，常缓解和复发交替出现，病程慢性迁延，多见于女性。盘状红斑、蝶形红斑、光敏感、血液中有很多自身抗体等为本病特征。本病属中医学"红蝴蝶疮""马缨丹""日晒疮""鬼脸疮"的范畴。

【病因病机】

中医学认为本病系由先天禀赋不足、七情内伤、劳累过度而致肝肾亏损，精血不足或外感热毒，毒热炽盛，致阴阳失调，运行不畅，气滞血瘀，阻隔经络，脏腑功能失调而致。西医学认为本病病因未明，一般认为是自身免疫性疾病，与遗传、环境、感染、药物、内分泌、精神、寒冷、创伤等因素有关。

【临床表现】

本病为单一或多系统损害，临床表现多种多样，较为复杂，早期可能是轻症或不典型，有的随着时间延长，症状开始明显，故容易误诊。狼疮皮疹好发于暴露部位，如颧部、鼻、唇、头颈、胸背、上肢伸侧等处。

1. 盘状红斑狼疮　好发部位主要是暴露部位，如鼻梁、两颊部，对称分布，状如蝴蝶，其次是口唇、耳部、手背和前额、头皮等处。病程较慢，25%～40%可以自然缓解，一般愈后留下色素减退斑或萎缩性瘢痕。一般无全身症状，少数可有轻度发热、乏力、关节疼痛或肌肉疼痛等。

2. 系统性红斑狼疮　80%～90%有皮肤损害，皮损以水肿性红斑最常见，分布于面部及双颊和鼻梁处的蝶形红斑。另一种特征性皮疹为甲周及指趾尖的紫红色斑点或瘀点，可伴有指尖点状萎缩。两种皮疹对早期诊断均有价值。80%～90%的患者有不同程度的发热，多为低热伴乏力、关节酸痛、体重减轻，但病情活动或恶化可出现高热。常伴消瘦、纳呆、倦怠等。可累及骨、关节、肾脏、心脏、肺、血液等各个系统病变。

【治疗】

中医学认为本病正虚是主要因素，外邪是致病条件，故治疗应抓住扶正与祛邪两端。另外应辨证与辨病相结合。西医治疗原则为消除变应性炎症、纠正病理过程和使用免疫抑制或免疫调节药物，进行免疫调节，内用药物常用包括糖皮质激素、抗疟药、免疫抑制剂、免疫调节剂，重症、传统治疗控制不理想者可结合大剂量静脉点滴丙种球蛋白、血浆置换、生物制剂等其他疗法。

【护理】

（一）辨证施护

1. 风热上攻型

风热上攻型多见于盘状红斑狼疮初起。斑疹色红或淡红，境界清楚，日晒后加重，伴瘙痒或烧灼感，咽干口苦，烦躁易怒，小便黄，大便硬，舌质红，苔黄，脉弦或滑数。辨证施护原则为祛风清热解毒。

（1）中医特色技术

1）中药涂擦：用生肌白玉膏加甘草粉20%调匀外涂，可清热止痒。

2）中药外洗：用银荷漱口液漱口，可清热利咽。

3）耳穴压豆：取耳穴神门、交感、内分泌、皮质下、肺、心，可将中药王不留行籽置于小块胶布中央，然后贴在穴位上，并适当用力按压，可调理脏腑。

（2）饮食指导：宜进食祛风清热解毒之品，如樱桃粳米粥。

2. 热毒炽盛型

此型多见于系统性红斑狼疮中重度活动期。突然高热持续不退，蝶形红斑或水肿性红斑，甚至大疱或血疱，全身无力，关节酸痛，烦躁不眠，精神恍惚，甚至神昏谵语，吐血、衄血，大便干结，小便黄红，苔黄而干或舌光如镜，舌质红绛，脉弦紧而数。辨证施护原则为清热解毒凉血。

（1）中医特色技术

1）中药湿敷：用纱布浸入马齿苋溶液中，湿敷患处，可清热解毒。

2）中药贴敷：用四黄散以水、蜜调制，涂抹成厚1cm左右的药饼，敷于疼痛处，可消肿止痛。

3）开天门：即通过按摩头部穴位，可养心安神。

4）针刺：依照皮疹所在部位循经取穴，常用穴位有大椎、身柱、百会、曲池、委中、血海、肾俞等，施泻法，可同时配合耳尖点刺放血，可清热泻火。

（2）饮食指导：宜进食清热解毒凉血之品，如金银花茶、绿豆粥等。

3. 阴虚火旺型

阴虚火旺型多见于局限型盘状红斑狼疮、系统性红斑狼疮轻中度活动期和缓解期。斑疹暗淡，边界清楚，日晒加重，伴有低热，关节痛，足跟痛，五心烦热，午后颧红，口干舌燥，自汗盗汗，月经量少，舌尖红，苔薄黄，脉细数。辨证施护原则为滋阴补肾，凉血清热。

（1）中医特色技术

1）针刺：取穴风池，间使，华佗夹脊之胸3、胸7、胸11，足三里，可调和气血。

2）耳针：针刺心、肺、神门、肾上腺、脑穴，可调节脏腑。

3）中药贴敷：用四黄散以水、蜜调制，涂抹成厚1cm左右的药饼，敷于患处，可行气活血，缓解关节肿痛。

（2）饮食指导：宜进食滋阴补肾、凉血清热之品，如淮山芡实核桃仁瘦肉汤等。

4. 气滞血瘀型

气滞血瘀型多见于盘状红斑狼疮、亚急性皮肤型红斑狼疮、系统性红斑狼疮的肝脏损害。皮损日久，时轻时重，疹色暗红带紫，或有周围色素沉着、瘀斑、紫癜，中央肌肤萎缩，毛细血管扩张，伴胁肋疼痛、肌肉关节疼痛，恶心，嗳气，胸膈痞满，妇人月经量少，夹有血块，舌质黯红有瘀斑，苔薄，脉沉涩。辨证施护原则为理气活血，疏肝祛瘀。

（1）中医特色技术

1）挑治：取大杼、风门、肺俞穴，用20%普鲁卡因溶液局部麻醉，用三棱针刺破皮肤约0.2cm，继用直圆针挑起肌筋膜，左右摆动，可疏通经络。

2）中药涂擦：用皮质类固醇激素霜剂外搽，可消炎。

3）艾灸：用艾条灸三阴交、足三里、关元、气海，可调和气血。

（2）饮食指导：宜进食理气活血、疏肝祛瘀之品，如黄芪党参大枣粥。

5. 脾肾阳虚型

脾肾阳虚型多见于系统性红斑狼疮中度活动期肾损害。神倦形寒，面色苍白或无华，脘闷纳呆，头晕耳鸣，肢冷或下肢浮肿或面目浮肿，大便溏薄，小便清长，皮肤红斑不明显或有色素沉着，苔多薄润或有灰褐苔者，舌质淡胖，舌边常有齿印，脉多濡细或沉细。辨证施护原则为温补脾肾，壮阳利水。

（1）中医特色技术

1）中药灌肠：用已煎好的中药药液灌肠，可清热解毒。

2）艾灸：用艾条灸脾俞、胃俞、中脘、天枢、大横、上巨虚、丰隆、阴陵泉、支沟，可调节脏腑。

3）耳穴压豆：取耳穴神门、交感、内分泌、皮质下、肺、心，可将中药王不留行籽置于小块胶布中央，然后贴在穴位上，并适当用力按压，可安神助眠。

（2）饮食指导：宜进食温补脾肾、壮阳利水之品，如桂枝干姜人参瘦肉汤等。

（二）健康宣教

1. 皮肤护理　注意皮肤清洁，可用温水冲洗，忌揉搓、搔抓，嘱勿使用刺激性沐浴物品及勿用热水烫洗皮肤。衣物及被服宜柔软棉质，勤换洗，保持清洁卫生。

2. 生活护理　避免曝晒和紫外线照射（尤其是活动期）。外出宜用避阳伞或戴宽沿草帽，穿长袖衣和长裤，戴手套，必要时外用遮光剂，做好防晒。不用化妆品、染发剂，避免接触农药及某些装饰材料。其他如强烈电灯光、X线亦能引起本病的加剧，应避免接触。消除能引起本病的诱因，避免使用诱发本病的疫苗及药物，防止受凉、感冒或其他感染。

3. 饮食护理　合理安排饮食，注意营养及维生素的补充。避免辛辣、刺激、油腻性食物，忌食或少吃芹菜、蘑菇等食物，禁烟酒。

4. 心理护理　精神因素对本病的病情发展有一定影响，所以应该让患者对本病有正确的认识，拥有良好的心态和与疾病做斗争的信心，消除患者思想顾虑和恐惧心理。动员家庭、单位等社会支持系统给予支持。

5. 用药护理 告知患者需长期服药，应定期复诊。需口服激素的患者应严格在医生的指导下用药，不能随便停药或减量。

6. 日常锻炼 作息宜规律化，劳逸结合，可因地制宜进行适当的保健强身锻炼，可选择八段锦等，增强免疫力。

7. 生育护理 活动期需避免妊娠，有肾功能损害或多系统损害的孕妇尽可能在病情稳定时做人工流产。现在认为缓解期的系统性红斑狼疮患者可以怀孕，但必须密切监测妊娠期，特别是妊娠晚期和分娩后 1 个半月内的临床症状和实验室指标变化。

第二节　皮肌炎的护理

表 10-2　皮肌炎的护理

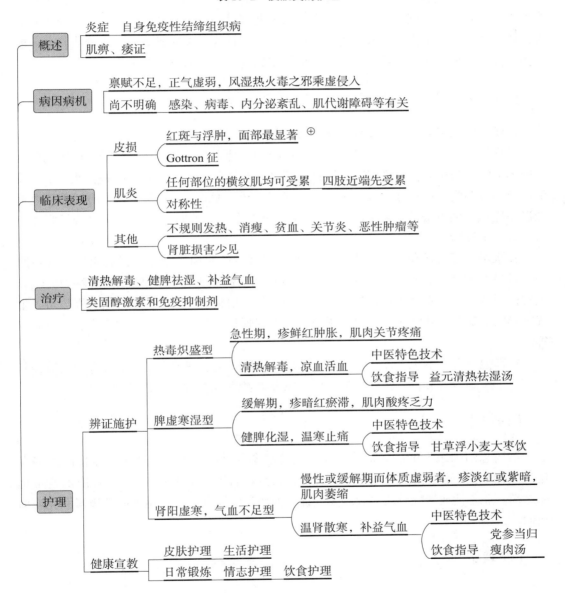

【概述】

皮肌炎是一种累及皮肤及肌肉的炎症性、自身免疫性结缔组织病。各年龄均可发病，但好发于 40 ～ 60 岁，女性：男性约 2 ∶ 1。临床上皮肤损害以面部，尤其是以眼睑为中心的水肿性紫红色斑为特征。肌肉的炎症和变性引起无力、酸痛及肿胀，可伴有关节、心肌等多器官损害。本病属于中医学"肌痹""痿证"的范畴。

【病因病机】

中医学认为本病主要是由于禀赋不足，正气虚弱，正不胜邪，而风湿热火毒之邪乘虚侵入。湿热交阻，气血凝滞，经络闭阻，初起邪盛则红斑水肿、肌痛；后期则气阴两虚而肌肤萎缩，内脏损害，甚至危及生命。西医学认为其发病机制尚不十分明确，一般认为可能和感染、病毒、药物、肿瘤、内分泌紊乱、肌代谢障碍有关。

【临床表现】

皮肌炎的临床表现分为皮损、肌炎及全身症状三部分。

1. 皮损　皮肤损害有两个特点　红斑与浮肿，特别在面部最显著。最常见的现象是以两侧上眼睑为中心，出现略带水肿性的鲜红至暗红色皮炎。四肢、肘膝，尤其掌指关节或指关节伸侧常可见红斑及扁平丘疹，伴有不同程度的毛细血管扩张，有时夹杂色素减退小斑点，偶见破溃，称 Gottron 征，是其重要特征，在甲周常有毛细血管扩张和瘀点，有助于诊断。

2. 肌炎　任何部位的横纹肌均可受累，四肢近端肌肉先受累，以后再累及其他肌肉，常呈对称性。急性期由于肌肉炎症、变性而引起肌无力、肿胀，有自发痛和压痛。最常侵犯的肌群为肩胛带和盆带肌肉，出现举手、抬头、下蹲等。咽部肌群受累可发生气管异物而致命。呼吸肌和心肌受累时，可出现呼吸困难、心悸、心律不齐，甚至心衰等。

3. 其他　可有不规则发热、消瘦、贫血、间质肺炎、脾肿大、关节炎等，关节肿胀可类似于风湿性关节炎。肾脏损害少见，成人患者约 20% 并发恶性肿瘤。

【治疗】

本病总的中医学治法为清热解毒、健脾祛湿、补益气血。皮肌炎的急性阶段多表现为热毒炽盛、湿热蕴结，治宜泻火清热解毒或者清热利湿解毒，两者都应加通络化滞之剂。亚急性或慢性阶段多表现为虚证。西医治疗原则主要使用类固醇激素和免疫抑制剂。

【护理】

（一）辨证施护

1. 热毒炽盛型

热毒炽盛型多见于急性期，皮疹鲜红肿胀，肌肉关节疼痛，无力，伴胸闷口渴，大便干结，小便短赤，舌红绛，苔黄厚干，脉弦数。辨证施护原则为清热解毒，凉血活血。

（1）中医特色技术

1）中药外洗：用中药煎水微温洗涤皮损局部，洁净皮损，可清热利湿解毒。

2）中药贴敷：用黄连膏均匀涂于纱布处，敷贴患处，可清热、解毒、镇痛；用四黄散以水、蜜调制，涂抹成厚1cm左右的药饼，敷于肌肉关节疼痛处，可行气活血，缓解关节肿痛。

3）中药湿敷：用纱布浸入已煎好的中药药液中湿敷患处，可清热消肿。

4）中药摩擦：选用活络油、金粟兰酊在酸痛之处推拿按摩，配合使用超声波、神灯、频谱仪等透热的物理治疗法，可镇痛、通络、防肌肉萎缩和挛缩。

（2）饮食指导：宜进食治宜清热解毒、凉血活血之品，如益元清热祛湿汤。

2. 脾虚寒湿型

脾虚寒湿型多见于缓解期，皮疹暗红瘀滞，肌肉酸疼乏力，活动障碍，纳呆便溏，舌淡苔白脉沉缓。辨证施护原则为健脾化湿，温寒止痛。

（1）中医特色技术

1）中药外洗：用中药煎水微温洗涤皮损局部，可温寒止痛。

2）中药湿敷：用纱布浸入煎好的中药药液中湿敷患处，可温经散寒。

3）中药外涂：用阳和解凝膏涂于患处，可温阳、通络、散寒。

4）针刺：取穴内关、公孙、阳陵泉、阴陵泉、三阴交，可调节脏腑，活血健脾。

5）中药摩擦：选用活络油、金粟兰酊在酸痛之处推拿按摩，再配合使用超声波、神灯、频谱仪等透热的物理治疗法，可镇痛、通络，防肌肉萎缩和挛缩。

6）中药贴敷：用四黄散以水、蜜调制，涂抹成厚1cm左右的药饼，敷于肌肉疼痛处可行气活血，缓解肌肉酸痛。

（2）饮食指导：宜健脾化湿、温寒止痛之品，如甘草浮小麦大枣饮。

3. 肾阳虚寒，气血不足型

肾阳虚寒，气血不足型多见于慢性或缓解期而体质虚弱者，皮疹淡红或紫暗，肌肉萎缩，消瘦，乏力，腰膝酸软，关节疼痛，活动障碍，肢端发绀发凉，面色苍白或苍黄，自汗怕冷，脉细数或虚数，舌红少苔。辨证施护原则为温肾散寒，补益气血。

（1）中医特色技术

1）中药外洗：用中药煎水微温洗涤皮损局部，可温阳、散寒。

2）针刺：穴取足三里、三阴交、曲池、肾俞、肩俞、阿是穴。施平补平泻法，可调理气血。

（2）饮食指导：宜温肾散寒、补益气血之品，如党参当归瘦肉汤。

（二）健康宣教

1. 皮肤护理 注意皮肤清洁，可用温水冲洗，忌揉搓、搔抓，嘱勿使用刺激性沐浴物品及勿用热水烫洗皮肤。

2. 生活护理 活动期尽量卧床休息，避免感染，避免日晒。冬春季节要注意防寒防湿，切忌风吹受寒或雨淋受湿。夏季穿长袖长裤睡觉，不宜用竹席、竹床。注意保暖不受凉，尤其关节部位要用护套保护。预防感冒。

3. 日常锻炼　积极锻炼，增强体质，提高抗病能力，如太极拳、易筋经、八段锦等。

4. 情志护理　保持心情舒畅，避免劳累。

5. 饮食护理　忌食肥甘厚味、生冷、辛辣之品，以免伤脾化湿，可进食富含维生素和蛋白质食物。

第三节 硬皮病的护理

表 10-3 硬皮病的护理

概述
胶原纤维增生和硬化 慢性结缔组织疾病
皮痹、皮痹疽、痹症

病因病机
先天禀赋不足、情志失调、饮食劳倦、外感风寒湿邪
免疫学说、胶原合成学说、血管学说

临床表现
- 局限性
  - 病程缓慢，淡红色略带水肿之斑块，后硬化，呈蜡样光泽
  - 斑状、带状、点状损害
- 系统性
  - 雷诺现象 关节痛、神经痛、不规则发热及食欲减退
  - 水肿期、硬化期和萎缩期

治疗
温肾壮阳、温补脾肺、补益气血、温通经络、活血化瘀
糖皮质激素、抗凝药物、秋水仙碱、血管扩张剂

护理

辨证施护
- 肾阳亏虚型
  - 板硬而萎缩紧贴于骨，色素沉着，面色黧黑，四肢僵硬疼痛
  - 温肾壮阳
    - 中医特色技术
    - 饮食指导 海带排骨汤
- 脾肺虚寒型
  - 硬化，皮毛枯槁，面色萎黄，鼻头尖削，张口受限
  - 温补脾肺
    - 中医特色技术
    - 饮食指导 山药薏米白扁豆瘦肉汤
- 寒凝经络型
  - 肿胀，蜡样紧张而硬化
  - 温经通络
    - 中医特色技术
    - 饮食指导 桂枝鸡血藤黄芪瘦肉汤
- 气滞血瘀型
  - 面色紫暗，肌肤硬化发绀，肢体麻木，关节僵硬疼痛
  - 活血祛瘀
    - 中医特色技术
    - 饮食指导 核桃仁鸡肉汤

健康宣教
皮肤护理 生活护理 日常锻炼
疼痛护理 情志护理 饮食护理

【概述】

硬皮病是一种以皮肤及各系统发生胶原纤维增生和硬化为特征的慢性结缔组织疾病。临床分局限性硬皮病和系统性硬皮病两种类型，前者仅局限于皮肤，后者有广泛的皮肤硬化及多器官、多系统受累。本病属中医学"皮痹""皮痹疽""痹症"等疾病范畴。

【病因病机】

中医学认为本病多因先天禀赋不足，或情志失调，或饮食劳倦，兼外感风寒湿邪，以致营卫不固，腠理不密，寒湿之邪乘虚内袭，体弱阳虚不能化寒燥湿，寒湿凝滞，使气滞血瘀，经络阻隔，肌肤脏腑痹塞不通而成。西医学认为硬皮病是一种以局限性或弥漫性皮肤增厚和纤维化特征的，可累及内脏包括心、肺、肾和消化道等器官的全身性结缔组织病。病程呈慢性。本病病因和发病机制尚不清楚，目前主要倾向于免疫学说、胶原合成学说及血管学说等。另外，一些地区的部分硬斑病可能与博氏疏螺旋体感染有关。

【临床表现】

硬皮病分局限性和系统性两型。两者的主要区别在于局限性硬皮病无雷诺现象、无肢端硬化及不发生内脏损害。

1. 局限性硬皮病 主要侵犯皮肤某一局部，病程缓慢，初起呈淡红色略带水肿之斑块，以后逐渐硬化，表面光亮呈蜡样光泽，久之局部发生萎缩，毛发亦脱落，出汗减少，常见有斑状损害、带状损害、点状损害三种类型。

2. 系统性硬皮病 首发症状可有雷诺现象（双手常出现阵发性苍白、发冷、麻木，其后变青紫，再转为发红，为系统性硬皮病的特征性表现之一）、关节痛、神经痛、不规则发热及食欲减退等。皮肤症状大体上可分为三期，即水肿期、硬化期和萎缩期。

本病大多数无内脏损害，病情进展缓慢，预后较好；若侵及内脏，呈弥漫性分布，则病情进展快，预后差，有生命危险。

【治疗】

本病总的中医学治法为：温肾壮阳、温补脾肺、补益气血、温通经络、活血化瘀。初起以祛风除湿、温经散寒、调和营卫为主；中后期以温补脾肾、活血化瘀、通络除痹为主。西医方面应注意休息，保暖，进食高营养食物，适当运动，防止外伤。内服糖皮质激素、抗凝药物、秋水仙碱、血管扩张剂。

【护理】

（一）辨证施护

1. 肾阳亏虚型

皮肤板硬而萎缩紧贴于骨，色素沉着，面色黧黑，口唇发绀，形寒畏冷，肢端发凉苍白或发绀，四肢僵硬疼痛，头发枯槁，牙齿脱落，腰膝酸软，夜尿清长，阳痿早泄，舌淡，苔薄白，脉细弱。辨证施护原则为温肾壮阳。

（1）中医特色技术

1）中药熏洗：由赤芍、川芎、独活、当归、桂枝、红花、苦参、羌活、桑枝、忍冬藤、生地黄、桃红、玄参等组成，行中药熏洗治疗，可温阳、散寒、通络。

2）中药封包：局部涂擦药膏后，用特制薄膜封包，每次封包两小时，可软坚散结，促进吸收。

3）中药按摩：取红花 60g，白酒 250mL 浸泡 1 周后，取药酒涂抹于四肢疼痛处按摩，可温通经络，缓解疼痛。

4）中药热熨：川楝子 60g，椒目 30g，食盐炒后布包，乘热熨患处，可温通经络。

5）耳针：在耳部取穴肺、内分泌、肝、肾、脾、胃，可调节脏腑。

（2）饮食指导：宜进食温肾壮阳之品，如海带排骨汤。

2. 脾肺虚寒型

皮肤硬化，皮毛枯槁，面色萎黄，鼻头尖削，口唇变薄，口小，张口受限，进食困难，胃脘满闷，腹胀便溏，舌质淡红苔薄白，脉濡弱。辨证施护原则为温补脾肺。

（1）中医特色技术

1）中药熏洗：由红花、桂枝、制草乌、花椒、麻黄煎水浸洗每次半小时，可温阳、通络。

2）中药热熨：川楝子 60g，椒目 30g，食盐炒后布包，乘热熨患处，可驱寒。

3）毫针：选用迎香、合谷、曲池、足三里、三阴交、阳陵泉、中脘、气海、肺俞等穴位针刺，施补法，调理脏腑气机。

4）穴位注射法：用丹参注射液 2mL，取双侧足三里或手三里穴位注射，可行气活血，增强自身免疫力。

5）艾灸法：取足三里、三阴交、关元、气海穴，直接灸或间接灸（艾炷置于生姜片或者药饼上点燃），可调理气血。

（2）饮食指导：宜进食温补脾肺之品，如山药薏米白扁豆瘦肉汤。

3. 寒凝经络型

皮肤肿胀，蜡样紧张而硬化，皱纹消失，肢端冰冷、苍白或发绀，关节疼痛，活动不利，舌淡红苔白，脉弦紧。辨证施护原则为温经通络。

（1）中医特色技术

1）中药贴敷：用四黄散以水、蜜调制，涂抹成厚 1cm 左右的药饼，敷于关节疼痛处，可行气活血，缓解关节疼痛；用阳和解凝膏加温后，外贴患处，可活血化瘀。

2）中药按摩：取红花 60g，白酒 250mL 浸泡 1 周后，取药酒涂抹于患处按摩，可温通经络

3）中药热熨：川楝子 60g，椒目 30g，食盐炒后布包，乘热熨患处，可温经通络。

4）中药熏洗：透骨草、艾叶各 15g，川乌、草乌各 10g，伸筋草、细辛各 30g，水煎熏洗患处，可活血化瘀。

5）皮内针：从皮损两侧横纵向埋入皮内针各 1 枚，外用胶布固定，每三日重新调换埋置皮内针 1 次，每日用艾条在皮损局部悬灸 2 次，可温通经络。

（2）饮食指导：宜进食温经通络之品，如桂枝鸡血藤黄芪瘦肉汤。

4. 气滞血瘀型

形体瘦弱，面色萎黄或紫暗，肌肤硬化发绀，肢体麻木，关节僵硬疼痛，疲乏无力，经血量少或瘀块累累，舌质淡红或瘀斑，苔白，脉细涩。辨证施护原则为活血祛瘀。

（1）中医特色技术

1）中药熏洗：由黄芪、丹参、伸筋草、威灵仙、马鞭草、大生地各 30g，鸡血藤 15g，桃仁、红花、川芎、茯苓皮各 10g 组成，煎水予熏洗患处，可活血化瘀。

2）中药贴敷：用阳和解凝膏外贴患处，可活血止痛。

3）穴位注射：用丹参或者当归注射液，穴位注射双侧足三里，可行气活血，增强免疫力。

4）耳针：在耳部取穴位肺、内分泌、肝、肾、脾、胃，可调节脏腑，活血祛瘀。

（2）饮食指导：宜进食活血祛瘀之品，如核桃仁鸡肉汤。

（二）健康宣教

1. 皮肤护理　注意皮肤清洁，可用温水冲洗，忌揉搓、搔抓，嘱勿使用刺激性沐浴物品及勿用热水烫洗皮肤。穿纯棉的宽松衣物。

2. 生活护理　秋冬季节要注意保暖，避免受寒，尤其是四肢手足关节僵硬处，可用温水浸泡。注意生活作息有规律，保证睡眠时间。

3. 日常锻炼　经常参加力所能及的体育活动，增强体质。稳定期更应该适当活动，防止关节僵硬、变形及萎缩，亦可参加太极拳和气功等健身活动。

4. 疼痛护理　对患者进行疼痛评估分类，嘱患者尽量减少疼痛关节的活动，护理操作尽量集中进行，动作轻柔，减少因护理活动引起的关节疼痛。关节肿痛缓解后可适当地指导关节功能锻炼，恢复关节的功能。

5. 情志护理　防止精神刺激和精神过度紧张，保持愉快乐观的情绪。拥有良好的心态和与疾病做斗争的信心，消除患者思想顾虑和恐惧心理。动员家庭、单位等社会支持系统给予支持。

6. 饮食护理　进食高营养易消化饮食或半流饮食，嘱患者进食进水时要慢，防止呛咳，避免饮浓茶咖啡，戒烟。

第四节　白塞病的护理

表 10-4　白塞病的护理

概述
- 口腔溃疡、生殖器溃疡和眼色素膜炎为主的综合征
- 狐惑病

病因病机
- 肝、脾、肾三脏受损，湿热邪毒内蕴
- 免疫异常、遗传、感染等因素相关

临床表现
- 口腔溃疡　首发症状，疼痛性溃疡
- 生殖器溃疡　好发于龟头、阴道、阴唇和尿道口，发生次数及数目较少
- 眼部损害　虹膜睫状体炎、角膜炎，青光眼、白内障、失明
- 皮肤损害　结节性红斑的损害为最多见，触痛明显　1个月左右可消退，易复发
- 其他系统损害　关节、胃肠道、肺心等

治疗
- 疏肝理脾，清热解毒，滋养肝肾，温阳活血
- 皮质类固醇激素、秋水仙碱、沙利度胺等

护理

辨证施护
- 肝脾湿热型
  - 赤肿糜烂，灼热疼痛，甚至腐烂臭秽
  - 疏肝理脾，除湿清热
    - 中医特色技术
    - 饮食指导　龙胆草生地黄瘦肉汤
- 肝肾阴虚，湿毒内蕴型
  - 长期不愈，溃处暗红，糜烂灼痛；下肢出现红斑结节
  - 滋养肝肾
    - 中医特色技术
    - 饮食指导　竹蔗红萝卜代茶饮
- 脾肾阳虚型
  - 长期反复，皮肤暗红色斑块，面目、肢体浮肿
  - 温补阳肾，健脾祛湿，活血通络
    - 中医特色技术
    - 饮食指导　山楂水、丝瓜汤

健康宣教
- 口腔护理　外阴护理
- 眼部护理　日常锻炼　用药护理

【概述】

白塞病是以口腔溃疡、生殖器溃疡和眼色素膜炎为主要临床表现的一种综合征，也称眼口生殖器综合征，以青壮年多见，本病为慢性疾病，病程较长，反复发作。少数因内脏受损可危及生命，大多数患者预后良后好。本病属中医学"狐惑病"的范畴。

【病因病机】

中医学认为本病多因肝、脾、肾俱不足，三脏受损，湿热邪毒内蕴，循经走窜而发病。西医学认为本病与免疫异常、遗传、感染等因素相关，患者血清中存在抗口腔黏膜抗体、抗动脉壁抗体，特别是在病情活动期，抗口腔黏膜抗体滴度往往升高。另外，患者血清中存在免疫复合物，其阳性率可达60%，并与病情活动有关。除IgA、IgG和IgM、轻度升高外，部分病例血清中尚可见IgE。

【临床表现】

1. 口腔溃疡　多数患者为首发症状，每年至少发作3次，常发生于舌、颊黏膜、牙龈及腭等处，呈圆形或椭圆形疼痛性溃疡，溃疡呈淡黄色坏死性基底，愈合后不留瘢痕。溃疡深而大者，愈合慢，愈后遗留瘢痕。

2. 生殖器溃疡　好发于龟头、阴道、阴唇和尿道口，也见于阴囊、肛周和会阴等处。溃疡外观和病程与口腔溃疡类似，但发生次数较少，数目亦少。

3. 眼部损害　主要为虹膜睫状体炎、前房积脓、结膜炎和角膜炎，重者可发生脉络膜炎视神经乳头炎、视神经萎缩及玻璃体病变，可导致青光眼、白内障和失明。

4. 皮肤损害　可有结节、丘疹、水疱、脓疱、毛囊炎等，但以结节性红斑的损害为最多见，痛和触痛明显。一个月左右可消退，但易复发。

5. 其他系统损害　还可出现关节、胃肠道、肺心、肾、附睾及中枢神经系统等病变。

【治疗】

本病总的中医学治法为：疏肝理脾、清热解毒、滋养肝肾、温阳活血。发作期以泻为主，辅之以补；缓解期以补为重，助之以泻。治疗方法上内外合治，标本兼顾。西医治疗一般以皮质类固醇激素、秋水仙碱、沙利度胺等药物内服为主。

【护理】

（一）辨证施护

1. 肝脾湿热型
口腔、二阴溃疡，赤肿糜烂，灼热疼痛，甚至腐烂臭秽；目赤羞明，口腔黏膜及外阴溃疡，伴发热身重，关节酸痛，纳差，腹胀，便溏不爽，小便赤涩，舌红，苔黄腻，脉弦滑数或濡数。辨证施护原则为疏肝理脾，除湿清热。

（1）中医特色技术

1）中药外洗：用中药煎水微温洗涤会阴部溃疡局部，可疏肝除湿清热。

2）中药外涂：用西瓜霜外涂口腔溃疡患处，可消炎、清热、止痛。

3）中药湿敷：用纱布浸入中药药液中敷于眼部患处，可抑制渗出、消肿收敛。

4）体针：依照皮疹所在部位循经取穴，常用穴位有内关、合谷、少冲、足三里、风池等，可通畅经络、扶正祛邪、止痛。

（3）饮食指导：宜进食疏肝理脾、除湿清热之品，如龙胆草生地黄瘦肉汤。

2. 肝肾阴虚，湿毒内蕴型

口咽、外阴溃疡反复发生，长期不愈，溃处暗红，糜烂灼痛，双眼红赤干涩，视物不清或视力减退，下肢出现红斑结节，伴五心烦热，目眩，口苦咽干，心烦不寐，腰膝酸软；舌红少津或有裂纹，苔少或薄白苔，脉弦细或细数。辨证施护原则为滋养肝肾，佐以清热解毒除湿。

（1）中医特色技术

1）中药外洗：用中药煎水微温浸泡皮损局部，可祛除秽物、洁净皮损，以清热解毒除湿。

2）中药湿敷：用纱布浸入中药药液中敷于会阴部溃疡患处，可减少渗出、清洁保护、促进吸收愈合。

3）耳针：取肝、脾、肾、神门、皮质下，可调节脏腑。

4）中药贴敷：用四黄散以水、蜜调制，涂抹成厚 1cm 左右的药饼，外敷于红斑结节处，可有消肿散结之作用。

（2）饮食指导：宜进食滋养肝肾，佐以清热解毒除湿之品，如竹蔗红萝卜代茶饮。

3. 脾肾阳虚型

长期反复出现口腔、阴部溃疡，平塌凹陷，覆有灰白色苔膜，此起彼伏，缠绵难愈；目涩昏蒙，甚或失明；皮肤暗红色斑块，伴面目、肢体浮肿，神志恍惚，腰膝冷痛，五更泄泻，舌质淡胖，苔白滑，脉沉细。辨证施护原则为温阳补肾，健脾祛湿，活血通络。

（1）中医特色疗法

1）中药外洗：用中药煎水微温浸泡会阴部皮损局部，可洁净皮损、活血通络。

2）中药外涂：用青黛膏或黄连膏外涂会阴部溃疡处，可活血通络祛湿。

3）体针：依照皮疹所在部位循经取穴，常用穴位有内关、合谷、少冲、足三里、风池等，可通畅经络、扶正祛邪。

4）药壶填脐和艾灸：取脐中神阙穴，外贴药糊于穴中，再以艾灸悬灸，可缓解疼痛，促进溃疡愈合。

（2）饮食指导：宜进食温阳补肾、健脾祛湿、活血通络之品，如山楂水、丝瓜汤等。

（二）健康宣教

1. 口腔护理　保持口腔清洁，餐前、餐后勤漱口，减少口腔内感染，选择进食半流或全流饮食，食物温度宜温凉，少量多餐进食。

2. 外阴护理　保持会阴部清洁、干燥，勤换内裤，清洗外阴中药药液温度不宜过高，勿使用沐浴液。

3. 眼部护理　遵医嘱使用眼药水，注意用眼卫生，勿用不洁之物揉眼，避免过度用眼，减少长时间看电视、看书等活动，外出可戴眼镜保护眼睛。

4. 日常锻炼　根据病情好转程度适当增加活动量，根据自身体质选择合适的锻炼方式，呼吸新鲜空气，改善全身血液循环，如散步、太极拳等，增强机体免疫力。

5. 用药护理　做好药物的健康指导。

第十一章　大疱性皮肤病的护理 ▷▷▷▷

第一节　天疱疮的护理

表 11-1　天疱疮的护理

概述	表皮内棘层松解性大疱性皮肤病　自身免疫性疾病		
	天疱疮、火赤疮		
病因病机	心火脾湿内蕴，外感风热；湿热邪毒蕴久化燥，灼津耗气		
	与药物、肿瘤、物理、遗传、环境等因素相关		
临床表现	寻常型	中老年人好发，尼氏征阳性，红斑，大疱，糜烂，结痂	
		泛发全身，伴黏膜损害，疼痛感	
	增殖型	年龄较寻常型偏小，好发于褶皱部位，伴黏膜损害	
	落叶型	疱壁极薄，易破溃	
		潮红肿胀及叶状痂，黏膜损害不多见	
	红斑型	红斑上有鳞屑、黄痂，无黏膜损害，全身症状不明显	
治疗	清热利湿解毒、养阴益气、健脾渗湿、生津润燥		
	糖皮质激素为主，合用免疫抵制剂、抗生素、血制品等		
护理	辨证施护	热毒炽盛型	起病急，疱多，红肿疼痛，伴寒战高热
			清热解毒，凉血清营　中医特色技术
			饮食指导　金银花茶、板蓝根、绿豆等
		心火脾湿型	红斑、水疱散在，糜烂渗出较多，部分结痂
			清热利湿解毒，泻心凉血，清脾除湿　中医特色技术
			饮食指导　莲子心、车前子等代茶饮
		脾虚湿盛型	疱清，糜烂面淡红不新鲜，渗液较多
			健脾益气，清热利湿　中医特色技术
			饮食指导　扁豆、薏苡仁瘦肉汤
		阴津耗伤型	疾病后期，水疱结痂，落叶型和红斑型多见
			益气养阴，生津润燥，清解余毒　中医特色技术
			饮食指导　西洋参瘦肉汤、太子参玉竹沙参瘦肉汤
	健康宣教	皮肤护理　心理护理　生活护理	
		日常锻炼　睡眠护理　用药护理	

【概述】

天疱疮是一组累及皮肤黏膜的器官特异性自身免疫性疾病，也是严重的表皮内棘层松解性大疱性皮肤病，临床上有慢性、反复发作及病情严重可危及患者生命等特点。典型表现为红斑基础上的疱壁松弛性水疱、糜烂，尼氏征阳性。依据临床表现，可分为寻常型、增殖型、落叶型和红斑型天疱疮。此外，尚有疱疹样天疱疮、IgA 天疱疮、副肿瘤性天疱疮等其他类型。本病属于中医学"天疱疮""火赤疮"的范畴。

【病因病机】

中医学认为本病总由心火脾湿内蕴，外感风热毒外越肌肤而发；或因湿热邪毒蕴久化燥，灼津耗气，故后期可见气阴两伤或阴伤津耗。西医学方面认为本病为一种自身免疫性疾病，一般与药物、肿瘤、物理、遗传、环境等因素相关。并认为天疱疮是由血清中的特异性自身抗体作用于上皮细胞间的桥粒结构，使细胞间的黏附功能丧失，干扰了角质形成细胞间的连接，导致棘层松解及水疱、大疱形成，从而形成疱性病损。

【临床表现】

根据天疱疮的临床表现，目前临床上主要分为：寻常型、增殖型、落叶型、红斑型。其中寻常型天疱疮在临床上较为常见（约占 70%），其次是落叶型天疱疮。

1. 寻常型　好发于中老年人，具有天疱疮的典型皮损，在正常皮肤上，少数在红斑基础上出现松弛的大疱，早期疱液黄色澄清，无红晕，以后浑浊含有血液，疱壁薄，极易破裂，出现糜烂渗液及出血、结痂，愈合缓慢；尼氏征阳性；偶见血疱、溃疡、组织坏死。损害可泛发全身，常伴黏膜损害，并伴疼痛感。

2. 增殖型　患者发病年龄较寻常型偏小，皮损好发于褶皱部位，常伴黏膜损害，糜烂面可见蕈状、乳头状增生。

3. 落叶型　水疱疱壁极薄，易破溃形成湿润微肿的糜烂面，渗出黄褐色、油腻性的叶状结痂，有时水疱可不发生或不明显，表现为皮肤患处的潮红肿胀及叶状痂，类似剥脱性皮炎，黏膜损害不多见。

4. 红斑型　皮损特征为局限性的红斑上有脂性鳞屑、黄痂，几乎无黏膜损害，全身症状不明显。

【治疗】

中医方面根据疾病不同证型，辨证论治。本病中医学总的治法为清热利湿解毒、养阴益气、健脾渗湿、生津润燥。且应内外兼治，以内治法与外治法相结合。西医方面以糖皮质激素为首选，合用免疫抑制剂、抗生素、血制品支持治疗为原则。近年来随着中医治疗在临床治疗中的推广应用，中西医结合治疗天疱疮的疗效得到越来越多的重视，可减少西药的毒副作用。

【护理】

（一）辨证施护

1. 热毒炽盛型

起病急，水疱多，或有血疱、渗血，红肿疼痛，伴有寒战高热，口渴欲饮，大便干，小便黄。辨证施护原则为清热解毒，凉血清营。

（1）中医特色技术

1）中药外洗：能进行药浴者，宜中药药浴，1次/天，卧床患者也必须每天外洗患处，可祛除秽物、洁净皮损，以清热解毒。

2）中药湿敷：予痰热清注射液加无菌生理盐水配制的溶液湿敷，一天两次，每次30分钟，注意无菌操作，可抑制渗出、消炎收敛。

3）开天窗：用无菌剪刀将大疱开天窗，可保护创面，除湿祛毒。

4）中药贴敷：根据皮损特点及分泌物培养结果用本院中医敷料（消炎油纱、生肌油纱、凡士林油纱）包扎患处，可保护创面、消炎生肌。

5）刺络放血：用三棱针或其他针具，在患者一定穴位或浅表血络施以针刺，放出适量血液，可泻热解毒、调和气血。

（2）饮食指导：宜进食清热凉血、解毒除湿之品，如金银花茶，板蓝根，绿豆、薏仁、扁豆、黄瓜、苦瓜、冬瓜等食物，多进食新鲜蔬果，忌辛辣、刺激食物。口腔糜烂疼痛患者，宜流质或半流质饮食。

2. 心火脾湿型

红斑、水疱散在，水疱新出减少，糜烂渗出较多，或部分结痂，病情稳定，或伴有胸闷纳呆。辨证施护原则为清热利湿解毒，泻心凉血，清脾除湿。

（1）中医特色技术

1）中药外洗：消炎止痒外洗剂或中药熏洗全身，可祛除秽物、消炎止痒。

2）中药湿敷：渗出较多的患处予痰热清注射液或复方甘草酸苷注射液加无菌生理盐水配制的溶液湿敷，可清热解毒、清洁收敛。

3）中药外涂：用黄地油外涂全身，除渗出明显处外，痂皮处予夫西地酸乳膏或莫匹罗星薄涂，可保护创面、消炎止痛。

4）耳穴压豆：选取耳部相应的穴位交感、心、肺、神门穴，定位，用王不留行籽贴穴，每3天更换，告知患者常按该穴位，可安神助眠、巩固疗效。

（2）饮食指导：宜进食清脾除湿、清火解毒之品，如生地黄、莲子心、薏苡仁、枳壳、泽泻、车前子代茶饮。多进食新鲜蔬果，忌辛辣、煎炸热毒食物。

3. 脾虚湿盛型

水疱、大疱较清稀，间有新水疱出现，糜烂面淡红不新鲜，渗液较多，常伴有面色苍白或萎黄，体倦乏力，大便稀溏，腹满腹胀，不思饮食。辨证施护原则为健脾益气，清热利湿。

（1）中医特色技术

1）中药外洗：中药药浴或中药沐足。

2）中药涂药：用黄地油外涂全身，除渗出明显处外，痂皮处予夫西地酸乳膏或莫匹罗星薄涂，可清热消炎。

3）中药湿敷：将纱布浸入痰热清注射液加无菌生理盐水配制的溶液中湿敷于渗出处，可清洁收敛渗液。

4）耳穴压豆：选取耳部脾、肝、大肠等穴，用王不留行籽贴穴，每3天更换，告知患者常按该穴位，可加强疗效。

5）中药热熨：将厚朴、莱菔子等中药炒热后，用布包裹敷于腹部，并做腹部穴位按摩，可行气活血、强健脾胃。

（2）饮食指导：宜进食健脾益气、除湿解毒之品，如扁豆、薏苡仁瘦肉汤，党参、白术、萆薢、泽泻、连翘、金银花、车前子等代茶饮。多进食健脾的食物，如鲫鱼、胡萝卜、苹果、山药、莲子、芡实、猪肚、鸭子等，除湿食物有赤小豆、薏米、莴笋、扁豆、冬瓜等，忌生冷、寒凉食物。

4. 阴津耗伤型

疾病后期，水疱已经结痂，或仍有少量水疱新发，精神疲倦，口渴欲饮，饮食不多，咽干口燥，多见于落叶型和红斑型天疱疮。辨证施护原则为益气养阴，生津润燥，清解余毒。

（1）中医特色技术

1）中药外洗：中药药浴或中药沐足。

2）中药涂药：用黄地油外涂全身，痂皮处予夫西地酸乳膏或莫匹罗星薄涂。

3）脐疗法：用中药贴敷于脐部，一天一次，每次两小时。

4）耳穴压豆：选取耳部三焦、胃、脾、肾、内分泌相应的穴位，用王不留行籽贴穴，每3天更换，告知患者常按该穴位。

（2）饮食指导：宜进食益气养阴、和胃解毒之品，如太子参玉竹沙参瘦肉汤、西洋参瘦肉汤。多进食滋补食物，避免生冷、寒凉食物。

（二）健康宣教

1. 皮肤护理　口腔黏膜护理，重症天疱疮患者因患者长期大量使用激素及免疫抑制剂，易发生口腔真菌感染，指导患者勤漱口、多饮水，应每日观察口腔黏膜是否出现破溃、脓点或白膜，如发现真菌感染及时通知医生进行处理。水疱、糜烂渗出较多的皮肤，注意避免受压，及时更换皮肤敷料，避免皮肤感染，避免自行剥脱痂皮。

2. 心理护理　患者因病情重，恢复缓慢，常出现悲观、恐惧、绝望等情绪，部分年轻患者，怕身上留有瘢痕和色素斑，心理反应更加明显，严重者甚至拒绝配合治疗。护士应与患者建立良好的护患关系，多与患者及家属沟通，及时了解患者思想动态，耐心安慰患者，解除患者的思想顾虑，使其积极配合治疗和护理。

3. 生活护理　患者皮肤及黏膜破溃、糜烂，协助患者剪短指甲，叮嘱患者勿搔抓患处。

4. 日常锻炼　病人长期使用皮质类固醇药物，导致机体抵抗力下降，免疫功能低下，易发生各系统的感染，为预防感染的发生，鼓励病人咳嗽、咳痰，避免坠积性肺炎的发生。在病情稳定的情况下鼓励病人可适当活动，促进病愈。

5. 睡眠护理　予耳穴压豆法、头部穴位按摩以调理脏腑，安神助眠。睡前可进食一杯牛奶，提高睡眠质量。

6. 用药护理　做好药物的健康指导，对于激素类药物，嘱患者一定要在医生指导下用药，切勿擅自改量、减药或停药，以免引起病情反跳加重病情。激素宜晨起顿服，服药前尽量进食，以减少不良反应。

第二节　大疱性类天疱疮的护理

表 11-2　大疱性类天疱疮的护理

- **概述**
  - 自身免疫性表皮下大疱性皮肤病
  - 天疱疮、火赤疮
- **病因病机**
  - 心火脾湿内蕴，外感风热；湿热内蕴，久则化燥，灼津耗气
  - 类天疱疮抗原与抗体结合，激活补体，过敏毒素形成
- **临床表现**
  - 好发：颈部、腋下、胸腹、腹股沟、四肢屈侧　60 岁以上老人
  - 皮损
    - 红斑，水疱，疱壁厚不易破，糜烂结痂，愈合后色素沉着
    - 呈对称性，尼氏征阴性
  - 全身症状　瘙痒、烧灼感，糜烂后有疼痛，食欲下降，发热，乏力
- **治疗**
  - 清热利湿解毒、养阴益气、健脾渗湿、生津润燥
  - 糖皮质激素治疗、免疫抵制剂、环孢菌素、抗感染治疗
- **护理**
  - 辨证施护
    - 心火脾湿型
      - 发病急，疱多，糜烂面鲜红而大，渗液较多，黏膜损害
      - 清脾除湿
        - 中医特色技术
        - 饮食指导　茯苓赤小豆瘦肉汤
    - 脾虚湿盛型
      - 疱稀疏，糜烂面大，渗液多，淡红不鲜
      - 健脾益气，生津润燥清热利湿
        - 中医特色技术
        - 饮食指导　党参白扁豆瘦肉汤、茯苓陈皮骨头汤
    - 阴伤津耗型
      - 病程日久，水疱少，以红斑、鳞屑、结痂为主，渗液不多
      - 益气养阴，生津润燥，清除余毒
        - 中医特色技术
        - 饮食指导　西洋参玉竹瘦肉汤、太子参黄芪瘦肉汤
  - 健康教育
    - 皮肤护理　体位护理　生活护理
    - 睡眠护理　用药护理　饮食护理　日常锻炼

【概述】

大疱性类天疱疮是一种自身免疫性表皮下大疱性皮肤病，好发于老年人，也可发生于儿童。它的水疱位于表皮下，尼氏征阴性。临床表现有较多分型，主要以泛发性或局限性的紧张性水疱、大疱为主。本病具有自限性，大多数成人患者5年内可缓解，而儿童缓解更快，老年或健康状况较差的患者则死亡率高。本病属于中医学"天疱疮""火赤疮"的范畴。

【病因机制】

中医学方面认为本病多因心火妄动，湿浊内停，脾虚湿热蕴蒸肌肤，兼以风热、暑湿之外邪，致使火邪犯肺，熏蒸不解，不得疏泄，外越肌肤而发。亦有因湿热内蕴，久则化燥，灼津耗气，至气阴两伤或阴伤津耗。西医学方面，一般认为本病是一种自身免疫性疾病，通过免疫荧光检测方法，在此类病人的血液中均能找到类似抗体。类天疱疮抗原与抗体结合，激活补体，过敏毒素形成，通过细胞因子的作用，释放溶酶体酶，导致基底细胞膜半桥粒和锚丝等断链及消失，形成水疱。

【临床表现】

本病皮损常对称发生，多数病例皮损全身泛发，常见于颈部、腋下、胸腹、腹股沟、四肢屈侧。好发于60岁以上老人，其次为儿童。起初皮损大部分为单纯性水疱，大疱常出现在红斑基础上或者正常的皮肤上。水疱为樱桃至核桃大，水疱壁厚而紧张不易破，疱液澄清，亦可出现血疱。尼氏征阴性。水疱随病情发展可出现糜烂、结痂，愈合后常有色素沉着。少数患者有黏膜损害，多在皮肤泛发期或疾病后期发生，一般损害较轻，易愈合。本病早期常伴有瘙痒、烧灼感，糜烂后有疼痛。水疱发生前可只出现瘙痒，部分病人可伴有食欲下降、体重减轻、发热、乏力等全身症状。

【治疗】

中医学方面，根据疾病不同证型，辨证论治。本病总的中医学治法为清热利湿解毒、养阴益气、健脾渗湿、生津润燥。且应内外兼治，以内治法与外治法相结合。西医学方面，以支持治疗、糖皮质激素治疗、免疫抑制剂、环孢菌素、抗感染治疗等为原则。并且本病病因病机较复杂，病情较严重，故宜采用中西医结合的方法治疗，以提高疗效，减少毒副作用，预防并发症，降低死亡率。

【护理】

（一）辨证施护

1. 心火脾湿型

发病急，水疱迅速扩展或增加，大疱较多，糜烂面鲜红而大，渗液较多，常并有黏膜损害，身热口渴，烦躁不安，疲倦乏力，胸闷纳差，大便干结或溏，小便赤黄，舌质红绛，舌苔黄腻或白腻，脉滑数、弦数、弦滑数。辨证施护原则为清脾除湿解毒、泻心凉血，以清脾除湿为主。

（1）中医特色技术

1）中药外洗：用金银花、地榆等中药煎水微温洗涤皮损局部，可祛除秽物，洁净皮损，以清肝利湿解毒。

2）中药湿敷：用无菌纱布浸入痰热清注射液加无菌生理盐水配制的溶液中或中药汤剂中敷于患处，可抑制渗出、消炎收敛。

3）中药药浴：用金银花、地榆、苦参、黄柏、飞扬草、九里明等煎水全身浸泡，可清洁皮肤、镇静、安抚、疏通腠理，促进浸润吸收。

4）中药外涂：用大榆地黄油外涂患处，勿将疱壁弄破，可清热解毒、滋润消炎。

5）针刺：依照皮疹所在部位循经取穴，刺入后，捻转1分钟，留针30分钟，每日1次，可调和气血、通畅经络、扶正祛邪。

（2）饮食指导：宜进食清热利湿解毒、泻心凉血、清脾除湿之品，如茯苓赤小豆瘦肉汤、生薏米冬瓜皮瘦肉汤。

2. 脾虚湿盛型

水疱，大疱较稀疏，间有新水疱出现，糜烂面大或湿烂成片，渗液多，淡红不鲜，可见厚痂或乳头状增殖，常伴有面色萎黄或苍白，周身乏力，胸闷腹胀，胃纳欠佳，大便溏，舌质淡红，苔白腻，脉濡缓。辨证施护原则为健脾益气、清热利湿为主。

（1）中医特色技术

1）中药外洗：用金银花、地榆等中药煎水微温洗涤皮损局部，可祛除秽物、洁净皮损、健脾利湿。

2）中药湿敷：用纱布浸入痰热清注射液加无菌生理盐水配制的溶液或中药汤剂中敷于患处，可抑制渗出、消炎收敛。

3）中药药浴：用金银花、地榆、苦参、黄柏、飞扬草、九里明等煎水全身浸泡，可清洁皮肤、镇静、安抚、疏通腠理，促进浸润吸收。

4）中药外涂：用当归紫草油油外涂患处，可滋润消炎。

5）中药贴敷：用消炎油纱贴于糜烂面，可消炎解毒、去腐生肌。

6）毫针刺：依照皮疹所在部位循经取穴，如大椎、身柱、曲池、太溪、太白等穴位，刺入后，留针30分钟，可调和气血、通畅经络、扶正祛邪。

7）穴位注射：用维生素 B_{12} 注射液注射曲池、三阴交、足三里穴等，可健脾祛湿、疏通气血。

8）中药热熨：将厚朴、莱菔子等中药炒热后，用布包裹敷于腹部、并做腹部穴位按摩，可行气活血、强健脾胃。

（2）饮食指导：宜进食健脾益气、清热利湿之品，如党参白扁豆瘦肉汤、茯苓陈皮骨头汤。

3. 阴伤津耗型

病程日久，水疱出现较少或已无水疱，皮损以红斑、鳞屑、结痂为主，渗液不多，伴有口渴而不欲饮水，眠差难寐，五心烦热，大便干结，小便短赤，舌质红，少苔或无苔，脉细涩或细数。辨证施护原则为益气养阴、生津润燥、清解余毒为主。

（1）中医特色技术

1）中药外洗：用消炎止痒洗剂泡水，微温洗涤皮损局部，可祛除秽物、消炎止痒。

2）中药药浴：用飞扬洗剂泡水，全身浸泡，可镇静、安抚、疏通腠理、软化痂皮、消炎止痒。

3）中药外涂：用青黛散油或小檗碱锌氧油外涂患处，或用青黛粉末外撒，可散热止痒、滋润消炎。

4）中药封包：干燥脱屑、结痂处外涂药油后用特制膜包裹 2～4 小时，可滋润皮肤、软化痂皮。

5）针刺：依照皮疹所在部位循经取穴，刺入后，捻转 1 分钟，留针 30 分钟，可调和气血、通畅经络、扶正祛邪。

6）耳穴压豆：选取耳穴神门、交感、内分泌、皮质下、肺、心，用王不留行籽贴穴，每 3 天更换，告知患者常按该穴位。

（2）饮食指导：宜进食益气养阴、生津润燥、清解余毒之品，如太子参黄芪瘦肉汤、西洋参玉竹瘦肉汤。

（二）健康教育

1. 皮肤护理　大疱者宜在无菌操作下行疱液抽取术，注意皮肤、眼、口腔及外阴的清洁，可用温开水或遵医嘱用药液清洗皮肤；忌揉搓、搔抓，勿自行撕脱皮损，应使痂皮自然脱落；勿使用刺激性沐浴物品，勿用热水烫洗皮肤。

2. 体位护理　轻症患者可自由活动；重症患者宜卧床休息，注意勤翻身，配合使用减压床垫，易受压及骨突部位，可预防性使用新型敷料，如软聚硅酮疱沫敷料、脂质水胶体敷料等。以减少对皮肤的摩擦和压力，防止褥疮的发生。

3. 生活护理　生活起居上避免寒、湿、风邪的侵入；注意保持病室内通风良好，定期予空气消毒；调节室内温度保持在 28～32℃，湿度 40%～50%；减少室内人员数量及家属探视的次数。

4. 睡眠护理　予耳穴压豆、头部穴位按摩、心理疏导、放松疗法等以调理脏腑、安神助眠。

5. 用药护理　遵医嘱规律用药，切勿自行减药、停用或换药。

6. 饮食护理　各证型患者除辨证施膳外，需增加营养，多进食高蛋白等营养丰富的食物，并注意新鲜蔬菜、水果的摄入，忌辛辣刺激性食物。

7. 日常锻炼　根据病情轻重，选择合适的锻炼方式，如散步、太极等；鼓励患者活动及自我能力的锻炼。

第十二章　血管性皮肤病的护理 ▷▷▷▷

第一节　过敏性紫癜的护理

表 12-1　过敏性紫癜的护理

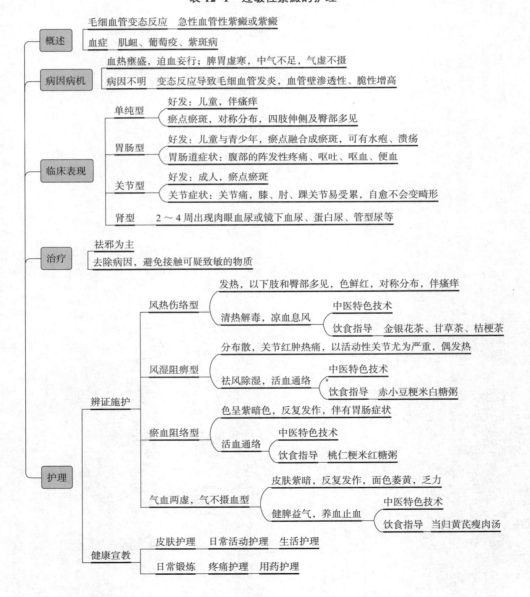

【概述】

过敏性紫癜是由毛细血管变态反应性引起的皮肤及黏膜病变，又称急性血管性紫癜或紫癜。以皮肤瘀点瘀斑、腹痛、胃肠道出血、关节肿痛，甚至尿血、便血等肾脏损害为主要临床表现，少数患者还伴有血管神经性水肿。临床上儿童及青少年多见，春秋发病较多，该病部分可自愈，但容易复发。此病属于中医学"血症"范畴，与"肌衄""葡萄疫""紫斑病"相似。

【病因病机】

中医学认为本病多因血热壅盛，迫血妄行，血不循经，溢于脉络，凝滞成斑，复感风邪则发病骤然，发无定处。此外尚有因脾胃虚寒，中气不足，气虚不摄，脾不统血，外溢而致紫癜。西医学认为本病病因不明，可能与感染、药物、食物、花粉等因素引起的变态反应，导致毛细血管发炎，血管壁渗透性、脆性增高所致。

【临床表现】

本病多发于14岁以下的儿童，发病前可伴有上呼吸道症状、发热、头痛、乏力等症状。病程较长，易复发。临床上将此病分为四型。

1. 单纯型　好发于儿童。皮损初起时伴有皮肤瘙痒，表现为散在的瘀点瘀斑，对称分布，以四肢伸侧及臀部多见，尤为小腿部明显。少数患者可伴有头皮、手足及眼眶周围组织水肿。

2. 胃肠型　好发于儿童与青少年。皮肤上的瘀点融合成大片瘀斑，有些可发生水疱与溃疡。同时伴有胃肠道症状，表现为腹部的阵发性疼痛或持续性钝痛、呕吐、呕血、便血；严重者可有腹绞痛、肠套叠甚至肠穿孔。

3. 关节型　成人多见。不但皮肤出现瘀点瘀斑，而且关节痛是常见的症状，表现为关节的肿胀、疼痛。可伴有单个或多发性游走性关节肿痛与关节炎，以膝、肘、踝大关节最易受累，严重者活动受限，但自愈后关节不会变畸形。

4. 肾型　一般发生于紫癜2～4周出现，肉眼血尿或镜下血尿、蛋白尿、管型尿，也可以出现在皮疹消退后，通常在数周内可恢复，少数患者血尿、蛋白尿持续数月或数年以上。重症者可发生肾功能减退，甚至肾衰竭。

【治疗】

本病总的中医学治法以祛邪为主。初期以清热凉血、活血化瘀为主；后期可取滋阴清热、补气摄血、培其本元为主。西医以去除病因，避免接触可疑致敏的物质，对症用药为原则，病情较重者可用激素类、免疫抑制剂等。

【护理】

(一) 辨证施护

1. 风热伤络型

发热，微恶风寒，食欲缺乏，紫癜以下肢和臀部多见，颜色鲜红，形状大小不一，对称分布，伴瘙痒，小便黄赤或血尿，大便干或黑，舌质红，苔薄黄，脉浮数。辨证施护原则为清热解毒，凉血息风。

（1）中医特色技术

1）中药沐足：用中药包泡温水沐足20分钟，可活血化瘀、清热解毒、调节身体机能、降低复发率。

2）针刺：依照皮疹所在部位循经取穴，常用穴位有血海、太冲、委中、三阴交等，可通畅经络、扶正祛邪。

3）中药涂擦：用炉甘石洗剂外搽，可凉血息风、缓解瘙痒。

4）中药涂药：可用消炎止痒霜外涂皮损处，可消炎、止痒。

（2）饮食指导：宜进食清热解毒、凉血止风之品，如金银花茶、甘草茶、桔梗茶、或木耳、冬瓜、茄子、西红柿、绿豆、甲鱼、鸭肉、山药、百合等。特别忌食肥甘厚腻、温热性食物，如牛羊肉、胡椒、辣椒等物。多饮水，保持大便通畅。

2. 风湿阻痹型

瘀点、瘀斑分布部位较散，关节红肿热痛，以活动性关节尤为严重，偶有发热，肢体困倦，舌质红，苔黄腻，脉弦数。辨证施护原则为祛风除湿，活血通络。

（1）中医特色技术

1）中药贴敷：用四黄散加上蜂蜜与温水搅拌至糊状，敷于患处2～4小时，可行气活血、缓解关节肿痛。

2）中药外涂：用三黄洗剂外涂患处，可清热通络、消肿止痛。

3）中药熏洗：利用中药熏蒸疗法，可祛风除湿、通络。

（2）饮食指导：宜进食祛风除湿、活血通络之品，如赤小豆粳米白糖粥。

3. 瘀血阻络型

皮肤紫癜颜色呈紫暗色，反复发作，伴有阵发性的腹痛等胃肠症状，舌黯红或有瘀点瘀斑，苔白或微黄，脉弦。辨证施护原则为活血通络，故应以调理气血、活血通络为主。

（1）中医特色技术

1）中药热烫：用四子散与粗盐混合加热翻炒至微温，装进药包里，先在腹部顺时针轻揉5分钟，再温敷在腹部10分钟，可调理脏腑、通经活络、缓解疼痛。

2）艾灸：用艾灸神阙穴、天枢穴等腹部穴位，可温经、回阳通络。

3）针刺：取合谷、三阴交、曲池、血海等穴，可活血通络。

（2）饮食指导：宜进化瘀通络之品，如桃仁粳米红糖粥、黄连炮姜党参大枣代茶饮。

4. 气血两虚，气不摄血型

皮肤紫暗，反复发作，面色萎黄，乏力，蛋白尿，舌淡或有齿痕，苔薄白，脉细或弱。辨证施护原则：补气养血，佐以凉血解毒，故应以健脾益气、养血止血为主。

（1）中医特色技术

1）中药穴位贴敷：将配好的中药放在贴片上，再贴敷到穴位上（脾俞、肾俞），可健脾胃及温阳补肾。

2）针刺：取曲池、血海、气海、足三里皆用补法，可调理脏腑。

3）穴位注射：用卡介菌多糖核酸注射液穴位注射双侧足三里、三阴交，可健脾补气，增强免疫力。

4）耳穴压豆：取神门、交感、内分泌、皮质下、肺、心等穴位，可加强疗效。

（2）饮食指导：宜进健脾益气、补气养血之品，如当归黄芪瘦肉汤。可多进食葡萄、大枣、荔枝、桂圆肉、莲子、花生、蜂蜜、甲鱼、小米、胡萝卜等补气养血、凉血解毒之品。

（二）健康宣教

1. 皮肤护理　注意皮肤清洁，可用温水冲洗，忌揉搓、搔抓，嘱勿使用刺激性沐浴物品及勿用热水烫洗皮肤。嘱患者勿用力搔抓皮肤。穿纯棉宽松的衣物。

2. 日常活动护理　注意避免与致敏原接触，如花粉、化学物品、油漆、过敏食物与药物等。过敏体质者不要养宠物，尽量减少与动物皮毛的接触，特别是已经明确致敏原的患者更应注意。

3. 生活护理　生活起居上避免寒、湿、风邪的侵入，保持病室内通风良好，注意饮食卫生，以杜绝肠道寄生虫感染的机会。

4. 日常锻炼　根据病情好转程度适当增加活动量，根据自身体质选择合适的锻炼方式，呼吸新鲜空气，改善全身血液循环，如散步、太极拳等，增强机体免疫力，提高机体对各种感染的抵抗力。

5. 疼痛护理　对患者进行疼痛评估分类，嘱患者尽量减少疼痛关节的活动，护理操作尽量集中进行，动作轻柔，减少因护理活动引起的关节疼痛。关节肿痛缓解后可适当地指导关节功能锻炼，恢复关节的功能。

6. 用药护理　做好药物的健康指导。按医嘱服药，尤其服用皮质类固醇激素药物和免疫抑制剂，必须要在医生的指导下增减量。

第二节 结节性红斑的护理

表 12-2 结节性红斑的护理

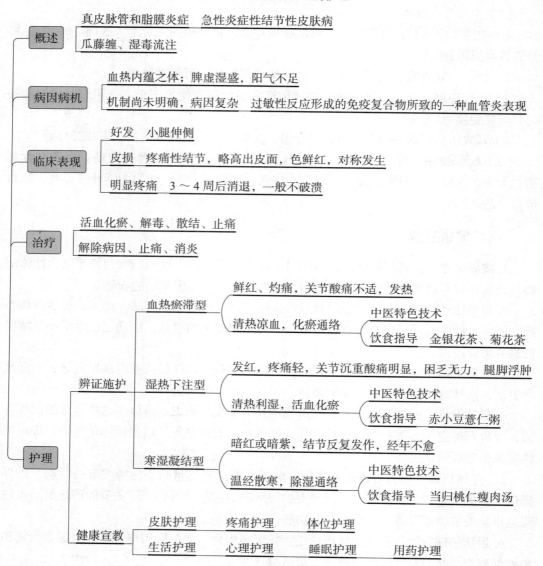

【概述】

结节性红斑是一种真皮脉管和脂膜炎症所引起的急性炎症性结节性皮肤病。常见于小腿伸侧的红色或紫红色疼痛性炎性结节。基本损害为红色结节和斑块，主要累及大腿和前臂，不发生溃疡，经 3～6 周消退，不留瘢痕和萎缩。青年男女易患本病，以女性居多，病程有局限性，易于复发。本病属于中医学"瓜藤缠""湿毒流注"的范畴。

【病因病机】

中医学认为或素禀血热内蕴之体，或素有蕴湿，郁久化热，湿热蕴结于血脉肌肤，致使经络阻隔，气血凝滞而发病；或因脾虚湿盛，阳气不足，腠理不固，以致风寒湿邪乘虚而入，流注经络，致使气血运不畅而发病。关键在于瘀血阻络，气血凝滞，经脉不通，发为红斑、结节、疼痛。西医学认为本病发病机制尚未明确，病因复杂，由细菌或真菌或病理变化中主要以淋巴细胞浸润为主所引起的过敏性反应，对各种激发因素如感染、药物、自身免疫性疾病、恶性肿瘤等的一种独特反应形成的免疫复合物所致的一种血管炎表现。

【临床表现】

发病前多有低热、全身不适或上呼吸道感染症状，皮损好发于小腿伸侧，并出现疼痛性结节，结节略高出皮面，色鲜红，继而变为暗红色或紫红色，稍硬，可有压痛，数目不等，边缘可触及，常对称发生，伴明显疼痛。3～4周后结节逐渐消退，结节一般不破溃。

【治疗】

本病总的中医学治法以活血化瘀、解毒、散结、止痛为主。初期以祛风清热利湿、凉血活血散结为主，反复发作者在活血化瘀散结的基础上佐以健脾利湿或养阴清热。西医方面认为此病病因复杂，故以解除病因、止痛、消炎为原则。临床常用药物有抗生素类、类固醇激素、非甾体类抗炎剂等。

【护理】

（一）辨证施护

1. 血热瘀滞型

双下肢伸侧结节鲜红、灼痛，关节酸痛不适，发热，口渴，大便秘结，小便黄赤，舌红苔少，脉浮数或滑数。辨证施护原则为清热凉血，化瘀通络。

（1）中医特色技术

1）中药外洗：用中药煎水微温洗涤结节局部，可清热散结。

2）中药外涂：用三黄洗剂外涂患处，可清热解毒、活血止痛。

3）刺络拔罐：三棱针点刺出血后，根据病变范围使用大小适宜火罐，以拔出瘀血，2～4分钟起罐，用消毒干棉球清洁皮肤，随后再施拔罐治疗1次。消毒后用消毒纱布覆盖创面，用胶布或绷带固定。瘀血排出，泻热排毒。

4）穴位注射：取双侧足三里，丹参注射液注射，隔天一次，可活血化瘀。

5）针刺：可循经取穴，或以患处为针刺部位，将针灸针刺入患者皮肤，留针，可活血化瘀、疏通经络。

6）中药贴敷：用四黄散以水、蜜调制，涂抹成厚1cm左右的药饼，敷于患处2～4小时，可清热解毒，缓解关节酸痛。

7）中药湿敷：用痰热清注射液或复方甘草酸苷注射液加无菌生理盐水配制的溶液湿敷患处，可清热解毒。

（2）饮食指导：宜进食清热凉血、化瘀通络之品，如金银花茶、菊花茶。忌食辛辣、刺激、海鲜之品。

2. 湿热下注型

下肢结节发红，疼痛轻微，关节沉重酸痛明显，全身困乏无力，腿脚浮肿，尿溲黄浊；舌红苔腻，脉沉濡或沉细数。辨证施护原则为清热利湿、活血化瘀为主。

（1）中医特色技术

1）中药外洗：用中药煎水微温洗涤结节局部，可清热散结。

2）中药湿敷：用纱布浸入痰热清注射液加无菌生理盐水配制的溶液中敷于患处，可清热。

3）毫针：选足三里、三阴交、昆仑、阳陵泉穴位，可通络止痛。

4）刺络拔罐：用皮肤针叩刺结节，以皮肤微出血为度，叩刺区加拔火罐，可疏通经络、清热泻火、行气活血。

（2）饮食指导：宜进食清热利湿、活血化瘀之品，如赤小豆薏仁粥、竹蔗红萝卜代茶饮。忌食鱼腥虾蟹、鸡、羊肉等食物。

3. 寒湿凝结型

下肢结节暗红或暗紫，结节反复发作，经年不愈，怕冷，心悸气短，手足厥冷，舌质淡，苔白腻，脉沉迟。辨证施护原则为温经散寒，除湿通络。

（1）中医特色技术

1）中药熏洗：用中药煎水微温洗涤皮损局部，调理气血。

2）中药外涂：用三黄洗剂合紫金锭外涂结节处，可清热解毒。

3）梅花针加拔罐：用梅花针叩刺患处及周围皮肤，以周围皮肤轻度充血为度，用火罐吸附于叩刺过的皮肤上，可活血祛瘀泻毒、通经活络、调理脏腑。

4）针刺：用毫针针灸足三里、三阴交、合谷、内关穴位，视下肢结节发生部位，适当配合局部取穴，可活络止痛。

5）耳穴压豆：用王不留行籽贴敷心、脑、神门、交感穴位，可调整体外阴阳平衡。

（2）饮食指导：宜进食温经散寒、除湿通络之品，如当归桃仁瘦肉汤、党参黄芪瘦肉汤等。应进食高维生素、高蛋白质饮食。

（二）健康宣教

1. 皮肤护理　注意皮肤清洁，可用温水轻轻清洗患处皮肤，忌揉搓、搔抓，嘱勿使用刺激性沐浴物品及勿用热水烫洗皮肤。嘱患者勤剪指甲，勿搔抓皮肤或按压患处，避免碰撞，防止皮肤破损。患者应穿宽松、棉质衣裤。

2. 疼痛护理　分散注意力，患者疼痛时可选择听音乐、聊天、看书等方式分散注意力。

3. 体位护理　卧床休息可减少体内的正能量往外发散，抬高患肢，减少患肢活动。疼痛者注意适宜体位，避免患处皮肤受压、摩擦而增加疼痛。

4. 生活护理　生活起居上避免寒、湿、风邪的侵入，保持病室内通风良好，室温宜偏凉。

5. 心理护理　保持心情舒畅，鼓励适当宣泄不良情绪。

6. 睡眠护理　予耳穴压豆法、头部穴位按摩以调理脏腑，安神助眠。

7. 用药护理　做好药物的健康指导。

第十三章　皮肤附属器官疾病 ▷▷▷▷

第一节　痤疮的护理

表 13-1　痤疮

概述 —— 性腺内分泌功能失调　毛囊、皮脂腺慢性炎症性皮肤病
　　　　肺风粉刺

病因病机 —— 先天肾之阴阳平衡失调，后天饮食生活失理
　　　　　　皮脂分泌过多、毛囊皮脂腺导管堵塞

临床表现 —— 好发　青少年时期，男多于女性，面部及胸背部
　　　　　　皮损　粉刺、丘疹、脓疱或结节、囊肿

治疗 —— 滋阴泻火，清肺解毒，凉血活血，调理冲任
　　　　抑制皮脂分泌，改善异常的毛囊和皮脂腺导管角化，消除炎症

护理
　辨证施护
　　阴虚内热型 —— 红色或皮色粉刺丘疹为主，伴小脓疱、小结节
　　　　　　　　　滋阴泄火，清肺凉血 —— 中医特色技术
　　　　　　　　　　　　　　　　　　　饮食指导　金银花茶
　　瘀热痰结型 —— 结节、囊肿和瘢痕为主，有小脓疱、丘疹粉刺和色素沉着
　　　　　　　　　养阴清热，化瘀散结 —— 中医特色技术
　　　　　　　　　　　　　　　　　　　饮食指导　红花当归丹参汤
　　冲任不调型 —— 女子，经前皮疹明显增多加重，经后皮疹减少减轻
　　　　　　　　　养阴清热，调理冲任 —— 中医特色技术
　　　　　　　　　　　　　　　　　　　饮食指导　益母草代茶饮
　健康宣教
　　生活护理　环境护理
　　皮肤护理　饮食护理　用药护理

【概述】

痤疮是一种与性腺内分泌功能失调有关的毛囊、皮脂腺慢性炎症性皮肤病，属皮肤附属器疾病范畴。本病好发于颜面部位，临床上以面部的粉刺、丘疹、脓疱或结节、囊肿为特征，易反复发作。本病所生丘疹如刺，可挤出白色碎米样粉汁，本病属中医学"肺风粉刺"的范畴。

【病因病机】

中医学认为本病主要是由于先天素体肾之阴阳平衡失调，肾阴不足，相火天葵过旺；加之后天饮食生活失理，肺胃火热上蒸头面，血热郁滞而成。西医学认为痤疮主要与皮脂分泌过多、毛囊皮脂腺导管堵塞、细菌感染和炎性反应等有关。

【临床表现】

痤疮的发病年龄为青少年时期，也有青春期以后或成人发病。男性多于女性。主要发生于青年男女的面部及胸背部，多表现为寻常性痤疮，形成黑头或白头粉刺、丘疹、脓疱、结节、囊肿等损害，部分遗有瘢痕。少数人可发生聚合性痤疮、坏死性痤疮、萎缩性痤疮等。

【治疗】

本病总的中医学治法为滋阴泻火、清肺解毒、凉血活血、调理冲任。西医治疗原则：抑制过盛的皮脂分泌，改善异常的毛囊和皮脂腺导管角化，消除毛囊内的细菌微生物和炎症。主要应用抗生素、维A酸类、雌激素类、类固醇激素、维生素、雄性激素拮抗剂等药物进行治疗。

【护理】

（一）辨证施护

1. 阴虚内热型
面部皮疹以红色或皮色粉刺丘疹为主，或伴有小脓疱、小结节，口干，心烦，失眠多梦，大便干结，小便短赤，舌红，少苔或薄黄苔，脉数或细数。辨证施护原则为滋阴泻火，清肺凉血。
（1）中医特色技术
1）中药外涂：用痤灵酊外擦皮损，冬天用痤灵霜，可凉血泻火。
2）刺络放血：用三棱针消毒后在耳垂前或耳垂后，或耳部的内分泌穴、皮质下穴速刺出血，可调气理血、疏通经络。

3）中药蒸汽：用药液加热产生含有药物的蒸汽，直接作用于皮肤，可疏风清热，宣肺解毒。

（2）饮食指导：宜进养阴清热之品，如金银花茶。

2. 瘀热痰结型

面部皮损以红色或暗红色结节、囊肿和凹凸不平的瘢痕为主，或伴有小脓疱、丘疹粉刺和色素沉着。舌红或黯红有瘀点，苔薄黄，脉弦滑或细弦。辨证施护原则为养阴清热，化瘀散结。

（1）中医特色技术

1）中药外涂：用三黄洗剂外擦皮损，可清热解毒。

2）穴位注射：用丹参注射液或鱼腥草注射液 2mL，分别选取双手三里穴（或双足三里、双曲池、双血海）各注射 1mL，可清热凉血解毒。

3）自血疗法：用自身静脉血 4mL 抽出后即刻肌肉注射，可调节免疫。

4）火针：取大椎、肺俞、膈俞、胃俞、大肠俞等穴，取三棱针在酒精灯上将针尖烧红，迅速点刺各穴，可祛毒排脓。

（2）饮食指导：宜进化瘀散结之品，如红花当归丹参鸡汤。

3. 冲任不调型

本症见于女子，面部痤疮皮损的发生和轻重与月经周期有明显关系。月经前面部皮疹明显增多加重，月经后皮疹减少减轻；或伴有月经不调，月经量少，经前心烦易怒，乳房胀痛不止；舌红苔薄黄，脉弦细数。辨证施护原则为养阴清热，调理冲任。

（1）中医特色技术

1）中药倒模面膜：用消痤散加少许蜂蜜调成糊状，均匀涂敷在面部有痤疮皮损部位，可清热消炎。

2）针刺：局部取穴：下关、颊车、攒竹；全身取穴：足三里、手三里、曲池、三阴交、丰隆，可调和气血，通畅经络。

3）中药贴敷：大黄、姜黄、黄柏各 250g，白及 180g，白芷、赤芍、花粉、青黛、甘草各 120g，共研细末，用饴糖调成糊状制成，将药膏夹于 2 张薄绵纸中，敷于病变部，可清热解毒。

4）耳穴压豆：选取肺、内分泌、皮质下、子宫、肝，将王不留行籽置于小块胶布中央，然后贴在穴位上，可调理冲任。

（2）饮食指导：宜进调理冲任之品，如益母草代茶饮。

（二）健康宣教

1. 生活护理　养成良好生活习惯，保证充足睡眠，保持精神和情绪的稳定，避免工作、学习过于紧张。女性痤疮和月经周期密切相关的，应在月经前 1 周到医院请大夫给予调治。

2. 环境适宜　病室应通风，温湿度适宜，避免阳光直照及直接吹风。保持床单位的清洁卫生，护理人员接触患者前后要洗手，防止交叉感染，病室定时紫外线消毒。

3. 皮肤护理　保持皮肤清洁卫生，减少局部刺激，忌用手挤压粉刺和乱用药物。面部皮脂分泌过多、油腻明显的病人应经常洗脸，保持脸部干净清洁。

4. 饮食护理　饮食宜清淡，多吃蔬菜、水果和易消化的食物。少食或不食高蛋白食物，忌食鱼、虾、蟹、咖啡、烟酒等辛辣、油腻、煎炸食物，保持大便通畅，养成良好排便习惯。

5. 用药护理　患处皮肤可选用合适外洗药，水温忌太热，忌擦洗太久。局部涂擦药物时，避免大范围的使用，宜将药物只擦于皮损处，薄薄的摊匀，忌涂太厚。切忌乱用药物。

第二节　脂溢性皮炎的护理

表 13-2　脂溢性皮炎的护理

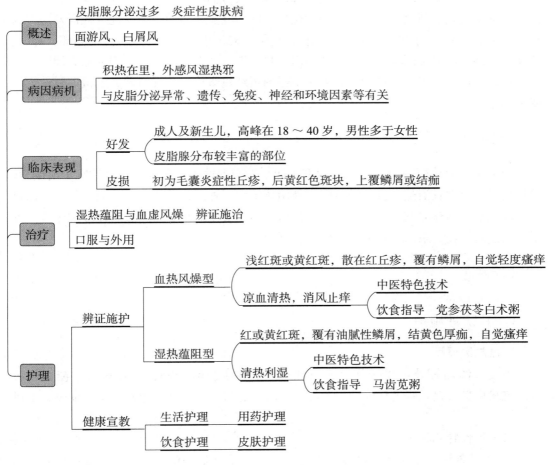

【概述】

脂溢性皮炎是因皮脂腺分泌过多而引起的一种炎症性皮肤病，多发生于皮脂腺丰富部位。以颜面出现淡红或淡黄的斑片、上覆糠皮状鳞屑为特征，其中发生于面部的脂溢性皮炎属于中医学"面游风"范畴，发生于头皮部位的脂溢性皮炎属于中医学"白屑风"范畴。

【病因病机】

中医学认为本病内因为过食油腻、辛辣和炙热食品，使之积热在里；外因为感受风湿热邪，以致热蕴上焦，血热风燥。西医学认为脂溢性皮炎是一种好发于多脂区皮肤的亚急性或慢性皮炎，可由多种因素引起，可能与皮脂分泌异常、遗传、免疫、神经和环境因素等有关。

【临床表现】

脂溢性皮炎常见于皮脂腺分布较丰富的部位，通常自头部开始向下至其他脂溢部位。好发于成人及新生儿，一般高峰出现在 18 ～ 40 岁，男性多于女性，人群发病率为 1% ～ 3%，青年人为 3% ～ 5%。本病往往局限，初发于头部，严重者可向面部、耳后、腋窝、上胸部、肩甲间部、脐窝、外阴部及腹股沟等处发展。初发皮损为毛囊周围炎症性丘疹，随病情发展，丘疹融合成大小不等的黄红色斑块，边界清楚，上覆油腻性鳞屑或结痂。

【治疗】

中医学分湿热蕴阻与血虚风燥两型（即干性与湿性）辨证施治，干性宜养血润燥，清热祛风；湿性宜清热利湿。同时配合外用药治疗，外用药选择宜柔和而无刺激，以霜膏为宜。西医治疗原则，口服常用糖皮质激素、雷公藤总甙、抗生素、B 族维生素。外用药以去脂消炎、杀菌、止痒为主要治疗原则。

【护理】

（一）辨证施护

1. 血热风燥型

头皮、颌面等处可见浅红斑或黄红斑，散在少量红丘疹，覆有灰白色糠皮状鳞屑，皮肤粗糙，自觉轻度瘙痒，舌质红，苔薄，脉数。辨证施护原则为凉血清热，消风止痒。

（1）中医特色技术

1）中药外洗：用中药煎水温洗涤局部皮肤，可润肤止痒。

2）中药外涂：用紫草油、甘草油涂患处，可润肤止痒。

3）中药湿敷：将纱块浸湿于煎好中药中外敷于患处，可清热止痒。

（2）饮食指导：饮食宜健脾除湿、清热止痒之品，如党参茯苓白术粥。

2. 湿热蕴阻型

头面、胸背及腋窝等处见大片红斑、黄红斑，覆有较多油腻性鳞屑，或少量渗出后结痂成黄色厚痂皮，自觉瘙痒，咽干，口不渴，便溏，纳呆，舌质红，苔黄腻，脉弦滑。辨证施护原则为清热利湿。

（1）中医特色技术

1）中药外洗：用中药煎水温洗涤局部皮肤，可清热解毒、活血化瘀。

2）中药外涂：用三黄洗剂外涂患处，可清热解毒。

3）中药湿敷：用纱布浸入马齿苋或黄柏洗剂药液中敷于患处，可收敛止痒、清热消肿。

4）耳针：取肾上腺、内分泌、神门、皮质下及皮损相应部位针刺，可调节脏腑。

（2）饮食指导：饮食宜清热利湿、解毒消肿之品，如马齿苋粥。

（二）健康宣教

1. 生活护理 脂溢性皮炎患者应该注意生活规律，睡眠充足。减少精神压力，保持心情愉快。急性期避免风吹日晒，脂溢性皮炎容易反复，发病时需要及时就医治疗。

2. 用药护理 避免使用强刺激药物，避免乱用药物。

3. 饮食护理 少吃脂肪和辛辣刺激性食物，如烟酒、辣椒、咖啡、浓茶，少吃油腻甜食，多吃杂粮和蔬菜水果，保持大便通畅。

4. 皮肤护理 洗脸、洗头时，避免烫洗和搔抓，避免使用刺激性肥皂擦洗。

第三节　酒渣鼻的护理

表 13-3　酒渣鼻的护理

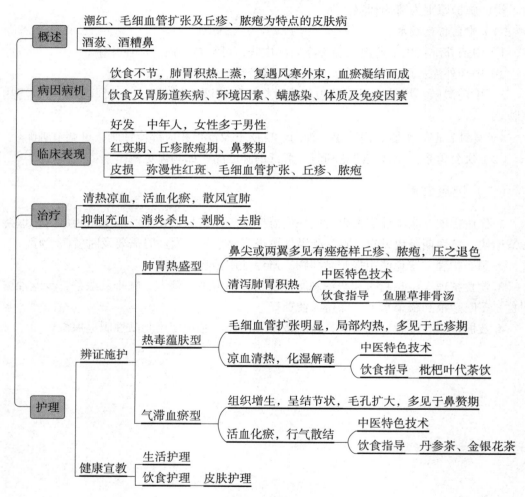

【概述】

酒渣鼻是一种发生在面中部以皮肤潮红、毛细血管扩张及丘疹、脓疱为特点的皮肤病。起初鼻部潮红，继而发生丘疹、脓疱，最后可形成鼻赘，病程漫长，病情时轻时重。多发于中年人，男女均可发病。本病属中医学"酒皶""酒糟鼻"的范畴。

【病因病机】

中医学认为本病多因饮食不节，肺胃积热上蒸，复遇风寒外束，血瘀凝结而成。西医学认为病因与饮食及胃肠道疾病、环境因素（冷、热）、蠕形螨感染、日光、体质及免疫因素有关。

【临床表现】

酒渣鼻以面部中央出现弥漫性红斑、毛细血管扩张、丘疹和脓疱为其特征，晚期形成鼻赘。常伴有皮脂溢出，面部出油多，鼻尖部毛囊口扩张明显。一般分为三期：红斑期、丘疹脓疱期、鼻赘期。常见于中年人，女性多于男性，但鼻赘期皮损男性多见。慢性病程，无明显自觉症状。

【治疗】

根据皮疹特点、病程及全身症状，中医方面可分为肺胃热盛、热毒蕴肤、气滞血瘀等型，主要治法为清热凉血、活血化瘀、散风宣肺。西医方面治疗原则为抑制充血、消炎杀虫、剥脱、去脂，积极去除病因，对症处理，合理用药，并给予相应的物理治疗。

【护理】

（一）辨证施护

1.肺胃热盛型
红斑多发于鼻尖或两翼，在红斑上出现痤疮样丘疹、脓疱，压之退色，便秘，饮食不节，口干口渴，便秘，舌红，苔薄黄，脉弦滑。辨证施护原则为清泻肺胃积热。

（1）中医特色技术

1）中药外搽：鼻部见脓疱者可用四黄膏外涂，可消肿止痛。

2）刺络拔罐：取大椎、肺俞、胃俞、大肠俞，用锐针在每一穴位上点刺1～3下，再用闪火拔罐法在穴位上拔罐15分钟，可外泻内蕴之热毒。

3）耳穴放血：取耳垂区用采血针刺破耳穴表皮，挤出1～2滴血，可疏通经络、清泻热毒。

4）艾灸：用艾炷灸最先发的疱疹，水疱较密集之处，可回阳通络、温经止痛、收敛疱液。

5）火针：用烧红的毫针点刺局部阿是穴，迅速刺入皮损，以不伤及皮损基底层为度。加选背部肺俞、膈俞穴，用三棱针点刺腧穴后再在穴位上拔火罐，以增加出血量，可清泻肺胃积热。

（2）饮食指导：宜进食清肝利湿解毒之品，如鱼腥草排骨汤。

2.热毒蕴肤型
毛细血管扩张明显，局部灼热，口干，舌红绛，苔黄。多见于丘疹期。辨证施护原则为凉血清热、化湿解毒。

（1）中医特色技术

1）针刺：取印堂、迎香、地仓、大迎、合谷、曲池，用泻法，针刺得气，可通畅经络。

2）中药外洗：用中药煎水微温洗涤皮损局部，可软化痂皮、洁净皮损、调理气血。

3）中药湿敷：用纱布浸入金粟兰酊药液敷于患处，可活血化瘀、消炎止痛。

4）艾灸：艾灸蜘蛛穴，可增强补接阳气而致抗病有力，调理气血，温经，回阳通络。

（2）饮食指导：宜进食清肝泻火、解毒止痛之品，如枇杷叶代茶饮。

3. 气滞血瘀型

鼻部组织增生，呈结节状，毛孔扩大，舌略红，脉沉缓。多见于鼻赘期。辨证施护原则为活血化瘀，行气散结。

（1）中医特色疗法

1）梅花针：取阿是穴（鼻赘区域），局部消毒后，采用梅花针轻巧，扣至极少渗血为度，可活血化瘀，行气散结。

2）中药外涂：用金粟兰酊外涂患处，可消炎、活血。

3）刺络拔罐：取大椎、膈俞、肝俞，用锐针在每一穴位上点刺 1～3 下，再用闪火拔罐法在穴位上拔罐 15 分钟，可活血化瘀、疏通经络。

（2）饮食指导：宜进食养阴清热、通络止痛之品，如丹参茶、金银花茶。

（二）健康宣教

1. 生活护理　保持心情舒畅，调整心态，外出时注意防晒，可打遮阳伞或戴遮阳帽，寻找致病因素，并给予相应治疗。

2. 饮食护理　忌食辛辣、酒类等刺激食物，少饮浓茶，忌食甜食及易胀气食品。注意保持大便通畅。

3. 皮肤护理　平时宜温水洗脸，避免过冷过热的刺激。女性局部禁用化妆品及刺激性的护肤品。

第四节　脂溢性脱发的护理

表 13-4　脂溢性脱发的护理

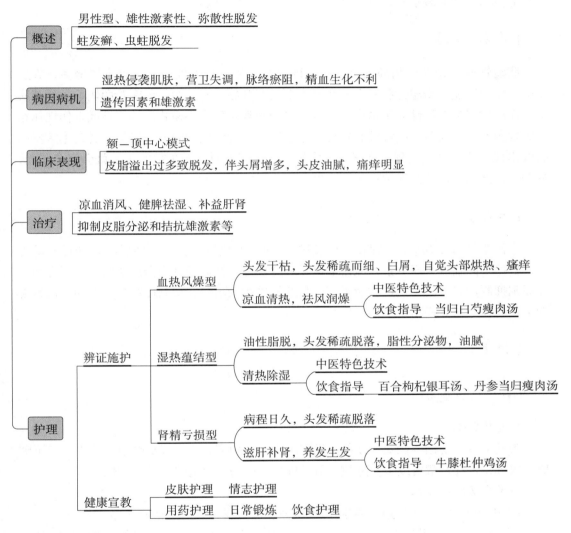

【概述】

脂溢性脱发又称男性型脱发、雄性激素性脱发、弥散性脱发，是青春期后头额、颞、顶部进展缓慢的脱发，多见头部皮脂溢出较多、头屑多、毛发干枯或油腻、瘙痒等症状。本病属中医学"蛀发癣"或"虫蛀脱发"的范畴。

【病因病机】

中医学认为本病由湿热侵袭肌肤，营卫失调，腠理不固，脉络瘀阻，精血生化不利，从而影响毛发生长，发根不固造成头发稀疏脱落。西医学认为脂溢性脱发的发生主要与遗传因素和雄激素有关。

【临床表现】

脂溢性脱发是在皮脂溢出过多的基础上发生的一种脱发，常伴有头屑增多，头皮油腻，瘙痒明显。脂溢性脱发大多在青春期后期开始，刚开始是前额及两侧毛发稀疏脱落，而后发展为对称性向头顶推进，具有典型的额–顶中心模式。持续性或发作性休止期脱发为本病的先兆。脂溢性脱发患者毛发纤细。持续性的脱发一般从患者二十多岁的时候出现，严重者持续到三十多岁，大约在四十多岁时，头顶部的头发就会完全脱光，只剩下枕部和头后两侧保留有正常头发。

【治疗】

中医学认为本病临床早期以血热风燥、脾胃湿热较为多见，而后期以肝肾不足为主，根据不同临床表现分别以凉血消风、健脾祛湿、补益肝肾为治疗原则。西医方面治疗原则抑制皮脂分泌和拮抗雄激素等，包括抗雄激素治疗、抑制皮脂分泌药物、促进毛发生长药物、营养药物、手术治疗等。

【护理】

（一）辨证施护

1. 血热风燥型

头发干枯，前额两侧及头顶部头发稀疏而细、白屑，自觉头部烘热、瘙痒，口干咽燥，尿黄，舌红苔微黄或干，脉数。辨证施护原则为凉血清热，祛风润燥。

（1）中医特色技术

1）中药外洗：用中药煎水或脂溢性洗液洗涤头皮，可清热祛燥解毒。

2）中药湿敷：用纱布浸入生发酊药液中敷于头皮处，可止痒祛燥、促进药物吸收。

3）中药外涂：用祛脂生发酊外搽患处，可祛脂生发。

4）梅花针合 TDP 神灯照射：用梅花针轻巧、叩刺皮损区，继以神灯照射患处，可改善脱发区血液循环。

5）耳针：取肺、肾、神门、交感、内分泌、脾，针刺后留针30分钟，其间行针5～6次，可疏通经络，调节脏腑功能。

（2）饮食指导：宜进食凉血息风、养阴护发之品，如当归白芍瘦肉汤、决明子茶。

2. 湿热蕴结型

湿热蕴结型相当于油性脱脂，症见头发稀疏脱落，头皮有脂性分泌物，头发油腻，多汗，口苦，大便干，舌质红，苔黄腻。辨证施护原则为清热除湿。

（1）中医特色技术

1）中药外洗：用中药煎水微温洗涤头皮，可清热利湿解毒。

2）中药外涂：用生发酊或红花侧柏酊外涂患处，可清热解毒。

3）中药湿敷：用纱布浸入生发酊药液中敷于患处，可祛脂清热、消炎收敛。

4）针刺：取上星、百会、风池。虚者补之，实者泻之，可疏通经络，调理气血。

5）耳针：取神门、肺、肾、交感、内分泌、脾穴针刺，可调节脏腑。

6）穴位注射：所选取的穴位是阿是穴或腧穴，取丹参注射液及维生素 B_6、维生素 B_{12}、三磷腺苷等，选取一种，用注射针刺入腧穴得气后每穴推注 $0.5 \sim 1.5mL$，可调理气血。

（2）饮食指导：宜进健脾祛湿、清热护阴之品，如丹参当归瘦肉汤、百合枸杞银耳汤。

3. 肾精亏损型

病程日久，脱发发展缓慢，头发稀疏脱落，伴头昏，耳鸣，目眩，口干，腰膝酸软，舌淡，苔薄，脉细。辨证施护原则为滋补肝肾，养发生发。

（1）中医特色疗法

1）梅花针：用梅花针叩刺患处头皮，以腕力叩刺脱发部位，以头部皮肤轻度出血为度，可活血祛瘀、通经活络。

2）艾灸：用艾灸蜘蛛穴，可调理气血、温经、回阳通络。

3）耳穴压豆：取穴位神门、脾、肺、肾、内分泌，将中药王不留行籽置于小块胶布中央，然后贴在穴位上，可达到调理脏腑功能。

（2）饮食指导：宜进食滋补肝肾、填精生发之品，如牛膝杜仲鸡汤。

（二）健康宣教

1. 皮肤护理　注意头部皮肤清洁，可用温水冲洗，忌搔抓头部皮肤，勿使用刺激性强的洗头液及勿用过热的水烫洗头皮。勿长期戴帽，使头皮多晒太阳，并经常用手按摩患处，但长期野外工作者，应戴好工作帽，避免强烈日光或干燥多风使毛发变性。

2. 情志护理　注意劳逸结合，保持心情舒畅，切忌烦恼、悲观、忧愁和动怒，保持充足睡眠。发现本病后，在调治中要有信心和耐心。

3. 用药护理　做好药物的健康指导。

4. 日常锻炼　根据自身体质选择合适的锻炼方式，呼吸新鲜空气，改善全身血液循环，如散步、太极拳等，增强机体免疫力。

5. 饮食护理　避免进食油腻煎炸、辛辣刺激、甜腻的食物。戒烟、限酒，饮食宜清淡，宜多食富含高蛋白质、维生素的食物，如奶类、蛋类、瘦肉、鱼、豆制类及新鲜的蔬菜水果。注意保持大便通畅。

第五节 斑秃的护理

表 13-5 斑秃的护理

概述	局限性的斑状脱发 骤然发生，经过徐缓，有复发倾向
	油风、鬼舔头、鬼剃头
病因病机	肝肾亏虚，毛孔开张，风邪乘虚而入，发失所养
	机体免疫功能、精神创伤、过度紧张、内分泌障碍等有关
临床表现	进行期 突然出现斑状脱发，搔抓易脱落，无炎症，平滑光亮
	静止期 脱发斑边缘的头发不再松动，脱发区不再增多、增大
	恢复期 新毛发长出，可自然痊愈
治疗	凉血息风、疏肝解郁、补益肝肾、健脾养血
	神经精神因素 口服维生素，皮质类固醇激素，物理疗法、冷冻疗法

护理
- **辨证施护**
  - 血热生风型 — 突然脱发成片，偶有头皮瘙痒或蚁走感
    - 凉血息风，养阴护发
      - 中医特色技术
      - 饮食指导 当归白芍瘦肉汤
  - 肝郁血瘀型 — 头痛、头皮刺痛或胸胁疼痛等自觉症状，继而斑片状脱发
    - 疏肝解郁，活血化瘀
      - 中医特色技术
      - 饮食指导 百合枸杞银耳汤、丹参当归瘦肉汤
  - 肝肾不足型 — 病程日久，平素头发枯黄，大片脱落，甚或全身毛发尽脱
    - 补肾养血
      - 中医特色技术
      - 饮食指导 牛膝杜仲鸡汤
  - 气血两虚型 — 久病脱发渐进性加重，头皮光亮松软，残存头发轻触即脱
    - 脾益气，养血生发
      - 中医特色技术
      - 饮食指导 红糖山楂水
- **健康宣教**
  - 皮肤护理 情志护理
  - 生活护理 日常锻炼 饮食护理

【概述】

斑秃是一种局限性的斑状脱发，骤然发生，经过徐缓，有复发倾向。临床上以头

发片状脱落、病变处头皮正常、无炎症、无自觉症状为特点。若整个头皮头发全部脱落称为全秃，全身毛发均脱落者称为普秃。斑秃又名圆秃、圆形脱发，本病属中医学"油风"的范畴，俗称"鬼舔头""鬼剃头"。

【病因病机】

中医学认为本病多因肝肾亏虚，阴血不足，血为气母，血虚气虚，腠理不固，毛孔开张，风邪乘虚而入，风盛血燥，发失所养则发脱落。西医学认为与机体免疫功能的紊乱、精神创伤、过度紧张、内分泌障碍等因素有关。

【临床表现】

斑秃可发生在任何部位，以头部居多。任何年龄均可发病，两性均可受累。全病程分为三期，即进行期、静止期、恢复期。在进行期，头皮突然出现圆形或椭圆形斑状脱发，搔抓易脱落，局部皮肤无炎症，平滑光亮。静止期时脱发斑边缘的头发不再松动，脱发区不再增多、增大。持续数月后进入恢复期。恢复期有新毛发长出，最初的新发呈纤细柔软黄白色毳毛状，逐渐变黑变粗，恢复正常，疾病自然痊愈。

【治疗】

本病总的中医学治法为凉血息风、疏肝解郁、补益肝肾、健脾养血。西医方面认为斑秃的发生可能与神经精神因素有关，应向患者耐心做思想工作，解除其精神负担，原则给予抗镇静剂，口服维生素，严重者可予皮质类固醇激素，可联合物理疗法、冷冻疗法等。

【护理】

（一）辨证施护

1. 血热生风型

突然脱发成片，偶有头皮瘙痒或蚁走感，或伴有头部烘热、心烦易怒、急躁不安，舌质红，苔少，脉细数。辨证施护原则为凉血息风，养阴护发。

（1）中医特色技术

1）中药外洗：用生地黄、何首乌、黑芝麻梗、柳树枝，水煎趁热熏洗患处，可祛脂生发，洁净皮损。

2）中药外涂：用30%补骨酊外搽患处，可祛脂生发。

3）梅花针合 TDP 神灯照射：用梅花针轻巧、叩刺皮损区，每区 3～5 分钟。继以神灯照射患处，可促进毛发生长。

4）耳针：取肺、肾、神门、交感、内分泌、脾，针刺后留针 30 分钟，可疏通经络，调节脏腑功能。

（2）饮食指导：宜进食凉血息风、养阴护发之品，如当归白芍瘦肉汤、决明子茶。

2. 肝郁血瘀型

脱发前先有头痛、头皮刺痛或胸胁疼痛等自觉症状，继而出现斑片状脱发，甚者发生全秃；常伴有夜多噩梦，失眠，烦躁易怒，或胸闷不畅，胁痛腹胀，喜叹息，舌质紫黯或有瘀斑，苔少，脉弦或沉涩。辨证施护原则为疏肝解郁，活血化瘀。

（1）中医特色技术

1）梅花针合 TDP 神灯照射：用梅花针轻巧、叩刺皮损区，继以神灯照射患处，可疏通经络，运行气血。

2）中药外涂：将骨碎补、补骨脂、鲜侧柏、斑蝥，上药切碎泡入 75% 的乙醇或普通白酒外涂患处，可抗菌消炎、祛风除湿、活血止痛。

3）穴位注射：取丹参注射液 2mL，在双侧三阴交和足三里轮流注射，可疏通气血、改善机能。

4）针刺配合皮肤针扣刺：取阿是穴、百会、四神聪、生发穴、三阴交，采用毫针针刺配合电针，起针后于头发区用皮肤针扣刺，以渗血为度，可滋阴补肾、健脾和胃、益气活血。

5）按摩：按肝俞、肾俞、血海、三阴交、风池、百会、印堂至酸胀感，配合生姜轻擦脱发部，可活血化瘀生新。

（2）饮食指导：宜进食疏肝解郁、活血化瘀之品，如丹参当归瘦肉汤、百合枸杞银耳汤。

3. 肝肾不足型

病程日久，平素头发枯黄或灰白，发病时头发呈大片均匀脱落，甚或全身毛发尽脱，或有脱发家族史；常伴腰膝酸软，头昏，耳鸣，目眩，遗精滑泻，失眠多梦，畏寒肢冷，舌淡苔薄白或苔剥，脉细或沉细。辨证施护原则为滋补肝肾、填精生发，故应以补肾养血为主。

（1）中医特色技术

1）中药外搽：侧柏叶、川芎、丹参、当归、生何首乌、干姜，切碎置于玻璃瓶中，用 75% 酒精浸泡数日，取药液外搽患处，可促进头皮的血液循环，头发再生。

2）中药外涂：用生姜（老姜更佳）切片，擦患处至有热灼感为好，可促进头皮的血液循环，血流丰富，头发再生。

3）穴位注射：取当归注射液 2mL，在双侧三阴交和足三里穴轮流注射，可补益气血、改善机能。

4）围针飞针加电针：取阿是穴、百会、上星、风池，先用飞针速刺操作，后接上电针，可安神助眠、益气活血。

（2）饮食指导：宜进食滋补肝肾、填精生发之品，如牛膝杜仲鸡汤。

4. 气血两虚型

病后、产后或久病脱发，脱发往往是渐进性加重，范围由小而大，数目由少而多，头皮光亮松软，在脱发区还能见到散在性参差不齐的残存头发，但轻触即脱，伴唇白，心悸，神疲乏力，气短懒言，头晕眼花，嗜睡或失眠，舌质淡红，苔薄白，脉细弱。辨证施护原则为健脾益气，养血生发。

（1）中医特色技术

1）中药熏洗：用中药煎水，熏洗患处，每天 3 次，熏洗后用干毛巾覆盖患部 30 分钟。可促进血液循环。

2）中药外涂：侧柏叶、川芎、丹参、当归、生何首乌、干姜，切碎置于玻璃瓶中，用 75% 酒精浸泡数日，取药液外搽患处，可促进头皮的血液循环，头发再生。

3）穴位注射：取丹参注射液 2mL，在双侧三阴交和足三里穴轮流注射，可舒畅气血、改善机能。

4）针刺：取阿是穴、风池、血海、足三里、脾俞、肺俞、三阴交等，可调和气血、通畅经络。

5）耳穴压豆：取穴位神门、脾、肺、肾、内分泌，将中药王不留行籽置于小块胶布中央，然后贴在穴位上，可调理脏腑。

（2）饮食指导：宜进食健脾益气、养血生发之品，如红糖山楂水。

（二）健康宣教

1. 皮肤护理　注意皮肤清洁，可用温水冲洗，忌揉搓、搔抓，嘱勿使用刺激性沐浴物品及勿用热水烫洗皮肤。

2. 情志护理　注意劳逸结合，保持心情舒畅，切忌烦恼、悲观、忧愁和动怒。发现本病后，在调治中要有耐心和信心，坚持治疗，不急不躁，查清有关病因，及时去除致病因素。

3. 生活护理　注意头发的日常维护，勤洗头，洗发时配合头皮按摩，勿用脱脂性强的洗发剂、护发剂，不滥用护发用品，尽可能少用电吹风和染发。

4. 日常锻炼　根据自身体质选择合适的锻炼方式，呼吸新鲜空气，改善全身血液循环，如散步、太极拳等，增强机体免疫力。

5. 饮食护理　饮食要多样化，克服和改正偏食的不良习惯，宜清淡富有营养，如黑豆、核桃仁、天麻、枸杞等，避免进食油腻煎炸、辛辣刺激、甜腻的食物。

第十四章　遗传性皮肤病 ▷▷▷▷

第一节　鱼鳞病的护理

表 14-1　鱼鳞病的护理

- **概述**
  - 遗传性角化障碍性皮肤病
  - 蛇身、蛇皮
- **病因病机**
  - 先天禀赋不足，后天脾胃虚弱
  - 遗传性疾病
- **临床表现**
  - 好发
    - 幼年发病，儿童期明显，冬重夏轻
    - 四肢伸侧，尤以小腿伸侧最为明显
  - 皮损　皮肤干燥、粗糙，伴糠秕样鳞屑
  - 寻常型、性联隐性、先天性大疱性、板层状，先天性非大疱性
- **治疗**
  - 养血益气，祛风润燥，活血行气，润肤通络
  - 外用药为主
- **护理**
  - 辨证施护
    - 气血两虚型
      - 干燥、粗糙，尤以四肢伸侧为甚，毛发干枯少泽
      - 养血益气，活血祛风
        - 中医特色技术
        - 饮食指导　党参茯苓排骨汤
    - 营血不足型
      - 幼年发病，干燥粗糙，状如蛇皮，上覆鳞片，偶有瘙痒
      - 养血润肤，活血润燥
        - 中医特色技术
        - 饮食指导　当归瘦肉汤
    - 气血瘀涩型
      - 幼年发病，多有家庭史，脱屑明显，状如鱼鳞或蛇皮
      - 活血行气、润肤通络
        - 中医特色技术
        - 饮食指导　红花黄芪茶
  - 健康宣教　皮肤护理　饮食护理　心理护理

【概述】

鱼鳞病是一种常见的遗传性角化障碍性皮肤病。以皮肤干燥、粗糙，伴有鱼鳞状鳞屑为特征，为一组遗传性疾病，临床特点为皮肤鳞屑的过度堆积，其严重程度从轻微、无症状的皮肤改变甚至危及生命。本病属中医学"蛇身""蛇皮"的范畴。

【病因病机】

中医学认为本病主要因先天禀赋不足，后天脾胃虚弱，以致营血亏损，气血瘀滞，血虚生风生燥，肌肤失于濡养而成。西医学认为鱼鳞病是一种遗传性疾病，病因迄今不甚清楚，除了遗传是一个重要因素以外，脂质代谢异常、维生素 A 水平低下，以及由于细胞的脱屑增加及／或细胞的脱屑减少而产生的表皮增生和脱落之间的不平衡也是其可能的原因。

【临床表现】

本病多于出生后不久或幼年发病，儿童期明显，冬重夏轻。皮损对称分布，多发生于四肢伸侧，尤以小腿伸侧最为明显。主要表现为皮肤干燥、粗糙，伴有糠秕样鳞屑，呈菱形或多角形，色淡褐或深褐，鳞屑中央固着，边缘游离，如鱼鳞状，常伴有掌跖角化过度，指（趾）甲粗糙变脆，毛发稀疏干燥。临床类型主要有寻常型鱼鳞病、性联隐性鱼鳞病、先天性大疱性鱼鳞病样红皮病、板层状鱼鳞病、先天性非大疱性鱼鳞病样红皮病五种类型。

【治疗】

中医临床主要分为气血两虚、营血不足、气血瘀涩三个证型进行治疗，本病中医学总的治法为养血益气、祛风润燥、活血行气、润肤通络。西医治疗以外用药为主，采用温和、保湿、轻度剥脱的制剂，对症状严重类型可口服异维 A 酸或阿维 A 酯，以缓解症状。

【护理】

（一）辨证施护

1. 气血两虚型

全身皮肤干燥、粗糙，尤以四肢伸侧为甚，毛发干枯少泽，口鼻干燥，汗少便干，舌质淡，苔薄白，脉沉缓或细。辨证施护原则为养血益气，活血祛风。

（1）中医特色技术

1）刺络放血：取穴大椎、心俞、膈俞、委中，可调节气血。

2）耳穴埋针：取交感、内分泌、肾上腺、肺区、上肢、下肢穴，每次取单侧耳穴，常规消毒后将揿针埋入，可清热活血。

3）中药外涂：可用 30% 鱼肝油外涂干燥处，可活血、润肤。

4）中药熏洗：用已调好的中药方予病人熏洗，可清洁皮肤、疏通腠理、毒邪外祛。

5）中药穴位贴敷：把药物研成细末，加温水调至糊状敷于神阙穴，可调节脏腑、扶正祛邪。

（2）饮食指导：宜进食养血益气、活血祛风之品，如党参茯苓排骨汤。

2. 营血不足型

幼年发病，皮肤干燥粗糙，状如蛇皮，上覆污秽色或灰白色鳞片，肌肤甲错，手足发胖，毛发枯少，指甲变脆，面部白，偶有瘙痒，舌质淡，苔薄白，脉弦细。辨证施护原则为养血润肤、活血润燥。

（1）中医特色技术

1）针刺：常用穴位有血海、风池、肾俞，配穴为曲池、绝骨、阴陵泉，施补法，可调节气血，养血祛风。

2）中药外涂：可用 10% 尿素乳膏外涂干燥处，可润肤止痒。

3）中药熏洗：用已调好的中药方予病人熏洗，可清洁皮肤、疏通腠理、毒邪外祛。

4）中药穴位贴敷：把药物研成细末，加温水调至糊状敷于神阙穴，可调节脏腑、扶正祛邪。

（2）饮食指导：宜进食养血润肤、活血润燥之品，如当归瘦肉汤。

3. 气血瘀涩型

幼年发病，多有家族史，全身皮肤干燥粗糙，脱屑明显，状如鱼鳞或蛇皮，伸侧明显，掌跖部角化过度，皮色灰暗，舌质紫黯或见瘀点、瘀斑，脉涩滞。辨证施护原则为活血行气、润肤通络。

（1）中医特色技术

1）针刺：常用穴位有血海、风池、肾俞；配穴为曲池、绝骨、阴陵泉。施补法，可调节气血，活血通络。

2）中药外涂：可用甘草油外涂干燥处，可清热、润肤。

3）中药熏洗：用已调好的沐足方予病人沐足，可疏通经络、活血止痛。

4）中药穴位贴敷：把药物研成细末，加温水调至糊状敷于神阙穴，可调节脏腑、扶正祛邪。

（2）饮食指导：宜进食活血行气、润肤通络之品，如红花黄芪茶。

（二）健康宣教

1. 皮肤护理　将患者置于温度、湿度适宜的环境中，指导患者及时修剪指甲，养成勤洗手的习惯并且尽量不要用手抓挠及摩擦皮肤，以免引发感染。应注意衣着保暖，避免风寒刺激皮肤，洗澡不宜过勤。忌用碱性强的肥皂洗澡，以免加重皮肤干裂。沐浴后要外用绵羊油或润肌膏，可保护皮肤柔润，使鳞屑减少，并保持适当的水分和足够的营养成分。

2. 饮食护理 避免进食辣椒、葱、蒜等辛辣刺激性食物及鱼、虾、牛、羊肉等高蛋白类食物。同时，鼓励患者多食新鲜蔬菜和水果。

3. 心理护理 避免近亲结婚，告知年幼患儿的家属本病的病因、病程及预后，以减轻家属的心理压力。

第二节　毛周角化病的护理

表 14-2　毛周角化病

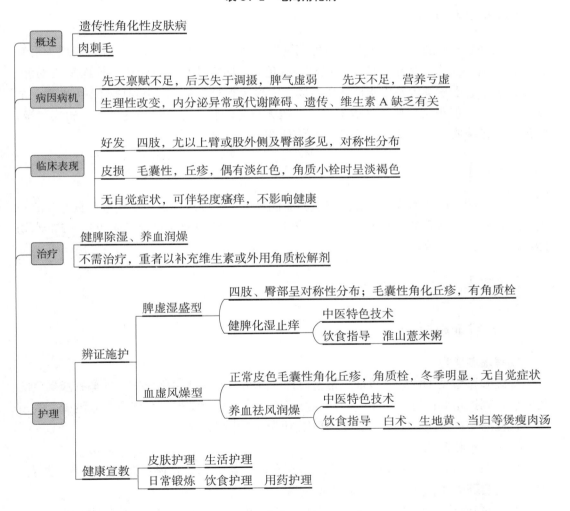

【概述】

毛周角化病是一种以毛囊口角化性丘疹、角栓形成为特征的遗传性角化性皮肤病，又称毛发苔藓或毛发角化病。本病好发于儿童和青少年及皮肤干燥者，常于儿童期发

病，青春期达到高峰，以后随着年龄增长皮疹可逐渐消退。本病属中医学"肉刺毛"的范畴

【病因病机】

中医学认为本病一般多因先天禀赋不足，后天失于调摄，脾气虚弱，运化失司，致湿邪内盛，肌肤失养；或由先天不足，营血亏虚，致血虚生风，风胜则燥，皮肤失养所致。西医学认为本病的发生与生理性改变、内分泌异常或代谢障碍、遗传、维生素A缺乏有关。

【临床表现】

本病好发于四肢，尤以上臂或股外侧及臀部多见，常对称性分布。损害表现为毛囊性，针尖大小丘疹，呈正常肤色，偶有淡红色，有时丘疹顶端有角质小栓而呈淡褐色。角质栓由毛囊上皮细胞及皮脂性物质组成，内含盘曲的毛发，剥去角质栓，可出现一个微小的凹窝，但很快角质栓又可形成。一般无自觉症状，有的伴轻度瘙痒。病程缓慢，病损常在冬季明显，入夏可稍减轻，不影响健康。

【治疗】

本病总的中医学治法以健脾除湿、养血润燥为主。西医学认为本病预后良好，故一般不需治疗，症状重者以补充维生素，或外用角质松解剂配成软膏，如3%～5%水杨酸或间苯二酚软膏等。

【护理】

（一）辨证施护

1.脾虚湿盛型

脾虚湿盛型见于四肢、臀部，常呈对称性分布。毛囊性角化丘疹，顶部有淡褐色的角质栓，剥掉角质栓可见微小的凹窝，有轻度瘙痒，病程缓慢，可伴有腹胀纳少，气短懒言，便溏等，舌淡，脉弱。辨证施护原则为健脾化湿止痒。

（1）中医特色技术

1）中药外洗：用地骨皮、皂角刺、石菖蒲、益母草、甘松、白及、漏芦、红花、赤芍、当归等中药，水煎外洗，可除湿润肤。

2）中药外涂：用10%五倍子膏外擦，亦可用甘草油外涂皮肤，可除湿润肤。

3）耳穴压豆：取耳穴肺、脾、三焦及相关部位，将中药王不留行籽置于小块胶布中央，然后贴在穴位上，可调理脏腑。

4）针刺：依照皮疹所在部位循经取穴，常用穴位有内关、合谷、曲池、足三里、

三阴交等，可调和气血、通畅经络、健脾祛湿。

（2）饮食指导：饮食宜进食清健脾化湿止痒之品，如淮山薏米粥。

2. 血虚风燥型

针头大小的正常皮色毛囊性角化丘疹，顶部角质栓，剥掉角质栓可见凹窝，但很快角质栓即可形成，皮肤干燥，见于四肢、股外侧或臀部，对称性分布，常在冬季明显，一般无自觉症状，可出现面色淡白，口唇指甲淡白，四肢麻木，心悸，失眠，眩晕，周身乏力，舌质淡，脉虚细。辨证施护原则为养血祛风润燥。

（1）中医特色技术

1）中药外洗：用中药煎水微温洗涤皮损局部，可养血祛风。

2）中药外涂：用紫草膏或润肌膏外涂皮疹处，可消炎、凉血。

3）梅花针加拔罐：用梅花针叩刺患处及周围皮肤，以周围皮肤轻度充血为度，用火罐吸附于叩刺过的皮肤上，可活血祛瘀、通经活络、调理脏腑。

4）针刺：取风池、曲池、足三里、血海等穴，可活血通络。

5）中药沐足：用中药煎水后，熏洗足部，可调理脏腑、改善睡眠。

6）耳穴压豆：取耳穴神门、交感、心及内分泌，将中药王不留行籽置于小块胶布中央，然后贴在穴位上，可改善睡眠。

（2）饮食指导：宜进食养血润燥之品，如白术、生地、当归黄、川芎、白芍等药材煲瘦肉汤。

（二）健康宣教

1. 皮肤护理 注意皮肤清洁，可用温水冲洗，忌揉搓、搔抓，嘱勿使用刺激性强的沐浴用品及勿用热水烫洗皮肤。嘱患者勿搔抓皮肤或撕脱皮损。

2. 生活护理 生活起居上避免寒、湿、风邪的侵入，保持病室内通风良好，室温适宜。

3. 日常锻炼 根据病情好转程度适当增加活动量，根据自身体质选择合适的锻炼方式，呼吸新鲜空气，改善全身血液循环，如散步、太极拳等，增强机体免疫力。

4. 饮食护理 宜多食新鲜蔬菜和水果，多吃富含维生素 A、维生素 D 的食物，如胡萝卜、南瓜等。同时多饮水，少食煎烤油炸食品。忌食鱼腥虾蟹、鸡、羊肉等食物。

5. 用药护理 做好药物的健康指导，避免外用刺激性强和有毒的药物。

第十五章　性传播疾病 ▷▷▷

第一节　梅毒的护理

表 15-1　梅毒的护理

概述	慢性全身性的传染病	
	霉疮	
病因病机	感染梅毒疫疬之气，化火生热，夹湿夹痰，外发肌肤、孔窍，内攻脏腑骨髓；危及性命	
	梅毒螺旋体感染　性接触传播	
临床表现	一期	硬性结节，轻度溃烂，少量浆液性渗出物，无疼痛或轻度疼痛，谓之硬下疳，可自行消退
	二期	皮肤黏膜损害为主，亦有骨骼、感觉器官及神经损害
	三期	可侵犯内脏，累及心血管及神经系统等，可危及生命
	胎传梅毒	与二、三期相似，有红斑、丘疹、糜烂、水疱、脱屑等
治疗	清血解毒	
	早诊断，早治疗，疗程规范，剂量足够	

护理

辨证施护

肝经湿热型
外阴疳疮，质硬而润，或下肢、腹部、下阴出现霉疮
清热利湿，疏肝解毒　中医特色技术
饮食指导　茯苓瘦肉汤

血热蕴毒型
杨梅疮，疮色紫红，不痛不痒
凉血解毒，驱梅消斑　中医特色技术
饮食指导　绿豆瘦肉汤

毒结筋骨型
杨梅结毒，病程日久，肌肤溃烂，流液如胶，骨髓作痛
活血解毒，通络生肌止痛　中医特色技术
饮食指导　黄芪、白术、金银花等煮瘦肉汤

肝肾亏损型
晚期梅毒脊髓痨者，症见两足瘫痪或痿软不行
滋补肝肾，填髓息风　中医特色技术
饮食指导　芝麻瘦肉汤

心肾亏虚型
心血管梅毒患者
养心补肾，祛瘀通阳　中医特色技术
饮食指导　黑豆芝麻汤

健康宣教
生活护理　体育锻炼
饮食护理　用药护理　情志护理

【概述】

梅毒是由苍白螺旋体通过性接触的一种慢性全身性的传染病，本病病原体为梅毒螺旋体，只感染人类，分为获得性梅毒与胎传梅毒。获得性梅毒主要通过性接触传染；胎传梅毒由梅毒螺旋体通过胎盘，从脐带血循环传给胎儿，可引起胎儿全身感染。螺旋体在胎儿内脏及组织中大量繁殖，可引起胎儿死亡或流产。本病不仅能引起外生殖器发生病变，还能侵犯全身各器官，并产生多种多样的症状和体征。梅毒严重危害人体的健康，为五大经典性病之一。本病属中医学"霉疮"的范畴。

【病因病机】

中医学认为本病由感染梅毒疫疠之气，化火生热，夹湿夹痰，外发肌肤、孔窍，内攻脏腑骨髓而成。侵于阴器则生疳疮；流于经脉则现横痃；外发肌肤则见杨梅斑疹；流注关节则觉骨节酸痛，关节不利；蚀于五官致喉烂、鼻缺、唇裂、齿脱；内攻脏腑则造成五脏俱伤，危及性命。西医学认为梅毒是由为梅毒螺旋体感染而致，梅毒传染源主要是梅毒病人，由直接或间接途径，其主要通过性接触传播，也可通过接触病人的皮损病变、分泌物、血液或间接接触被污染的物品、输入污染的血液制品而感染。

【临床表现】

由于霉疮毒气可外发肌肤，内攻脏腑骨髓，故临床表现繁多，根据霉疮的病程演变不同，临床上分为一期梅毒、二期梅毒、三期梅毒、胎传梅毒。一期梅毒：表现为前后二阴或其他部位出现稍隆起的硬性结节，表面轻度溃烂，有少量浆液性渗出物，无疼痛或轻度疼痛，谓之硬下疳，可自行消退。二期梅毒：以皮肤黏膜损害为主，亦可有骨骼、感觉器官及神经损害。三期梅毒：又称晚期梅毒，除皮肤黏膜、骨骼损害外，还可侵犯内脏，特别是累及心血管及神经系统等重要器官，可危及生命。胎传梅毒：与成人二、三期梅毒相似，但皮损常有红斑、丘疹、糜烂、水疱、大疱、四肢末端脱屑等。可有梅毒性鼻炎及喉炎，骨软骨炎、骨炎及骨膜炎、淋巴结肿大、肝脾肿大、贫血等症状。

【治疗】

本病总的中医学治法学为清血解毒。早期梅毒宜清血解毒，祛湿消疮，化斑散结；晚期则应扶正祛邪，补阳养阴，滋肾填髓，清血解毒。西医治疗强调早诊断，早治疗，疗程规范，剂量足够。治疗后定期进行随访。性伙伴要同查同治。早期梅毒经彻底治疗可临床痊愈，消除传染性。晚期梅毒治疗可消除组织内炎症，但已破坏的组织难以修复。首选青霉素，如水剂青霉素、普鲁卡因青霉素、苄星青霉素等为不同分期梅毒的首选药物。对青霉素过敏者可选四环素、红霉素等。

【护理】

（一）辨证施护

1. 肝经湿热型

肝经湿热型见于精化感染者，症见外阴疳疮，质硬而润，或伴横痃，或下肢、腹部、下阴出现霉疮，兼见口苦口干，小便黄赤，大便秘结，舌红，苔黄腻，脉弦滑。辨证施护原则为清热利湿，疏肝解毒。

（1）中医特色技术

1）中药外洗：用配好的中药方煎水洗涤皮损局部，可祛除秽物、洁净皮损。

2）中药外涂：用甘草油外涂糜烂处，可清热、润肤。

3）耳穴压豆：取耳穴内生殖器、外生殖器、肝、肾、腰骶椎、足三里等穴位，将中药王不留行籽置于小块胶布中央，然后贴在穴位上，可调理脏腑。

4）耳针：主穴取内生殖器、外生殖器、肝、肾、腰骶椎、内分泌、肾上腺；早期加耳尖、肝胆；病变损及各系统者，加入各系统脏器的相应区耳穴，可疏通经络、运行气血。

5）针刺：取三阴交、行间、肝俞，施泻法，可温经散寒、通达气血。

（2）饮食指导：饮食宜疏肝清热利湿之品，如茯苓瘦肉汤。

2. 血热蕴毒型

血热蕴毒型多见于杨梅疮，疮色紫红，不痛不痒；兼见口干咽燥，口舌生疮，大便秘结；舌质红绛，苔薄黄干，脉细数。辨证施护原则为凉血解毒，驱梅消斑。

（1）中医特色技术

1）中药外洗：用消炎止痒洗剂焗水外洗，可养血解毒。

2）中药外涂：可用紫草油外涂患处，可清热解毒。

3）毫针：取足三里、三阴交、行间、肝俞，施泻法，可调节气血，清热祛毒。

（2）饮食指导：饮食宜清热解毒凉血之品，如绿豆瘦肉汤。

3. 毒结筋骨型

毒结筋骨型主要见于杨梅结毒，病程日久，肌肤溃烂，流液如胶，骨髓作痛，行走不便，舌质黯，苔薄白或灰黄，脉沉细涩。辨证施护原则为活血解毒，通络生肌止痛。

（1）中医特色技术

1）中药熏洗：用已调好的沐足方予病人沐足，可疏通经络、活血止痛。

2）中药外涂：可用紫草油外涂糜烂处，可清热、润肤。

3）针刺：依照皮疹所在部位循经取穴，常用穴位中极、行间、阴陵泉、三阴交、太溪、大椎，用泻法，可调和气血、通畅经络、健脾祛湿。

（2）饮食指导：宜进食养血、通络生肌之品，如黄芪、白术、当归、川芎、金银花等药材煮瘦肉汤。

4. 肝肾亏损型

本型见于晚期梅毒脊髓痨者，症见两足瘫痪或痿软不行，筋骨串痛，腰膝酸软，小便困难，舌质淡，苔薄白，脉沉细弱。辨证施护原则为滋补肝肾，填髓息风。

（1）中医特色技术

1）中药外洗：用中药煎水微温洗涤皮疹局部，可洁净皮疹、调理气血。

2）毫针：取穴位关元、太溪、大椎、肾俞、阳陵泉、阿是穴，施补法，可调和气血、通畅经络。

3）耳针：取肝俞、肾俞、腰骶俞，可疏通经络、运行气血。

（2）饮食指导：饮食宜滋补肝肾之品，如芝麻瘦肉汤。

5. 心肾亏虚型

心肾亏虚型见于心血管梅毒患者，症见心慌气短，神疲乏力，下肢浮肿，唇甲青紫，腰细酸软，动则气喘；舌淡有齿痕，苔薄白而润，体弱或结代。辨证施护原则为养心补肾，祛瘀通阳。

（1）中医特色技术

1）中药外洗：用中药煎水微温洗涤皮损局部，可养血祛风。

2）耳针：取心俞、肾俞穴位，可调节脏腑、扶正祛邪。

3）中药外涂：可外涂紫草膏或润肌膏外涂皮疹处，可消炎、凉血。

4）针刺：取关元、中极、三阴交、心俞、厥阴俞、内关、足三里，施补法，可通经活络、调理脏腑。

（2）饮食指导：饮食宜养心补肾之品，如黑豆芝麻汤。

（二）健康宣教

1. 生活护理　加强社会的健康教育，普及性知识及性病防治知识。及早发现，及早诊断，及早治疗，治疗用药规范、足量，疗后定期复查。患者用过的物品应注意消毒清洁。其家属及生活密切接触者应进行相关检查，并追踪随访。

2. 体育锻炼　患病初期，宜参加适当的体育活动，如散步、慢跑、体操、八段锦、太极拳、气功等，以增强体质，养正祛邪。

3. 饮食护理　饮食宜清淡，但应富含营养易消化吸收，多吃新鲜果蔬。忌肥腻湿毒及烧鹅、烤鸭、豆类、蛋类、虾、蟹等发物，忌辛辣刺激之物。

4. 用药护理　做好药物的健康指导。

5. 情志护理　鼓励患者多参加健康有益的文化娱乐活动，培养高尚的品德与情操，杜绝色情淫秽读物与影视的腐蚀。

第二节　淋病的护理

表 15-2　淋病的护理

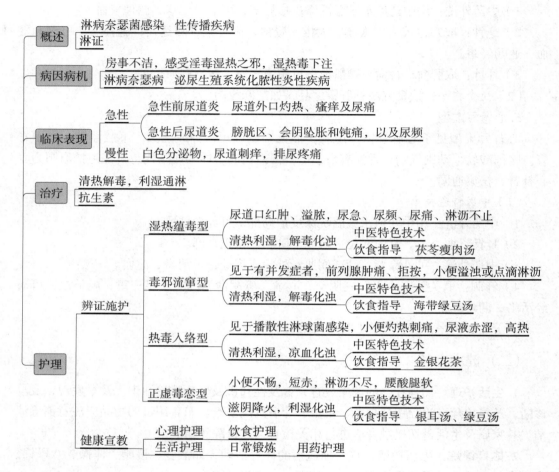

【概述】

淋病是一种经典的性传播疾病，由淋病奈瑟菌（淋球菌）感染所致，主要表现为泌尿生殖系统黏膜的化脓性炎症。本病属中医学"淋证"的范畴。

【病因病机】

中医学认为淋病主要由于房事不洁，感受淫毒湿热之邪，湿热毒下注而致。初为湿热实证，若治不及时，邪可伤正，则至虚实夹杂之证。西医学认为淋病是由淋病奈瑟菌所致的泌尿生殖系统化脓性炎性疾病。

【临床表现】

本病有不洁性交或与淋病患者共同使用物品史。本病潜伏期 1 ～ 14 日，平均 3 日，最长达 2 ～ 3 周。20% 的男性和 50% ～ 70% 的女性感染淋球菌后可不出现症状。

1. 急性淋病 急性前尿道炎：感染经过潜伏期后，尿道外口灼热、瘙痒及尿痛，尿液混浊，尿道外口出现稀薄而透明的分泌物，数天后变为黄白色黏稠脓性分泌物，可有尿频、尿急及排尿困难。体检可见尿道外口红肿，前尿道压痛，挤压尿道有脓液流出。急性后尿道炎：急性前尿道炎的症状 1 周后可缓解，尿道分泌物变稀薄。60% 的患者可发生后尿道炎，表现为膀胱区、会阴坠胀和钝痛，以及明显尿频。

2. 慢性淋病 在急性期未彻底治愈，便可形成慢性淋病，尿道口经常有白色分泌物，尿道刺痒，排尿疼痛，严重者可形成尿道狭窄或梗阻。

【治疗】

本病总的中医学治法以清热解毒、利湿通淋为主。西医治疗以抗生素为主，尤其早期，按规范方案治疗较好。由于淋病通常合并感染沙眼衣原体，因此，治疗时应两种感染同时治疗。

【护理】

（一）辨证施护

1. 湿热蕴毒型

尿道口红肿、溢脓，尿急、尿频、尿痛、淋沥不止，严重者尿道黏膜水肿，附近淋巴结红肿、疼痛，女性宫颈充血、触痛，并有脓性分泌物，可有前庭大腺红、肿、热、痛等。可有发热等全身症状，舌红，苔黄腻，脉滑数。辨证施护原则为清热利湿，解毒化浊。

（1）中医特色技术

1）中药熏洗：用中药散方煎水予患者坐浴，可消炎、止痒。

2）中药贴敷：用四黄散加水、蜜调制成，涂抹成厚度为 1cm 左右的药饼，敷淋巴结红肿，疼痛处，可消肿止痛。

3）中药湿敷：用配好的中药汤剂湿敷于患处，可清热收敛。

4）针刺：取膀胱经、三阴交、中极、阴陵泉、行间、太溪，施泻法，可解毒化浊。

5）耳针：取外生殖器、尿道、膀胱、肾上腺等穴针刺，可解毒化浊。

（2）饮食指导：宜进食清热利湿之品，如茯苓瘦肉汤。

2. 毒邪流窜型

毒邪流窜型主要见于有并发症者，前列腺肿痛、拒按，小便溢浊或点滴淋沥，腰酸下坠感，女性有下腹部隐痛、压痛，外阴瘙痒，白带多，或有低热等全身不适感，舌红，苔薄，脉滑数。辨证施护原则为清热利湿，解毒化浊。

（1）中医特色技术

1）中药熏洗：用中药散方煎水予患者坐浴，可消炎、止痒。

2）中药外洗：用洁尔阴溶液外洗，可消炎止痛。

3）艾灸：用艾条艾灸足三里、三阴交、气海，可解毒化浊。

4）中药热熨：用四子散（莱菔子、紫苏子、白芥子、吴茱萸）加热外敷腰酸处，可通络止痛。

（2）饮食指导：饮食宜清热解毒之品，如海带绿豆汤。

3. 热毒入络型

热毒入络型见于播散性淋球菌感染，症见小便灼热刺痛，尿液赤涩，下腹痛，头疼，高热，或寒热往来，神情淡漠，面目浮肿，四肢关节酸痛，心悸烦闷，舌红绛，苔黄燥，脉滑数。辨证施护原则为清热解毒，凉血化浊。

（1）中医特色技术

1）中药湿敷：用配好的中药汤剂湿敷于患处，可清热收敛。

2）中药熏洗：用高锰酸钾 1∶8000 予病人坐浴，可消炎、止痒。

3）耳针：取外生殖器、尿道、膀胱、肾上腺、内分泌等穴针刺，可解毒化浊。

（2）饮食指导：饮食宜清热解毒养血之品，如金银花茶。

4. 正虚毒恋型

小便不畅，短赤，淋沥不尽，腰酸腿软，酒后或疲劳易发，食少纳差，往往伴有咽干，尿黄，便结，舌红少苔，脉细数。辨证施护原则为滋阴降火，利湿化浊。

（1）中医特色技术

1）中药外洗：用金银花、黄柏等煎水漱口，可清热利咽。

2）中药沐足：用已调好的中药方给病人沐足，可疏通经络。

3）艾灸：用艾条灸关元、气海、肾俞、足三里，可调节脏腑。

4）针刺：取膀胱俞、中极、阴陵泉、三阴交、行间、气海、肾俞、肝俞，可疏通经络、调节脏腑。

（2）饮食指导：饮食宜滋阴降火利湿之品，如银耳汤、绿豆汤等。

（二）健康宣教

1. 心理护理　淋病是可以治愈的，不必过分担心和忧虑，为了尽快恢复健康，除药物治疗外，良好的情绪也很重要。因此，得病后不必过分担心和忧虑，而应该积极配合治疗。

2. 饮食护理　在治疗期间应注意饮食宜清淡，忌食辛辣、酒及虾、蟹等发物。宜多饮水、多排尿以清洗尿道。

3. 生活护理　一般日常生活不会传染淋病，但应防止对衣物等生活用品的污染，不穿用他人内衣裤、浴具。洁身自爱，避免性乱，夫妻一方有病，应暂停性生活。加强社会的健康教育，普及性知识及性病防治知识。及早发现，及早诊断，及早治疗，治疗用药规范、足量。

4.日常锻炼　根据自身体质选择适合的锻炼方式，多呼吸新鲜空气，如散步、慢跑等。

5.用药护理　遵医嘱治疗十分必要，自行停药、增减药物或找游医治疗会有不良后果，在治疗期间遇到问题（药物反应、疗效不满意等）应及时到正规医院检查咨询。

第三节　生殖器疱疹的护理

表 15-3　生殖器疱疹的护理

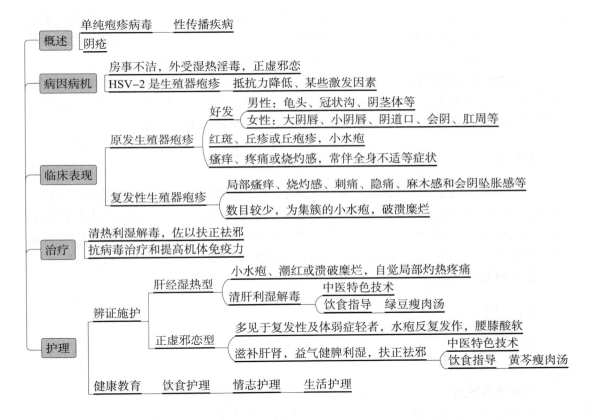

【概述】

生殖器疱疹是单纯疱疹病毒感染以外阴生殖器部位群集小水疱为特征的性传播疾病。本病属中医学"阴疮"的范畴。

【病因病机】

中医学认为本病是房事不洁，外受湿热淫毒，正虚邪恋，由湿、热、毒三邪合而致病，病与三脏关系最为密切，初起多为实证热证，反复发作者多为正虚邪恋，虚实夹杂。西医认为初发生 HSV-2 是生殖器疱疹的主要病原体，传染后引起初发生殖器疱疹。初发生殖器疱疹消退后，残存的病毒经周围神经沿神经轴转移至骶神经节而长期潜伏下来，当机体抵抗力降低或某些激发因素如发热、受凉、感染、月经、胃肠功能紊乱、创伤等作用下，可使潜伏的病毒激活，病毒下行至皮肤黏膜表面引起病损，导致复发。

【临床表现】

1. 原发生殖器疱疹　男性好发于龟头、冠状沟、阴茎体等，女性好发于大阴唇、小阴唇、阴道口、会阴、肛周等。少见的部位包括阴囊、阴阜、大腿、臀部等。有肛交行为者常见肛门、直肠受累。最初的表现为红斑、丘疹或丘疱疹，很快发展为集簇或散在的小水疱，局部可出现瘙痒、疼痛或烧灼感，常伴发热、头痛、肌痛、全身不适或乏力等症状。可有尿道炎、膀胱炎或宫颈炎等表现，腹股沟淋巴结可肿大，有压痛。

2. 复发性生殖器疱疹　表现为局部瘙痒、烧灼感、刺痛、隐痛、麻木感和会阴坠胀感等。皮损数目较少，为集簇的小水疱，很快破溃形成糜烂或浅表溃疡，分布不对称，局部轻微疼痛、瘙痒、烧灼感，全身症状少见，多无腹股沟淋巴结肿大。

【治疗】

中医学认为原发性生殖器疱疹应及时治疗，防止发作，治宜清热利湿解毒；复发生殖疱疹应以清热利湿、解毒祛邪为主，佐以扶正祛邪。西医治疗主要有抗病毒治疗和提高机体免疫力，口服抗病毒药物阿昔洛韦或伐昔洛韦，每天 2～3 次，原发性生殖器疱疹一般疗程为 7～10 天；复发性生殖疱疹疗程为 5 天；频发、复发则需以较低的剂量服用较长时间的疗程。

【护理】

（一）辨证施护

1. 肝经湿热型

外阴群集小水疱，基底周边潮红，或水疱溃破形成糜烂面，自觉局部灼热疼痛或会阴、大腿内侧引痛不适，口干口苦，大便干结，小便短赤不畅，舌红苔黄腻，脉弦数或滑数。辨证施护原则为清肝利湿解毒。

（1）中医特色技术

1）中药外洗：用中药煎水微温洗涤皮损局部，可清热祛湿。

2）耳穴压豆：取内生殖器、外生殖器、肝、肾、下焦、肝、脏、脾、足三里，将中药王不留行籽置于小块胶布中央，然后贴在穴位上，可调理脏腑、利湿解毒。

3）中药外涂：用青黛散适量加麻油调匀外涂糜烂处，可清热、润肤。

4）针刺：在发作期可选用长强、会阴、曲骨等穴位针刺，施泻法，可扶正祛邪、清血解毒。

5）中药湿敷：用中药汤剂湿敷于患处，可消炎止痒、清热收敛。

（2）饮食指导：饮食宜清热解毒凉血之品，如绿豆瘦肉汤。

2. 正虚邪恋型

外阴水疱反复发作或发作的间歇期，腰膝酸软，手足心热，口干心烦，失眠多梦，或抑郁焦虑，忧心忡忡，食少困倦，大便溏，舌红少苔或舌淡苔白，脉细数或细弱。此证多见于复发性生殖器疱疹的非发作期和生殖器疱疹反复发作、体弱症轻者。辨证施护原则为滋补肝肾、益气健脾利湿、扶正祛邪。

（1）中医特色技术

1）中药外洗：用中药煎水微温洗涤皮损局部，可清热利湿。

2）中药外涂：可用紫草油外涂糜烂处，可清热、润肤。

3）针刺：常用穴位有曲池、合谷、足三里、三阴交、大椎等，施泻法，可调节气血、清热祛毒。

4）艾灸：取足三里、三阴交、肾俞、脾俞等穴位行艾灸治疗，可温通经络、散寒除湿。

（2）饮食指导：饮食宜滋补肝肾、益气健脾利湿之品，如黄芩瘦肉汤。

（二）健康教育

1. 饮食护理　少食辛辣热毒发物，减少复发，宜进食新鲜蔬菜水果。

2. 情志护理　解释本病的自然病程，强调其复发性和无症状排毒的可能性，无症状期间也可发生单纯疱疹病毒传播；告诉患者本病复发的常见诱因，避免心理紧张、抑郁或焦虑等不良情绪，通过避免复发诱因可减少复发；告知育龄期患者（包括男性患者）有关胎儿和新生儿单纯疱疹病毒感染的危险性。保持心情舒畅，良好作息时间，避免疲劳。

3. 生活护理　注意性生活卫生，避免不洁性生活。感染静止期性生活时使用避孕套，感染活动期禁止性生活。早期妊娠妇女患原发性生殖器疱疹应终止妊娠，晚期感染者宜进行剖宫产。

第十六章　案例 ▷▷▷▷

一、带状疱疹

王某，女，59 岁，2013 年 9 月 14 日入院。

【主诉】

疲劳后出现右侧肩颈胸部疼痛 1 周，散在红斑，簇状水疱 5 日。

【病史】

患者 1 周前因疲劳后出现右侧颈肩胸部疼痛 2 周，2 日后出现散在红斑，其上簇状水疱，伴阵发性刺痛，夜间较剧。

【四诊摘要】

右侧颈肩胸部疼痛出现散在红斑，其上簇状水疱，结褐色痂皮，伴阵发性刺痛，纳可，眠差，二便调，舌红，苔薄黄，脉弦。

【诊断】

西医诊断：带状疱疹。
中医诊断：蛇串疮（肝经郁热型）。

【治疗】

中医以"清肝泻火，解毒止痛"为法，内外兼治，以达到清热解毒、通络止痛的作用。西医以抗病毒、止痛、调节免疫及营养神经为主。

【辨证施护】

辨证施护原则：清肝利湿解毒止痛，应以稳定情绪、心理疏导为主。

（一）中医特色技术

1. 中药外洗 用中药煎水微温洗涤皮损局部，可祛除秽物、洁净皮损，以清肝利湿解毒。

2. 中药湿敷配合照射 予金粟兰酊配合红外线灯照射湿敷患处，有助于水疱干敛结痂，以达到温经通络、解毒止痛之功效。

3. 中药外涂法 水疱无溃破糜烂渗液，可用紫金锭研末后加入四黄消炎洗剂中外搽患处，起到消炎止痛之功效。水疱干涸结痂部分，可用莫匹罗星外搽痂皮防感染。

4. 针刺 采用局部针刺方法促进皮损愈合，皮损局部围针并向皮损基底部透刺。或按皮肤损害所在部位循经取穴。以清泻肝胆郁火、调整脏腑功能、通行气血、平衡阴阳，从而达到内病外治的目的。

5. 火针 以火针针刺皮疹处以温经散寒、通经活络。

（二）饮食指导

饮食宜清淡、易消化，多吃新鲜蔬菜水果，少食煎烤油炸食品。忌食鱼腥虾蟹、鸡、羊肉等食物，忌辛辣刺激食物。如马齿苋煲粥，即马齿苋 100~120g，洗净，切成小段，加大米适量，煮成稀粥服食，可略加食盐调味。

（三）健康宣教

1. 情志护理 指导患者使用放松疗法，如开天门、音乐疗法。

2. 皮肤护理 注意皮肤清洁，可用温水冲洗，忌揉搓、搔抓，嘱勿使用刺激性沐浴物品及勿用热水烫洗皮肤。嘱患者勿搔抓皮肤或撕脱皮损，应使痂皮自然脱落。

3. 体位护理 卧床休息可减少体内的正能量往外发散，取健侧卧位，防止压迫水疱致创面与皮肤粘连，防止摩擦及继发感染。

4. 生活护理 生活起居上避免寒、湿、风邪的侵入，保持病室内通风良好，室温宜偏凉。

5. 日常锻炼 根据病情好转程度适当增加活动量，根据自身体质选择合适的锻炼方式，呼吸新鲜空气，改善全身血液循环，如散步、太极拳等，增强机体免疫力。

6. 睡眠护理 予耳穴压豆法、头部穴位按摩以调理脏腑，安神助眠。

7. 用药护理 做好用药的健康指导。

（四）效果评价

1. 9 月 18 日，治疗后第 5 天，患者睡眠情况改善，患处疼痛明显减轻。
2. 9 月 22 日，治疗后第 9 天，患者痂皮自行脱落，皮肤完整，无破损。

二、单纯疱疹

何某，女，45 岁，2016 年 6 月 28 日入院。

【主诉】

左臀部起红斑、水疱伴痛痒 1 周。

【病史】

患者 1 周前左臀部出现红斑、小水疱，痛痒明显，当时未予重视及就医，自行外涂阿昔洛韦乳膏后，皮疹未见明显消退，并逐渐增多，痛痒加剧，随至我院皮肤科门诊就诊。

【四诊摘要】

左臀部片状红斑、小水疱，局部红肿，痛痒明显，无发热恶寒，无口干口苦，纳眠可，时有尿频尿急，大便调，舌淡红，边有齿印，苔黄微腻，脉弦。

【诊断】

西医诊断：单纯疱疹。
中医诊断：热疮（肺胃风热型）。

【治疗】

中医以"祛风清热解毒"为法，标本兼治，以达到清热解毒、祛风止痒的作用。西医方面，局部治疗以收敛、干燥、防止继发感染为主，全身治疗以减轻疼痛及提高人体的免疫力为主。其目的在于减轻症状，促进皮损愈合，减轻传染性，预防和减少复发及并发症。

【辨证施护】

辨证施护原则：祛风清热解毒。

（一）中医特色技术

1. 开天窗　予患处常规消毒后，用无菌剪刀剪开水疱下缘，用棉签将疱液去除，以收敛、散热。

2. 中药外涂　用三黄洗剂外加紫金锭外搽，可清热解毒。水疱破溃时可用黄连油或青黛油外搽，保护创面。

3. 中药湿敷　用纱布浸入金粟兰酊药液中敷于患处，可活血化瘀、消炎止痛。

4. 中药外洗　可用雄黄洗剂、酞丁胺搽剂外洗，以散热、收敛、消炎、止痒。

5. 艾灸　艾灸蜘蛛穴，可增强补接阳气而致抗病有力，调理气血、温经、回阳通络。

（二）饮食指导

宜进食养阴清热、通络止痛之品，如丝瓜、苦瓜、雪梨、蝶菊茶蜜饮等，亦可食用槐花糕。少食甜食及易胀气食品。

（三）健康宣教

1. 皮肤护理　注意皮肤清洁，可用温水洗浴，忌热水烫洗或摩擦患处。少用刺激性较大的洁肤、护肤产品。勤剪指甲，勿搔抓皮肤或撕脱皮损，应使痂皮自然脱落。

2. 体位护理　取健侧卧位，防止摩擦及继发感染。

3. 生活护理　避免寒、湿、风邪的侵入，保持病室内通风良好，室温宜偏凉。注意床单位的干净、整洁，每日更换宽松棉质衣服，注意个人卫生。

4. 日常锻炼　根据病情，劳逸结合，适当锻炼身体，增强抵抗力，预防外感，如慢跑、太极拳、散步等。

5. 情志及睡眠护理　加强与患者沟通，避免急躁不安情绪，忌怒，积极配合治疗。睡前温水沐足或予耳穴压豆法、头部穴位按摩以调理脏腑，安神助眠。

6. 消毒隔离方面　做好防护措施，以防交叉感染。

（四）效果评价

1. 7月1日，治疗后第4天，患者左臀部水疱已全部结痂，疼痛较前缓解，已无瘙痒，二便调。

2. 7月4日，治疗后第7天，患者左臀部小片状色素沉着斑，结痂脱落，疼痛明显减轻。

三、疣——扁平疣

陈某，女，28岁，2016年7月7日入院。

【主诉】

面部及手背淡红色扁平丘疹一年余。

【病史】

患者于 2015 年 6 月发现面部及双手背伸侧出现淡红色扁平丘疹，微痒，曾到广州市多家三甲医院就诊，均诊断为扁平疣，使用多种药物治疗后，皮疹仍不断增多。患者自发病以来，易烦躁，做事无耐心，难以入眠，大便较干，晨起口干口苦，月经屡提前，并伴下腹隐痛。为求进一步系统治疗，至我院门诊就诊。

【四诊摘要】

面部、双手散在分布淡红、暗褐色扁平丘疹，呈线状分布，微痒，眠差，易烦躁，口苦，大便干，舌红，苔黄，脉弦细。

【诊断】

西医诊断：扁平疣。
中医诊断：扁瘊（肝经郁热）。

【治疗】

中医以"疏肝清热调经，解郁散结"为法，以外治为主。西医以局部治疗为主，全身治疗服用抗病毒药物。

【辨证施护】

辨证施护原则：疏肝清热，解毒消疣。

（一）中医特色技术

1. 中药贴敷　将鸦胆子 30g，剥去外壳取仁捣烂极碎。先将疣体常规消毒，刺破见血，将少许药涂疣上，外用纱布固定，1 周即可自行脱落。

2. 中药涂擦　用 5% 氟尿嘧啶软膏外涂，或用水晶膏直接涂于患处。水晶膏是以生石灰和糯米调成的膏药，具有点灼疣体的作用，可散结消疣。

3. 中药外洗　选用大青叶、板蓝根、红条紫草、香附、郁金、赤芍、枯矾煎水微温外洗疣体，可清热、解毒。

4. 耳针　用耳针留于双侧耳的肺和皮质下两穴，外贴胶布，早晚用手轻压留针处，7 天为一个疗程，达到调节脏腑功能的目的。

5. 冷冻疗法　用液氮进行局部冷冻疗法，以消疣散结。

（二）饮食指导

宜进食疏风清热、解毒散结之品，如马齿苋、大青叶、紫草、败酱草煎水服。禁食辛辣刺激性食物，禁烟酒，宜进食高蛋白、高维生素食物，同时保持大便通畅。

（三）健康宣教

1. 心理护理 医护人员应做到热情、周到，与患者耐心细致地交谈，给予患者信心。

2. 生活护理 保持良好的卫生习惯，不共用毛巾，勤换衣物。免疫力低下者应增强抵抗力，加强身体锻炼。

3. 皮肤护理 保持皮肤清洁，勿用热水烫洗，尽量选择棉质衣物，避免摩擦、搔抓患处。

4. 创面护理 疣体脱落后指导患者注意保持创面干洁，避免搔抓，根据患者伤口情况，及时换药，记录患者皮肤情况。

（四）效果评价

1. 7月13日，治疗后第7天，患者皮疹颜色变淡、变暗，部分脱屑，无新发丘疹，无瘙痒，仍有烦躁，能入睡，易醒，大便调。

2. 12月20日，治疗后第14天，患者皮疹较前变暗淡，少许皮屑，睡眠好转，无明显烦躁，病情基本稳定。

四、丹毒

陈某，男，55岁，2018年12月17日入院。

【主诉】

左小腿、左足红肿热痛4天。

【病史】

患者4天前突发左小腿、左足红肿疼痛，局部肿胀，肤色鲜红，压痛明显，肤温升高，患者未予重视，未行系统治疗。随后患者开始出现寒战，无发热，左侧腹股沟疼痛，红斑继续扩大，且左小腿开始出现水疱、大疱，疼痛加重，行走困难，遂至我院门诊就诊。

【四诊摘要】

左足、左小腿见红斑、肿胀，红斑边界清楚，肤温升高，压痛，左小腿见水疱、大疱、血疱；左侧足趾缝见浸渍、发白，少许瘙痒，口干口苦，眠差，二便调，舌红，苔黄微腻，脉滑数。

【诊断】

西医诊断：丹毒。
中医诊断：脚气病（湿热蕴毒）。

【治疗】

中医以"清热利湿，解毒化瘀"为法。西医学治疗原则为积极抗菌，早期、足量有效的抗生素治疗，物理疗法包括红外线、激光等。

【辨证施护】

辨证施护原则：清热利湿，解毒化瘀，实则泻之。

（一）中医特色技术

1. 中药外洗 用中药煎水微温洗涤皮损局部，可祛除秽物、洁净皮损，以利湿解毒。

2. 中药湿敷 用纱布浸入痰热清注射液敷于患处，可清热祛湿、消肿止痛、促进吸收。

3. 中药涂擦 予香莲散涂擦左足趾缝，可利湿解毒。

4. 中药贴敷 将四黄粉以水、蜜调制涂抹厚度约1cm冷敷，敷药面积应超过红肿部位1～2cm，一天两次，一次敷药4～6小时，可清热解毒止痛。

5. 耳穴贴压 取神门、脑、交感、枕、肾上腺、皮质下等穴。

（二）饮食指导

宜进食清热利湿解毒之品，如粳米蒲公英粥、野菊花煎水代茶饮。忌食肥甘厚腻、辛辣腥发之品。

（三）健康宣教

1. 皮肤护理 床边隔离，保持皮肤的清洁卫生，穿着合适的鞋袜和棉制衣物，使用足趾分开器，以保持趾缝干燥透气。避免穿着化纤毛织品，减少摩擦、搔抓，避免强烈阳光直射患部皮肤。唇及颊部出现皮肤黏膜破损时，少讲话，少咀嚼，避免疼痛加重。如有水疱要观察有无新起，加强皮肤护理，敷料污染及时更换，焚烧处理。

2. 体位护理 急性期应卧床休息，下肢丹毒，抬高患肢30°～40°，利于淋巴静脉回流，减轻肿胀。尽可能暴露水肿部位，避免翻身时擦伤、剥脱、局部挤压，防止炎症扩散。观察红赤肿胀的部位、性质、范围，每日定时、定位用软尺测量患肢肿胀部位的周径，以了解肿胀变化情况。患侧肢体严禁静脉输液。

3. 生活护理 观察神志，生命体征及疼痛部位、性质、程度等情况。指导患者生活规律，放松心情，减少压力，注意个人卫生，禁止手指挖鼻孔，保持大便畅通。向患者和家属介绍本病的诱发因素，使其掌握自我护理方法。

4. 日常锻炼 加强锻炼，提高抵抗力，指导患者正确描述疼痛部位、性质、程度。有肌肤破损者须彻底治疗，防止复发。

5. 睡眠护理 避免熬夜，予耳穴压豆、头部穴位按摩以调理脏腑，安神助眠。

6. 用药护理 全身治疗：抗生素治疗，遵医嘱用药，勿擅自加减药物，症状改善或局部红肿消退后，继续巩固治疗，防止复发。口服中药汤剂宜温服，服药后观察皮疹及体温的变化。局部治疗：外用抗生素类软膏。外敷药时，注意观察皮肤变化，如有小面积溃疡，局部出现红疹、瘙痒时，及时报告医师，协助处理。

（四）效果评价

12月21日，治疗后第5天，患者左足、左小腿红斑颜色变淡，肿胀减轻，疼痛缓解，左侧足趾缝浸渍、发白较前改善，瘙痒减轻，眠差，二便调。

五、皮肤癣病——脚癣

张某，男，93岁，2018年12月7日入院。

【主诉】

双足背、足趾缝反复浸渍糜烂6年，再发并加重3周。

【病史】

患者6年前双足趾缝瘙痒剧烈，搔抓至皮肤损伤后出现双足多个足趾糜烂、浸渍发白，足背肿胀，双下肢红斑，瘙痒疼痛不适，当时至我科住院治疗，诊断为"脚癣（伴感染）"。经治疗症状缓解后出院，出院后仍反复出现浸渍糜烂，间断于我院及外院住院治疗。3周前患者双足趾缝再次出现浸渍糜烂，渗出严重，无明显瘙痒，自行外涂药膏及泡脚，症状未见缓解，逐渐加重，为求进一步系统治疗，至我院门诊就诊。

【四诊摘要】

双足肿胀，表面暗红斑、色素沉着斑，双足趾缝浸渍糜烂渗液，轻度疼痛，无明显瘙痒，无口干口苦，纳眠可，小便频，大便调，舌黯红，舌质干，苔薄黄微腻，脉细。

【诊断】

西医诊断：脚癣。

中医诊断：脚湿气（湿热瘀阻）。

【治疗】

中医以"清热利湿，活血化瘀"为法，标本兼治。西医根据实验室检出的感染菌丝类别及其对抗真菌药敏感情况采用规范的抗真菌药物治疗。

【辨证施护】

辨证施护原则：清热利湿解毒，应以防邪毒入里为主。

（一）中医特色技术

1. 中药外洗法　用中药煎水或香莲外洗液泡水放凉后清洗皮损局部，可清热燥湿、解毒。

2. 中药湿敷法　用纱布浸入痰热清注射液敷于患处，可抑制渗出、消炎、杀菌、收敛。

3. 中药掺药　用香连散外撒于患处，可解毒消散、收敛止痒。

4. 中药外涂　用三黄洗剂外擦皮损无破溃处，可清热解毒止痛。

5. 中药贴敷法　用四黄水蜜冷敷红肿热痛处，可清热解毒、消肿止痛。

（二）饮食指导

宜进食清热利湿解毒之品，如牛蒡子薏苡仁瘦肉汤。

（三）健康宣教

1. 皮肤护理　注意保持皮肤清洁，勤洗澡洗脚，保持皮肤干爽；尽量避免搔抓和烫洗皮损。禁用肥皂、洗衣粉等碱类之物洗手足。

2. 生活护理　规律生活，养成良好的睡眠习惯。

3. 家庭护理　注意避免交叉感染，个人生活用品应分开放置与处理。尽量避免养宠物，或注意宠物的清洁卫生。

4. 生活用品护理　衣物、鞋袜、床单被套、毛巾等应烫洗并曝晒，勤更换。

5. 用药护理　指导患者勿自行用药或停药，以免出现耐药菌。内服抗真菌药物时应注意不良反应，定期查肝功能及血常规。

（四）效果评价

1. 12月10日，治疗后第4天，患者双足肿胀减轻，双足趾缝渗液减少，无明显疼痛。

2. 12 月 13 日，治疗后第 7 天，患者双足肿胀完全消退，双足趾缝糜烂面较前缩小，无渗液、疼痛及瘙痒。

六、疥疮

黄某，男，68 岁，2018 年 12 月 12 日入院。

【主诉】

全身丘疹伴瘙痒一月余。

【病史】

患者 1 个月前无明显诱因出现全身瘙痒，自诉当时无原发皮疹，因瘙痒持续难耐，遂至当地医院就诊，诊断为湿疹，并住院治疗，病情较前好转后出院。出院 1 周后，患者左手掌心出现丘疹伴瘙痒，自行涂药膏处理，期间症状进一步加重，丘疹逐渐扩散至躯干四肢，瘙痒加剧，为求进一步系统治疗，至我院门诊就诊。

【四诊摘要】

全身散在红斑、丘疹，可见血痂、抓痕，夜间痒甚，阴茎及阴囊可见数个黄豆大小结节，无糜烂渗液，无疼痛，口干口苦，纳眠一般，大便干，小便尚可，舌红，苔微黄，脉弦。

【诊断】

西医诊断：疥疮。
中医诊断：疥疮（痰火郁结）。

【治疗】

中医以"清肝泻火，化痰散结"为法，内外兼治，以外治为主。西医学一般包括两个方面，即全身治疗和局部治疗。常用药物有氯苯那敏口服、苯海拉明肌注，局部用硫黄膏外涂等。

【辨证施护】

辨证施护原则：清肝泻火、化痰散结，应以稳定情绪，心理疏导为主。

（一）中医特色技术

1. 中药外洗法　涂药前和用药后第 4 天，用疥疮结节洗方煎水外洗，可清热杀虫。

2. 液氮冷冻法　用液态氮气喷于患处，可镇静止痒。

3. 中药外涂法　用 15%~25% 的硫黄膏加地奈德乳膏涂擦，每天早晚各涂 1 次，连续 3 天，第 4 天洗澡，换席被，可杀虫止痒。

4. 中药封包法　药膏外涂后用特制薄膜包封患处，可软化结节，促进药物吸收。

（二）饮食指导

宜进食清肝泻火、化痰散结之品，如竹茹陈皮粥。

（三）健康宣教

1. 皮肤护理　治疗第 1~4 天避免洗澡。瘙痒剧烈时可戴棉质手套。

2. 生活护理　规律生活，加强锻炼，注意个人卫生，勤洗澡，居室应通风透气，定期清洁消毒。

3. 生活用品护理　衣物、鞋袜、床单被套、毛巾等应烫洗并日光曝晒，勤更换。

4. 家庭护理　注意避免交叉感染，发现患者应及时隔离，个人生活用品应分开放置与处理。尽量避免养宠物，或注意宠物的清洁卫生。

5. 日常活动　患者应遵守一些公共场所规定，不去游泳池游泳，不去公共浴室洗澡。

6. 用药护理　坚持用药，勿自行用药或停药，患者治愈后，应观察 1 周，未出现新的病情才算治愈。

7. 心理护理　密切关注患者心理变化，耐心听取患者的主诉及意见，为患者提供及时有效的帮助。

（四）效果评价

1. 12 月 15 日，治疗后第 4 天，患者全身红斑颜色变暗，丘疹较前变平，血痂、抓痕减少，瘙痒缓解，无口干口苦，大便干，眠一般。

2. 12 月 19 日，治疗后第 8 天，患者全身皮疹进一步消退，无抓痕、血痂，瘙痒明显缓解，二便调，睡眠改善。

七、湿疹

袁某，男，83 岁，2018 年 4 月 16 日入院。

【主诉】

全身多形皮疹伴瘙痒一年余，伴双下肢浮肿 10 天。

【病史】

患者一年前无明显诱因全身起红斑、丘疹、脱屑，伴瘙痒明显，于当地医院就诊，诊断为"湿疹"，予抗过敏、止痒等对症处理，治疗后症状缓解，但皮疹时有反复。10天前瘙痒加重，伴双下肢浮肿。

【四诊摘要】

全身散在红斑、丘疹、斑块，部分融合成片，干燥、脱屑，局部可见抓痕、血痂，少许瘙痒，双下肢浮肿，纳眠可，二便调，舌淡黯，苔白腻，脉弦数。

【诊断】

西医诊断：湿疹。
中医诊断：湿疮（脾虚湿瘀化热）。

【治疗】

中医以标本兼治为原则，治以健脾化湿、清热活血化瘀为法。西医以抗炎、抗过敏为主。

【辨证施护】

辨证施护原则：健脾化湿，清热活血化瘀。应以稳定情绪，心理疏导为主。

（一）中医特色技术

1. 中药外洗　用中药煎水微温洗涤皮疹局部，可洁净皮疹、调理气血。
2. 艾灸　可艾灸足三里、气海、关元等穴位，可健脾祛湿。
3. 中药湿敷　用马齿苋湿敷皮疹处，可清热祛湿。
4. 耳穴压豆　取耳穴的肺、脾、三焦及相关部位，将中药王不留行籽置于小块胶布中央，然后贴在穴位上，并适当用力按压，可调理脏腑。

（二）饮食指导

饮食宜清淡、健脾利湿之品，如赤小豆粥。忌酒、辛辣、鸡肉、鸭肉、牛肉、羊肉、海鲜等发物。

（三）健康宣教

1. 皮肤护理　注意皮肤清洁，可用温水冲洗，忌揉搓、搔抓，嘱勿使用刺激性沐浴物品及勿用热水烫洗皮肤。嘱患者勿搔抓皮肤或撕脱皮损。

2. 生活护理　生活起居上避免寒、湿、风邪的侵入，保持病室内通风良好，室温宜偏凉。

3. 日常锻炼　根据病情好转程度适当增加活动量，根据自身体质选择合适的锻炼方式，呼吸新鲜空气，改善全身血液循环，如散步、太极拳等，增强机体免疫力。

4. 心理护理　湿疹患者应避免精神紧张和过度劳累，避免病情加重。

5. 用药护理　服用抗过敏药物有头晕、嗜睡等副作用，用药后要注意安全，尤其是司机及高空作业者，在工作期间禁服抗过敏药物。急性期禁用刺激性强的药物，以免加重病情。

（四）效果评价

1. 4 月 21 日，治疗后第 5 天，患者全身散在红斑较前变淡，丘疹、斑块较前变平，部分融合成片，仍少许干燥、脱屑，瘙痒减轻，双下肢浮肿较前消退。

2. 4 月 25 日，治疗后第 9 天，患者全身散在红斑、丘疹、斑块较前消退，部分融合成片，偶有瘙痒，双下肢浮肿较前消退。

八、接触性皮炎

区某，男，75 岁，2018 年 10 月 9 日入院。

【主诉】

左下肢红肿糜烂渗液 15 天。

【病史】

患者 15 天前左下肢无明显诱因出现红斑丘疹，少许渗液，遂至外院门诊就诊后予炉甘石、依沙吖啶乳膏外用，皮疹未见好转。后左下肢胫前可见大片红斑、丘疹、小水疱，边界清楚，部分可见糜烂，渗液明显，散在抓痕、血痂，左下肢稍浮肿，自觉瘙痒不适，少许疼痛。

【四诊摘要】

全身散在色素沉着斑，左下肢胫前红斑、丘疹，边界清楚，周围绕以小水疱，局部糜烂渗液，可见抓痕、血痂，皮疹无明显痒痛，左小腿水肿，纳眠可，二便调，舌红，苔薄黄微腻，脉弦滑。

【诊断】

西医诊断：接触性皮炎。
中医诊断：漆疮（湿热下注型）。

【治疗】

中医治疗以实则泻之为原则，以清热祛湿为法。西医以抗炎抗过敏、对症止痒为主。

【辨证施护】

辨证施护原则：清热祛湿，应以避免接触过敏源为主。

（一）中医特色技术

1. 中药外洗 用中药煎水微温洗涤皮损局部，可祛除秽物、洁净皮损，以清热祛湿。

2. 中药湿敷 予痰热清湿敷患处，可清热利湿消肿。

3. 中药外涂 外涂夫西地酸乳膏及消炎油纱，清热利湿。

4. 耳穴压豆 取耳穴心、肾、神门、肺、脾，将中药王不留行籽置于小块胶布中央，然后贴在穴位上，并适当用力按压，可调理脾胃。

（二）饮食指导

饮食以清淡、清热祛湿之品，如冬瓜薏苡仁绿豆汤。多吃蔬菜、水果，多饮水。并给予易消化的饮食，忌食辛辣、煎炸、鹅、虾、蟹、海鱼等动风腥发食物。

（三）健康宣教

1. 皮肤护理 注意皮肤清洁，可用温水冲洗，忌揉搓、搔抓，不宜用热水或香皂、沐浴露洗澡，避免搔抓刺激，禁用强刺激性外用药。

2. 生活护理 生活起居上避免寒、湿、风邪的侵入，保持病室内通风良好，室温宜偏凉。尽量少接触肥皂等碱性物质。

3. 日常锻炼 根据病情好转程度适当增加活动量，根据自身体质选择合适的锻炼方式，呼吸新鲜空气，改善全身血液循环，如散步、太极拳等，增强机体免疫力。

4. 用药护理 遵医嘱用药，减少接触化妆品、染发剂、农药、动物皮毛、植物等。

（四）效果评价

1. 10月13日，治疗后第4天，患者左下肢胫前红斑、丘疹，部分水疱已消退，小腿下段仍有小量糜烂渗液，少许疼痛，左小腿水肿较前减轻。

2. 10月18日，治疗后第9天，患者左下肢胫前水疱消退，遗留暗红斑，无明显疼痛，左小腿水肿减轻。

九、特应性皮炎

【案例分析】

严某，男，19 岁，2018 年 11 月 10 日入院。

【主诉】

全身起多形皮疹伴瘙痒一月余。

【病史】

1 个月前因食用羊肉后开始出现面部、躯干、四肢红斑、脱屑，瘙痒明显，局部伴有糜烂、渗液，遂至当地诊所就诊。具体治疗不详，症状未见改善，遂至我院门诊就诊，予盐酸依巴斯丁胶囊口服抗过敏，复方甘草酸苷片口服抗炎，硼酸洗液湿敷、氧化锌油外擦后，皮疹缓解不明显。

【四诊摘要】

全身皮肤干燥，面颈部、四肢、躯干可见大片红斑、暗红斑、斑块，局部皮肤增厚呈苔藓样变，部分皮疹融合成片，散在抓痕、血痂，双眼睑浮肿，双耳后、颈部局部皮肤糜烂，少许渗液，皮疹对称分布，口干，纳可，眠一般，小便黄，大便烂，舌红，苔黄腻，脉弦略数。

【诊断】

西医诊断：特应性皮炎。
中医诊断：四弯风病（心脾湿热型）。

【治疗】

中医以健脾泻心、清热利湿为法，内外兼治，以达到健脾清热利湿的作用。西医以缓解症状，避免诱发和加重因素，抗组胺药物控制瘙痒，抗生素控制感染为主。

【辨证施护】

辨证施护原则：清心泻火、利湿止痒，应以稳定情绪、心理疏导为主。

（一）中医特色技术

1. 中药熏洗　用已调好的中药方予病人熏洗，可清洁皮肤、疏通腠理、毒邪外祛。

2. 针灸 常用穴位有风池、大椎等，可祛风清热止痒。

3. 中药外涂 用黄连油、青黛油、氧化锌油、青鹏软膏外涂，可收敛渗液、润肤。

4. 中药湿敷法 用痰热清、黄柏溶液湿敷渗液处，可收敛消肿。

（二）饮食指导

饮食宜进食清心泻火、利湿止痒之品，多食新鲜蔬菜、瓜果，忌辛辣、腥味等刺激性食物，忌烟酒、浓茶、咖啡、煎炸、冰冻饮品等，还应补充水分。尽量避免接触过敏源检测阳性或日常易导致过敏的食物，但也必须与实际情况相结合。

（三）健康宣教

1. 适宜锻炼 适当锻炼身体有益于增强体质，如慢跑、练瑜伽、打太极拳等，但应注意减少汗液分泌刺激，避免剧烈运动，并且运动后需尽快洗澡、更换宽松棉质衣服，夏天尽量减少户外运动，避免去人群密集的地方，避免室外阳光曝晒，加重病情。

2. 生活护理 宜35~37℃的温水浴清洁皮肤，浸泡5~10分钟，沐浴以每天1次为宜，浴后立即使用保湿护肤剂滋润皮肤，每天至少2次，均匀涂抹全身，可轻轻按摩直至全部吸收。

3. 皮肤护理 宜穿着宽松纯棉质的衣裤，避免皮肤接触刺激性纤维、羊毛、粗的纤维纺织品等，贴身衣物最好不带颜色，去除衣物商标，减少刺激。

4. 环境调护 保持空气清新，不宜养宠物，室外避免到花草较多的地方。以免吸入或接触诱发病情加重，保持室内适宜温湿度，可明显减轻症状，室内要求凉爽、通风和清洁。

5. 个人调护 勤剪指甲，防止夜间抓伤瘙痒部位，引起炎症。

6. 心理调护 特应性皮炎患者因为皮肤异常变化，疾病迁延不愈，经常表现出紧张、易怒，感情上过于敏感，过分依赖。多给予安慰、解释、保证和鼓励。

7. 患者家属调护 可以开展各种教育课堂，向患者及家属交代特异性皮炎为慢性、反复性疾病，需要长期在医生指导下治疗管理，医患配合对于获得良好疗效非常重要；使患者及家属对疾病性质、治疗方案和疾病转归有清楚的认识，为医患关系的建立及长期治疗管理奠定良好的基础。

（四）效果评价

1. 11月13日，治疗后第3天，头面颈部、四肢、躯干可见红斑、斑块较前消退，双耳后、颈部局部皮肤糜烂、渗液减轻，双眼睑浮肿减轻，瘙痒减轻。

2. 11月16日，治疗后第6天，皮疹较前稍改善，双耳后、颈部局部皮肤糜烂减轻，双眼睑无浮肿，瘙痒改善。

十、荨麻疹

王某，男，20岁，2018年10月8日入院。

【主诉】

全身反复性出现风团 4 年。

【病史】

患者诉瘙痒起风团反复发作四年余。发作时以四肢多见，晨起或遇风增多，自诉天冷骑摩托车时加重，由于工作原因而未做治疗。诊见淡红色风团，痒甚，大小便正常。

【四诊摘要】

全身见水肿性红斑，眼睑水肿，瘙痒明显，伴呼吸困难、胸闷，纳眠可，二便调，舌淡红边略有齿印，苔薄白，脉细。

【诊断】

西医诊断：慢性荨麻疹。
中医诊断：隐疹（气血亏虚型）。

【治疗】

中医以益气养血固表为法，内外兼治，以达到补气收敛固表的作用。西医以抗炎、抗过敏及对症止痒为主。

【辨证施护】

辨证施护原则：益气养血固表，应以稳定情绪、心理疏导为主。

（一）中医特色技术

1）中药蒸汽：把中药放进自动气疗仪，进行全身气疗，可疏经通络，促进体内"邪毒"的排出，有利于扶正固本。

2）火罐：将火罐扣在神阙穴上，进行拔罐，可活血通络。

3）穴位埋线法：取羊肠线埋入穴位，持续刺激穴位，可祛邪扶正。

4）耳穴压豆疗法：选取肝、心、肾、神门等穴位，将中药王不留行籽置于小块胶布中央，然后贴在穴位上，并适当用力按压，可调理脏腑功能，提高机体抵抗力。

5）腹针法：选取中脘、下脘、气海、关元为主穴；滑肉门、外陵、大横为配穴，在腹部进行针刺，可调理脾胃和补肝肾的功能，以扶正祛邪为主。

6）穴位贴敷疗法：用蜂蜜将中药颗粒调成糊状，取黄豆大小贴于神阙穴，可抗过敏，提高机体免疫功能，扶正祛邪，防止诱发。

（二）饮食指导

饮食宜清淡、易消化、益气养血的食物，如当归黄芪煲瘦肉粥，即当归、黄芪各20g，瘦肉200g，煮粥。多吃新鲜蔬菜水果，少食煎烤油炸食品。忌食鱼腥虾蟹、鸡、羊肉等食物，忌辛辣刺激食物。

（三）健康宣教

1. 皮肤护理 注意皮肤清洁，可用温水冲洗，忌揉搓、搔抓，嘱勿使用刺激性沐浴物品及勿用热水烫洗皮肤。嘱患者勿搔抓皮肤或撕脱皮损。

2. 生活护理 日常生活方面，应尽量避免接触发病的过敏源，部分荨麻疹患者对花粉过敏，故不要在室内放置花草，以免加重病情，同时注意定期开窗通风，保持空气新鲜。勤更换衣裤，保持个人卫生。

3. 日常锻炼 根据病情好转程度适当增加活动量，根据自身体质选择合适的锻炼方式，呼吸新鲜空气，改善全身血液循环，如散步、太极拳等，增强机体免疫力。

4. 用药护理 做好药物的健康指导，避免接触抗原性药物、某些消炎药、镇静剂等，定时定量服药。

5. 康复指导，远离以下发病诱因 ①食物及其添加剂：主要为动物性蛋白（如海鲜、牛肉、蛋等）、食物中的调料、防腐剂。②细菌、病毒、寄生虫感染。③吸入物：粉尘、动物皮屑等。另外，部分病人的发病还可与精神刺激及遗传因素有关。

6. 情志护理 应尽量避免精神刺激和过度劳累，因精神刺激、过劳均可导致荨麻疹反复发作。培养积极乐观的人生观，工作上注意劳逸结合。

（四）效果评价

1. 10月10日，治疗后第2天，躯干、四肢皮疹颜色变淡，部分皮疹消退，眼睑水肿较前减轻，瘙痒较前减轻。

2. 10月12日，治疗后第4天，全身皮疹基本消退，瘙痒基本缓解，双侧眼睑水肿消退。

十一、药物性皮炎

宁某，男，35岁，2018年7月11日入院。

【主诉】

服药后全身起皮疹伴瘙痒5天。

【病史】

患者半月前因胃部胀痛不适，未行检查，予阿莫西林、奥美拉唑口服，5天前出现双上肢起红斑、丘疹，伴有明显瘙痒，部分中央可见水疱，遂至当地医院就诊。考虑"药物性皮疹"，予以地塞米松（剂量不详）等药物治疗后，皮疹未见明显消退，仍不断增多，红斑、斑丘疹逐渐蔓延至躯干、四肢。

【四诊摘要】

全身散在红斑、斑丘疹，局部可见水疱干涸、结痂，瘙痒明显，无发热恶寒，无疼痛腹泻，无胸闷心慌，无恶心呕吐，口苦无口干，纳可，眠差，二便调，舌红，苔微黄腻，脉弦。

【诊断】

西医诊断：药物性皮炎。
中医诊断：药毒病（风湿热证型）。

【治疗】

中医以实则泻之为则，以清热除湿、祛风止痒为法，内外兼治。西医以抗炎、抗过敏、止痒为主。

【辨证施护】

辨证施护原则：疏风清热、凉血解毒。应以稳定情绪、心理疏导为主。

（一）中医特色技术

1. 中药外洗　用生石膏、生地黄、栀子、黄连、连翘、丹皮、竹叶、知母、金银花等中药，水煎外洗，可清热止痒；用润肤紫草油外涂皮肤，可凉血解毒润肤。

2. 耳穴压豆　取耳穴神门、心、内分泌、皮质下、交感及相关部位，将中药王不留行籽置于小块胶布中央，然后贴在穴位上，并适当用力按压，可调理脏腑。

3. 艾灸　依照皮疹所在部位循经取穴，常用穴位有内关、合谷、曲池、足三里、三阴交等，用艾条灸，可调和气血、通畅经络、清热解毒。

（二）饮食指导

饮食宜清淡、易消化、清疏风清热、凉血解毒的食物，如莲子薏米煲粥。多饮水，多吃新鲜蔬菜水果，少食煎烤油炸食品。忌食鱼腥虾蟹、鸡、羊肉等食物，忌辛辣刺激食物。饭后勤漱口。

（三）健康宣教

1. 皮肤护理　注意皮肤清洁，可用温水冲洗，忌揉搓、搔抓，嘱勿使用刺激性沐浴物品及勿用热水烫洗皮肤。嘱患者勿搔抓皮肤或撕脱皮损。

2. 生活护理　生活起居上避免寒、湿、风邪的侵入，保持病室内通风良好，室温宜偏凉。

3. 日常锻炼　根据病情好转程度适当增加活动量，根据自身体质选择合适的锻炼方式，呼吸新鲜空气，改善全身血液循环，如散步、太极拳等，增强机体免疫力。

4. 用药护理　做好用药的健康指导。告知患者此次引起过敏的药物，嘱其避免再次服用。在医生指导下用药，避免自行使用刺激性和有毒的药物。

（四）效果评价

1. 7月13日，治疗后第3天，患者全身斑丘疹明显消退，部分痂皮脱落，瘙痒明显缓解。

2. 7月15日，治疗后第5天，患者全身散在色素沉着，时有瘙痒。

十二、日光性皮炎

黎某，女，31岁，2018年6月26日入院。

【主诉】

面颈部起水肿性红斑、渗液伴痒2天。

【病史】

患者两天前无明显诱因出现面颈部水肿性红斑，剧烈瘙痒，搔抓后有渗液。

【四诊摘要】

面颈部大片红斑、斑丘疹、丘疹、丘疱疹，双唇肿胀，鼻、唇部有渗液，上覆浆痂，疹间有抓痕、血痂，瘙痒剧烈，口干无口苦，纳眠可，小便调，易便溏，舌红，苔黄微腻，脉滑数。

【诊断】

西医诊断：日光性皮炎。
中医诊断：日晒疮（湿毒搏结型）。

【治疗】

中医以清热利湿、解毒为法，内外兼治，以达到清热利湿解毒的作用。西医予抗炎，抗过敏，调节免疫为主。

【辨证施护】

辨证施护原则：清热利湿解毒，应以日常护理、心理疏导为主。

（一）中医特色技术

1. 中药外涂　用炉甘石洗剂可消炎止痒、清热收敛。

2. 中药湿敷　用痰热清冷湿敷患处，用纱布浸入药液湿敷于渗出或糜烂较多的皮损，可抑制渗出、消炎收敛。

3. 针刺　取脾俞、肾俞、上巨虚、丰隆穴，施平补平泻法，不留针，再取百会、足三里穴用补法，可清热利湿解毒。

4. 耳穴压豆　取小肠、肾、大肠、内分泌、三焦，将中药王不留行籽置于小块胶布中央，然后贴在穴位上，可调理脏腑，利湿祛毒。

（二）饮食指导

饮食宜清热利湿解毒、清淡、易消化的食物，如绿豆粥。多饮水，多吃新鲜蔬菜水果，少食煎烤油炸食品。忌食鱼腥虾蟹、鸡、羊肉等食物，忌辛辣刺激食物，戒烟酒。

（三）健康宣教

1. 生活护理　尽可能避免直接日光直接照射，不宜在强光下活动，外出时注意避光或涂避光防护剂。尽量避免外界不良刺激，合理安排休息和工作时间，保持心情平和舒畅，保证每天睡眠充足。

2. 皮肤护理　皮肤瘙痒者，指导患者可看书籍或听音乐分散注意力，避免搔抓，以防继发感染。注意皮肤保养，保持皮肤清洁。

（四）效果评价

1. 7 月 1 日，治疗后第 5 天，患者瘙痒症状改善，患者皮损明显减轻。

2. 7 月 3 日，治疗后第 7 天，患者皮疹变暗变薄，无渗液，瘙痒减轻，皮肤完整，无破损。

十三、瘙痒病

刘某，女，22 岁，2013 年 7 月 14 日入院。

【主诉】

全身反复瘙痒三年余，加重两个月。

【病史】

患者于2010年6月开始出现面颈部瘙痒，随即于躯干、四肢均自觉瘙痒，无明显皮疹，瘙痒逐渐加重，遂至当地医院就诊，诊断为皮肤瘙痒症，给予相关处理后，病情可暂时性好转。停药后又反复发作，经多家医院治疗后，疗效欠佳，病情反复，夏重冬轻。两个月前，于外出游玩后感面部躯干、四肢瘙痒，反复搔抓，难以入睡，自行口服抗阻胺药物，瘙痒未见缓解。两个月来，患者患处瘙痒逐渐加重。为求进一步治疗，遂至我院就诊。

【四诊摘要】

患者青年，面部、躯干、四肢见抓痕、结痂，自觉瘙痒较甚，遇热加重。身材中等，面部色红，心烦口渴，纳可眠差，大便偏干，舌红，苔薄黄，脉弦。

【诊断】

西医诊断：皮肤瘙痒症。
中医诊断：风瘙痒（血热风盛型）。

【治疗】

中医以清热祛风止痒为法，内外兼治。西医方面用抗组胺类、镇静止痒类等药物。应积极寻找发病原因，进行相应治疗，以求彻底治疗，预防复发。

【辨证施护】

辨证施护原则：清热凉血、祛风止痒，应以清热祛风止痒为主。

（一）中医特色技术

1.中药药浴　用中药汤剂微温予患者泡浴，可祛除秽物、洁净皮损、清热祛风止痒。
2.中药外涂　用消炎止痒霜外涂，可消炎、清热止痒。
3.穴位注射　用卡介菌多糖核酸注射液，取双侧足三里穴位注射，可清热止痒。
4.耳背放血　耳背常规消毒，以无菌三棱针，针破耳背静脉，放少许血，待其自止，每周一次。可泄热止痒。

（二）饮食指导

宜进食清热凉血、祛风止痒之品，如鲜藕苦瓜排骨汤。忌食辛辣刺激性食物。

（三）健康宣教

1. 皮肤护理　注意皮肤清洁，可用温水冲洗，忌揉搓、搔抓，避免过度洗烫皮肤，使用中性无刺激性的沐浴露，沐浴后使用身体保湿霜。

2. 心理护理　避免情绪波动，可通过聊天、听音乐、看书等转移注意力缓解瘙痒。

3. 生活护理　尽量不穿化纤贴身内衣、皮毛制品。生活起居上避免热、湿、风邪的侵入，保持病室内通风良好，室温宜偏凉。

4. 日常锻炼　根据自身体质选择合适的锻炼方式，呼吸新鲜空气，改善全身血液循环，如散步、太极拳等，增强机体免疫力。

5. 睡眠护理　予耳穴压豆法、头部穴位按摩以调理脏腑，安神助眠。

6. 用药护理　做好药物的健康指导。积极治疗诱发本病的原发局部性及系统性疾病。

（四）效果评价

1. 7月18日，治疗后第5天，患者瘙痒减轻，抓痕、结痂消退，二便调，仍觉阵发性瘙痒。

2. 7月22日，治疗后第9天，患者瘙痒减轻，无新起皮疹，散在色素沉着斑，胃纳可，睡眠好转，二便调。

十四、痒疹

赵某，女，41岁，2015年5月14日入院。

【主诉】

四肢起丘疹、结节伴瘙痒两个月，加重1周。

【病史】

患者两个月前开始于双下肢出现散在丘疹，瘙痒明显，多次于外院就诊，诊断为"过敏性皮炎"，予左西替利嗪、赛庚啶口服，地奈德乳膏、尿素软膏外擦等治疗。治疗后皮损未见好转，逐渐发至双上肢。1周前四肢皮损增多，瘙痒加剧，影响睡眠。为求进一步治疗，遂至我院就诊。

【四诊摘要】

四肢散在丘疹、结节、抓痕、血痂、色素沉着。便秘，时腹泻，纳眠可，舌淡红，苔黄微腻，脉弦细。

【诊断】

西医诊断：结节性痒疹。
中医诊断：顽湿聚结。

【治疗】

中医以祛风清热、利湿散结为法，内外兼治。西医则主要以去除病因、止痒、消炎、预防继发感染为主。

【辨证施护】

辨证施护原则：祛风利湿止痒。

（一）中医特色技术

1. 中药封包　可用炉甘石洗剂、硫黄膏、除湿止痒膏外搽，并封包皮损部位，可收敛、除湿、止痒散结。

2. 中药湿敷　用纱布浸入痰热清溶液中敷于患处，可清热解毒、止痒。

3. 中药药浴　苦参、蛇床子、大风子、百部，煎水外洗，可祛风除湿。

4. 刺络拔罐　用梅花针叩刺皮疹部位，以微渗血为度，然后在叩刺局部拔火罐放血，可祛湿止痒。

5. 冷冻　用液氮冷疗瘙痒处皮损，可凉血止痒。

6. 针刺　上半身有皮损取内关、曲池、合谷；下半身有皮损取血海、三阴交、足三里；四肢及躯干有皮损取曲池、足三里。双侧交替取穴。可调和气血，通畅经络，祛风止痒。

（二）饮食指导

宜进食祛风利湿止痒之品，如猪大肠绿豆汤、粳米葱白淡豆豉粥等。饮食宜清淡，多吃水果蔬菜。忌辛辣刺激性饮食及腥发之物，如鱼虾、牛、羊肉、韭菜、芹菜、姜、葱、蒜等。

（三）健康宣教

1. 皮肤护理　告知患者不能搔抓，勿用热水烫洗，勿用肥皂等刺激性清洗剂；可轻拍瘙痒部位，修剪指甲，必要时给患者戴手套限制搔抓；或听舒缓音乐，分散患者注意力；宜选用干净宽松纯棉衣物。

2. 情志护理　患者常因剧烈瘙痒、病程长、病情反复，易出现焦虑烦躁、抑郁悲观、恐惧等心理问题，严重时还会影响睡眠质量和工作、日常生活。因此，护理人员要关心体贴患者，态度和蔼，经常与患者交流。应详细讲解该病的发病原因、诱发因素、临床症状及治疗措施，使其能够遵医嘱配合治疗。

3. 生活护理 注意生活节律，宜慎起居，调饮食。保证大便通畅，养成良好的排便习惯。注意避免虫咬、日晒，讲究个人卫生。

4. 睡眠护理 保证充足的睡眠，保证精神和情绪的稳定。予耳穴压豆法、头部穴位按摩以调理脏腑，安神助眠。

（四）效果评价

1. 5 月 18 日，治疗后第 5 天，患者自觉瘙痒缓解，局部结节仍较坚实，二便调。

2. 9 月 22 日，治疗后第 9 天，患者瘙痒明显缓解，局部结节颜色暗淡变小，表面肥厚粗糙，纳眠可，二便调。

十五、神经性皮炎

张某，女，51 岁，2015 年 2 月 14 日入院。

【主诉】

颈项部反复斑块伴瘙痒十年余，加重半月。

【病史】

患者于 10 年前开始出现颈项部阵发性瘙痒，经反复搔抓，颈项部局部皮肤逐渐出现皮色斑块，皮肤肥厚、浸润，呈苔藓化，皮嵴隆起，皮沟加深。自行外涂激素类药膏，皮疹可暂时性消退，十年来病情反复发作。半月前，皮疹复发，瘙痒剧烈，遂至我院门诊就诊。

【四诊摘要】

颈项部见不规则暗红色斑块，浸润肥厚，皮疹呈苔藓化改变，边界清晰，自觉瘙痒较甚。平素急躁易怒，面红目赤，纳尚可，眠差，多梦，大便干，小便黄，舌红苔薄黄，脉弦数。

【诊断】

西医诊断：神经性皮炎。
中医诊断：牛皮癣（肝经化火）。

【治疗】

中医以清肝泻火为法，内外兼治。西医治疗以避免刺激、镇静、止痒、内外合治为主，常用药物有抗组胺类、镇静催眠类药物等。

【辨证施护】

辨证施护原则：疏肝清热、凉血息风，应以稳定情绪，心理疏导为主。

（一）中医特色技术

1.刺络拔罐 用梅花针在病变区域反复叩刺，以局部皮肤发红、见有出血点为度，叩刺区加拔火罐，可疏通经络、清热泻火、行气活血。

2.中药外涂 用三黄洗剂外搽，可清热、抗菌。

3.中药封包 用复方尿素乳膏涂于患处，并用特质封包材料包封患处，以止痒润肤，软化皮疹。

4.针刺 可取曲池、血海、大椎、足三里、三阴交等穴，予用针刺病患部位，可疏通经络。

5.封闭 对泛发性神经性皮炎患者，行普鲁卡因封闭疗法，可镇静止痒。

6.冷冻 用液氮冷疗瘙痒处皮损，可凉血止痒。

（二）饮食指导

宜进食疏肝清热、凉血息风之品，如夏枯草茶、菊花茶、牡丹皮玄参瘦肉汤等。忌食虾、蟹、牛羊肉、咖啡、酒及辣椒、花椒、大蒜、韭菜。嘱患者多食蔬菜、多饮水。

（三）健康宣教

1.皮肤护理 指导患者勿用热水烫洗皮肤，勿用肥皂等刺激性清洗剂，减少沐浴次数，可轻拍瘙痒部位；修剪指甲，减少搔抓，睡觉时给患者戴手套；听舒缓音乐，分散患者注意力；保持皮肤滋润，尤其是冬季，应加强润肤剂的使用，对过度干燥的房间考虑用加湿器

2.心理护理 护理人员要关心体贴患者，态度和蔼，经常与患者交流。应详细讲解该病的发病原因、诱发因素、临床症状及治疗措施，使其能够遵医嘱配合治疗。

3.生活护理 注意生活节律，宜慎起居，调饮食；保证大便通畅，养成良好的排便习惯；避免直接接触羊毛及化纤制品，尽量选择柔软舒适、透气性好（如纯棉、蚕丝）的衣物，穿着应宽松，少穿化纤内衣及毛织物，以免产生静电刺激皮肤。

4.睡眠护理 保证充足的睡眠，保证精神和情绪的稳定。予耳穴压豆、头部穴位按摩以调理脏腑，安神助眠。

（四）效果评价

1. 2月18日，治疗后第5天，患者斑块颜色变淡、变暗、变薄，瘙痒减轻但仍剧烈，影响睡眠，大便仍偏干。

2. 2月22日，治疗后第9天，患者斑块无明显浸润、肥厚、苔藓化，遗留色素沉着斑，胃纳可，睡眠好转，二便调。

十六、银屑病

马某，女，52 岁，2017 年 9 月 10 日入院。

【主诉】

反复全身红斑、鳞屑十余年，加重 1 个月。

【病史】

患者 10 年前开始出现四肢伸侧红斑，上覆多层鳞屑，薄膜现象（＋），滴露现象（＋）。曾至多家医院就诊，病情反复发作，每年冬季加重，夏季缓解。外院反复予糖皮质激素外用，口服甲氨蝶呤、阿维 A，但因肝功能异常而停药。近期因生活压力增大，再次全身起暗红色肥厚斑块，上覆大量鳞屑，遂至我院就诊。

【四诊摘要】

头皮鳞屑较多，可见束状发，四肢伸侧及躯干部可见暗红色肥厚斑块，上覆较厚鳞屑。指甲可见顶针样改变。面色晦暗，舌质黯红，可见瘀点，苔白，脉沉涩。

【诊断】

西医诊断：银屑病。
中医诊断：白疕（血瘀型）。

【治疗】

中医以活血化瘀、润燥去屑为法，内外兼治，以达到活血化瘀的作用。西医学方面则以甲氨蝶呤、皮脂类固醇激素、免疫调节剂、环孢素 A、雷公藤制剂、他克莫司等药物治疗为主，以及光疗等物理治疗方法。近年来亦兴起了一些新的治疗方法，如生物制剂治疗等。

【辨证施护】

辨证施护原则：活血化瘀，主要以活血为主。

（一）中医特色技术

1. 中药药浴法　用活血化瘀类中药熏洗全身，可清除鳞屑，保持皮肤干净，并起活血化瘀之效。

2. 中药外涂法　使用青鹏软膏、复方蛇脂软膏外擦全身炎症皮肤以舒缓皮肤，保护皮肤屏障，并起到活血化瘀之效。

3. 火罐治疗　在肥厚皮损及暗红斑处进行闪罐，直至皮肤稍微发红为止。闪罐可促进局部气血畅通，以达到化瘀活血之效。

4. 放血疗法　取患者肥厚皮损或者暗红斑处进行放血治疗。充分暴露皮损后常规消毒，以注射器针头刺破皮肤，挤出 1~2 滴血，消毒棉签拭去血液，或在刺破处外加留罐治疗。可调和气血，通畅经络，引邪外出，解毒化瘀。

（二）饮食指导

宜进食活血化瘀行气之品，如当归、川芎等物煲汤饮，山楂、丝瓜等煎汤饮，三七木瓜酒等。忌食甜食及易胀气食品，注意保持大便通畅。

（三）健康宣教

1. 皮肤护理　注意皮肤清洁，可用温水冲洗，忌揉搓、搔抓，嘱勿使用刺激性沐浴物品及勿用热水烫洗皮肤。嘱患者勿搔抓皮肤或撕脱皮损，应使鳞屑自然脱落。

2. 体位护理　卧床休息可减少体内的正能量往外发散，皮疹面积大时需要俯卧休息，避免关节隆凸部位受压。

3. 生活护理　生活起居上避免寒、湿、风邪的侵入，保持病室内通风良好，室温宜偏凉，多接受日照。

4. 日常锻炼　根据病情好转程度适当增加活动量，根据自身体质选择合适的锻炼方式，呼吸新鲜空气，改善全身血液循环，如散步、太极拳等，增强机体免疫力。

5. 睡眠护理　予耳穴压豆、头部穴位按摩以调理脏腑，安神助眠。

6. 用药护理　做好药物的健康指导。指导外用药膏用量的使用，包括指尖药膏用量及全身皮损面积评估。

（四）效果评价

1. 9 月 14 日，治疗后第 5 天，患者全身鳞屑明显减少，全身肥厚斑块较前变平，皮损总面积未见缩小。

2. 9 月 21 日，治疗后第 12 天，患者皮疹明显好转，面积约减少至初诊 20%，躯干、四肢遗留色素减退斑，病情稳定。

十七、多形红斑

胡某，男，40 岁，2017 年 12 月 22 日入院。

【主诉】

全身起红斑、鳞屑伴瘙痒 20 天。

【病史】

患者 20 天前出现全身多处红斑，斑丘疹伴糜烂渗出，瘙痒剧烈，于当地医院行激素、抗生素等治疗，症状未见明显减轻。2017 年 12 月 20 日患者因症状加重。为求进一步治疗，遂至我院就诊。

【四诊摘要】

颈部、躯干可见弥漫性红斑、鳞屑，双大腿可见大小不等类圆形斑片，红斑中央可见干涸水疱，呈靶形，皮疹呈对称分布，伴剧烈瘙痒，无疼痛，无发热恶寒，口干无口苦，无咽痛咳嗽，纳一般，眠差，二便调，舌偏红，苔白腻，脉滑。

【诊断】

西医诊断：多形红斑。
中医诊断：猫眼疮（风湿热证）。

【治疗】

中医以清热利湿、祛风止痒为法，内外兼治。西医方面首要原则是积极去除可疑病因，对症处理，防治并发症，用抗组胺药、皮质类固醇激素。

【辨证施护】

辨证施护原则：为清热利湿、祛风止痒。

（一）中医特色技术

1. 中药湿敷　用痰热清注射液或中药汤剂湿敷于患处，可消炎止痒、清热收敛。
2. 中药熏洗　用已调好的中药方予病人熏洗，可清洁皮肤、疏通腠理、毒邪外祛。
3. 穴位贴敷　把药物研成细末，加温水调至糊状敷于神阙穴，可调节脏腑，扶正祛邪。
4. 耳穴压豆　用王不留行籽压耳穴，以调理脏腑。
5. 针疗　针刺阿是穴、风池、百会、大椎等，施泻法，可调节气血、除湿祛毒。

（二）饮食指导

宜进食清热利湿、解毒止痒之品，如牛蒡子、白茅根煲瘦肉汤。

（三）健康宣教

1. 皮肤护理　将患者置于温度、湿度适宜的环境中，坚持每日更换床单、被褥，保持干净、清洁。修剪指甲，勿搔抓皮肤。指导患者注意保持皮肤皱褶处皮肤清洁干燥。严格遵循消毒隔离，以免发生皮肤感染。

2. 用药护理　做好药物的健康指导。避免增减药物，定时定量服药。

（四）效果评价

1. 12月26日，治疗后第5天，患者原皮疹较前变暗，鳞屑减少，瘙痒缓解。

2. 12月30日，治疗后第9天，患者原皮疹较前明显变暗，部分消退，瘙痒明显改善，睡眠改善，仍觉口苦。

十八、红斑狼疮

张某，女，47岁，2016年6月30日入院。

【主诉】

面部蝶形红斑伴关节疼痛1年。

【病史】

患者半年前面部出现蝶形红斑，双侧指关节疼痛，时有低热，无口腔溃疡。至当地医院就诊，诊断为系统性红斑狼疮（具体诊疗经过不详）。现维持激素治疗，为求进一步系统治疗，至我院门诊就诊。

【四诊摘要】

面部蝶形红斑，双上肢指关节疼痛，时有潮热及烦躁感，无口腔溃疡，口干无口苦，纳眠可，二便调，舌红苔微黄，脉弦细。

【诊断】

西医诊断：系统性红斑狼疮。
中医诊断：红蝴蝶斑（阴虚火旺）。

【治疗】

中医以滋阴补肾、清热凉血为法，抓住扶正与祛邪两端，内外兼治。西医治疗原则为消除变应性炎症、纠正病理过程和使用免疫抑制或免疫调节药物，进行免疫调节。

【辨证施护】

辨证施护原则：滋阴补肾，凉血清热。

（一）中医特色技术

1. 针刺　取穴风池，间使，华佗夹脊之胸 3、胸 7、胸 11，足三里，可调和气血。

2. 耳针　针刺心、肺、神门、肾上腺、脑穴，可调节脏腑。

3. 中药贴敷　用四黄散加上蜂蜜与温水搅拌至糊状，敷于患处，可行气活血，缓解关节肿痛。

（二）饮食指导

宜进食滋阴补肾、凉血清热之品，如山药、芡实、核桃仁、瘦肉煲汤饮等。

（三）健康宣教

1. 皮肤护理　注意皮肤清洁，可用温水冲洗，忌揉搓、搔抓，暂勿使用有刺激性的洁面用品及勿用热水烫洗皮肤，勿使用化妆品。

2. 生活护理　避免日光暴晒和紫外线照射（尤其是活动期）。外出宜用避阳伞或戴宽沿草帽，穿长袖衣和长裤，戴手套，必要时外用遮光剂，做好防晒。不用化妆品、染发剂，避免接触农药及某些装饰材料。其他如强烈电灯光、X 线亦能引起本病的加剧，应避免接触。消除能引起本病的诱因，避免使用诱发本病的药物，防止受凉、感冒或其他感染。

3. 饮食护理　合理安排饮食，注意营养及维生素的补充。避免辛辣、刺激、油腻性食物，忌食或少吃芹菜、蘑菇等食物，禁烟酒。

4. 心理护理　精神因素对本病的病情发展有一定影响，所以应该让患者对本病有正确的认识，拥有良好的心态和与疾病做斗争的信心，消除患者思想顾虑和恐惧心理。动员家庭、单位等社会支持系统给予支持。

5. 用药护理　告知患者需长期服药，应定期复诊，口服激素时应严格在医生的指导下用药，不能随便停药或减量。

6. 日常锻炼　指导患者作息规律化，劳逸结合，可因地制宜进行适当的保健强身锻炼，可选择八段锦等，增强免疫力。

（四）效果评价

1. 7 月 3 日，治疗后第 4 天，患者面部蝶形红斑，关节疼痛好转。

2. 7 月 7 日，治疗后第 8 天，患者面部红斑较前变淡，无关节疼痛，病情稳定。

十九、皮肌炎

梁某，女，29 岁，2018 年 7 月 19 日入院。

【主诉】

四肢、面颈部水肿性紫红斑 1 个月，泛发至全身伴乏力两周。

【病史】

患者 1 个月前双手背、双足背开始出现散在紫红斑、丘疹，无水疱、鳞屑，糜烂渗液，伴少许瘙痒，患者未予重视，随后皮疹逐渐增多，蔓延至四肢，以伸侧为主，且面部开始出现同样水肿性紫红斑，伴少许瘙痒，至当地医院就诊，诊断为"过敏性皮炎"。经治疗后，病情改善不明显，随后病情逐渐加重，皮疹泛发至全身，以头面颈部、前胸、后背、四肢大片水肿性紫红斑为主，伴有明显乏力，全身肌肉酸痛，蹲下后无法自行站立，偶有呛咳，吞咽乏力，无呼吸困难。为求进一步治疗，遂至我科门诊就诊。

【四诊摘要】

头面颈部、躯干、四肢泛发大片水肿性紫红斑，面部眶周、眼睑肿胀明显，双手背指关节处可见密集紫红色丘疹，无水疱、大疱，全身皮肤瘙痒明显，全身肌肉酸痛乏力，难以站立、行走，偶有吞咽困难。烦渴，怕热，易出汗，口干口苦，纳可眠差，二便调。舌红，苔黄，脉滑数。

【诊断】

西医诊断：皮肌炎。
中医诊断：肌痹病（气分热盛型）。

【治疗】

中医以养阴清热解毒为法，内外兼治，以达到清热解毒的作用。西医治疗主要使用类固醇激素和免疫抑制剂。

【辨证施护】

辨证施护原则：养阴清热解毒。

（一）中医特色技术

1. 中药外洗　用中药煎水微温洗涤皮损局部，洁净皮损，可清热利湿解毒。
2. 中药湿敷　用痰热清注射液湿敷患处，可清热消肿。
3. 中药贴敷　用四黄散加上蜂蜜与温水搅拌至糊状，敷于肌肉关节疼痛处，可行气活血，缓解关节肿痛。
4. 摩擦　选用活络油、金粟兰酊在酸痛之处推拿按摩，配合使用神灯、激光治疗仪透热的物理治疗法，可镇痛、通络、防肌肉萎缩和挛缩。

5. 中药外涂　用除湿止痒软膏外擦于皮疹处，以润肤止痒。

（二）饮食指导

宜进食养阴清热解毒之品，如益元清热祛湿汤。

（三）健康宣教

1. 皮肤护理　注意皮肤清洁，可用温水冲洗，忌揉搓、搔抓，嘱勿使用刺激性沐浴物品及勿用热水烫洗皮肤。

2. 生活护理　活动期尽量卧床休息，避免感染，避免日晒。冬春季节要注意防寒防湿，切忌风吹受寒或雨淋受湿。夏季穿长袖长裤睡觉，不宜用竹席、竹床；注意保暖不受凉，尤其关节部位要用护套保护。预防感冒。

3. 日常锻炼　积极锻炼，增强体质，提高抗病能力，如太极拳、易筋经、八段锦等。

4. 情志护理　保持心情舒畅，避免劳累。

5. 饮食护理　忌食肥甘厚味、生冷、辛辣之品，以免伤脾化湿，可进食富含维生素和蛋白质食物。

（四）效果评价

1. 7 月 25 日，治疗后第 7 天，患者皮疹颜色变淡变暗，水肿缓解，全身肌肉酸痛缓解。

2. 7 月 30 日，治疗后第 12 天，患者全身皮疹无水肿，颜色进一步变淡变暗，全身肌肉酸痛明显缓解。

二十、天疱疮

李某，女，68 岁，2018 年 11 月 30 日入院。

【主诉】

口腔反复水疱、糜烂四月余，泛发至全身十余天。

【病史】

患者于 4 个月前舌头、唇部及口腔黏膜无明显诱因出现数个绿豆大小水疱，呈持续性疼痛。自行外购药物治疗，疗效欠佳。随后水疱逐渐增多，局部水疱破溃，形成糜烂面，伴疼痛不适，遂至当地医院就诊，病情无明显好转，口腔黏膜水疱、糜烂逐渐增多。10 天前无明显诱因脐周、腰背部及双下肢出现数粒绿豆至黄豆大小水疱，少许瘙痒，伴疼痛不适，于当地医院就诊后，病情控制不理想，皮疹泛发至全身，以红斑、水疱为主，水疱破溃后可见鲜红色糜烂面，疼痛加重。为求进一步治疗，遂至我院门诊就诊。

【四诊摘要】

唇、口腔黏膜可见红斑、糜烂面、结痂，头部、躯干、四肢可见红斑、水疱、糜烂面、渗液，伴疼痛不适，少许瘙痒，口干口苦，纳眠差，二便调，舌红，苔黄，脉弦。

【诊断】

西医诊断：寻常型天疱疮。
中医诊断：天疱疮病（热毒炽盛）。

【治疗】

中医以清热解毒、凉血清营为法，内外兼治。西医治疗以糖皮质激素为首，合用免疫抑制剂、抗生素、血制品支持治疗为原则。

【辨证施护】

辨证施护原则：清热解毒，凉血清营。

（一）中医特色技术

1. 中药药浴法 予患者行中药药浴，每天 1 次，可祛除秽物、洁净皮损，以清热解毒。

2. 中药湿敷法 予痰热清溶液湿敷，一天两次，每次 30 分钟，注意无菌操作，可抑制渗出、消炎收敛。

3. 开天窗法 用无菌剪刀将大疱开天窗，可保护创面，除湿祛毒。

4. 中药贴敷法 根据皮损特点及分泌物培养结果用本院中医敷料（消炎油纱、生肌油纱、凡士林油纱）及无菌纱布包扎患处，可保护创面，消炎生肌。

5. 中药含漱法 用中药汤剂予患者含漱，一日数次，已抑菌、消炎、止痛。

6. 刺络放血法 用针具在患者浅表血络施以针刺，放出适量血液，可泻热解毒、调和气血。

（二）饮食指导

宜进食清热凉血、解毒除湿之品，如金银花、板蓝根冲水温服，绿豆、薏仁、扁豆、黄瓜、苦瓜、冬瓜等食物。多进食新鲜蔬果，忌辛辣、刺激食物。口腔糜烂疼痛时，予流质或半流质饮食。

（三）健康宣教

1. 皮肤护理　口腔黏膜护理，患者因患者长期大量使用激素及免疫抑制剂，易发生口腔真菌感染，指导患者勤漱口、多饮水，应每日观察口腔黏膜是否出现破溃、脓点或白膜，如发现真菌感染及时通知医生进行处理。水疱、糜烂渗出较多的皮肤，注意避免受压，及时更换皮肤敷料，避免皮肤感染，避免自行剥脱痂皮。

2. 心理护理　患者因病情重，恢复缓慢，常出现悲观、恐惧、绝望等情绪，怕留有瘢痕和色素斑，心理压力大，护士应与患者建立良好的护患关系，多与患者及家属沟通，及时了解患者思想动态，耐心安慰患者，解除患者的思想顾虑，使其积极配合治疗和护理。

3. 生活护理　患者皮肤及黏膜破溃、糜烂，协助患者剪短指甲，叮嘱患者勿搔抓患处。

4. 日常锻炼　病人长期使用皮质类固醇药物，导致机体抵抗力下降，免疫功能低下，易发生各系统的感染，为预防感染的发生，鼓励病人咳嗽、咳痰，避免坠积性肺炎的发生。在病情稳定的情况下鼓励病人可适当活动，促进病愈。

5. 睡眠护理　予耳穴压豆、头部穴位按摩以调理脏腑，安神助眠；睡前可进食一杯牛奶，提高睡眠质量。

6. 用药护理　做好药物的健康指导，对于激素类药物，嘱患者一定要在医生指导下用药，切勿擅自改量、减药或停药，以免引起病情反跳加重病情。激素宜晨起顿服，服药前尽量进食，以减少不良反应。

（四）效果评价

1. 12 月 6 日，治疗后第 7 天，患者唇、口腔黏膜部可见红斑、糜烂面、结痂，头部、躯干、四肢可见红斑、糜烂面、渗液，伴疼痛与少许瘙痒，但仍有新发大小不等的水疱，睡眠改善。

2. 12 月 13 日，治疗后第 14 天，患者唇、口腔黏膜部可见红斑、结痂、糜烂面较前缩小，头部、躯干、四肢可见红斑，糜烂面、糜烂处皮肤干燥，无渗液，局部可见新生皮肤组织，未见新发水疱，无明显疼痛及瘙痒，纳眠可。

二十一、过敏性紫癜

杨某，男，18 岁，2018 年 7 月 10 日入院。

【主诉】

双小腿瘀点瘀斑两周，加重 2 天。

【病史】

患者于两周前开始出现咽痛，初不予重视，几天后双小腿出现散在瘀斑、瘀点，双膝关节酸痛，无腹痛，遂至当然医院就诊，诊断为过敏性紫癜，给予西可韦、雷尼替丁、维生素 C 等药，外用类固醇激素药膏等治疗，病情稍好转，但几天后皮疹增多，为求进一步系统治疗，遂至我院门诊就诊。

【四诊摘要】

双小腿散在瘀点瘀斑，咽部不适，双膝关节偶有酸痛，无腹痛，口干，大便干，小便黄，舌黯红，舌苔黄，脉弦滑。

【诊断】

西医诊断：过敏性紫癜。
中医诊断：葡萄疫（风热伤营）。

【治疗】

中医以清热凉血消斑为法，以祛邪为主，内外兼治。西医以去除病因，避免接触可疑致敏的物质，对症用药为原则，合用激素类、免疫抑制剂等。

【辨证施护】

辨证施护原则：清热解毒，凉血止风。

（一）中医特色技术

1. 中药沐足 用中药包泡温水沐足 20 分钟，可活血化瘀、清热解毒、调节身体机能、降低复发率。
2. 针刺 依照皮疹所在部位循经取穴，常用穴位有血海、太冲、委中、三阴交等，可通畅经络、扶正祛邪。
3. 中药涂擦 用炉甘石洗剂外搽，可凉血之风，缓解瘙痒。
4. 中药贴敷 用四黄散加上蜂蜜与温水搅拌至糊状，敷于患处 2~4 小时，可行气活血，缓解关节肿痛。

（二）饮食指导

宜进食清热解毒、凉血止风之品，如金银花、甘草、桔梗泡水代茶饮，木耳、冬瓜、茄子、西红柿、绿豆、甲鱼、鸭肉、山药、百合等。特别忌食肥甘厚腻、温热性食物，如牛羊肉、胡椒、辣椒等物。多饮水，保持大便通畅。

（三）健康宣教

1. 皮肤护理　注意皮肤清洁，可用温水冲洗，忌揉搓、搔抓，嘱勿使用刺激性沐浴物品及勿用热水烫洗皮肤。嘱患者勿用力搔抓皮肤。穿纯棉的宽松的衣物。

2. 日常活动护理　注意避免与致敏原接触，如花粉、化学物品、油漆、过敏食物与药物等。过敏体质者不要养宠物，尽量减少与动物皮毛的接触，特别是已经明确致敏原的患者更应注意。

3. 生活护理　生活起居上避免寒、湿、风邪的侵入，保持病室内通风良好，注意饮食卫生，以杜绝肠道寄生虫感染的机会。

4. 日常锻炼　根据病情好转程度适当增加活动量，根据自身体质选择合适的锻炼方式，呼吸新鲜空气，改善全身血液循环，如散步、太极拳等，增强机体免疫力，提高机体对各种感染的抵抗力。

5. 疼痛护理　对患者进行疼痛评估分类，嘱患者尽量减少疼痛关节的活动，护理操作尽量集中进行，动作轻柔，减少因护理活动引起的关节疼痛。关节肿痛缓解后可适当地指导关节功能锻炼，恢复关节的功能。

6. 用药护理　做好药物的健康指导。按医嘱服药，尤其服用皮质类固醇激素药物和免疫抑制剂，必须要在医生的指导下增减量。

（四）效果评价

1. 7 月 13 日，治疗后第 4 天，患者皮疹颜色变淡、变暗，无新起丘疹，无瘙痒，关节疼痛好转，无口干、咽痛，大便调。

2. 7 月 20 日，治疗后第 11 天，患者无新起皮疹，皮疹大部分消退，无关节疼痛，病情稳定。

二十二、结节性红斑

程某，女，69 岁，2018 年 12 月 12 日入院。

【主诉】

右小腿起红斑、结节伴痛 1 年，再发泛发至左小腿 2 月。

【病史】

患者 1 年前无明显诱因下右小腿内侧出现 3 个约黄豆大小结节，压痛明显，伴阵发性刀割样疼痛，于外院治疗，诊断为脂膜炎，好转后出院。现患者右小腿内侧对称处出现黄豆大小结节，伴疼痛，自行外用药膏治疗后，疗效欠佳，其后双侧小腿结节逐渐增多，肤色偏红，肤温稍高，结节周缘出现水肿性红斑，疼痛逐渐较前加重，遂至我院门诊就诊。

【四诊摘要】

双侧小腿可见对称分布结节、红斑，皮温升高，伴疼痛不适，压痛（＋），口干，小便调，大便干，舌黯红，苔黄微腻，脉滑。

【诊断】

西医诊断：结节性红斑。
中医诊断：瓜藤缠（湿热瘀阻）。

【治疗】

中医以活血化瘀、清热利湿为法，以达到祛风清热利湿、凉血活血、散结止痛的作用。西医治疗因本病病因复杂，故以解除病因、止痛、消炎为原则。临床常用药物有抗生素类、类固醇激素、非甾体类抗炎剂等。

【辨证施护】

辨证施护原则：清热凉血，化瘀通络。

（一）中医特色技术

1. 中药外洗　用中药煎水微温洗涤结节局部，可清热散结。
2. 中药湿敷　予痰热清注射液湿敷患处，可清热解毒、收敛消肿。
3. 中药外涂　用青鹏软膏外涂患处，可清热解毒、活血止痛。
4. 刺络拔罐法　三棱针点刺出血后，根据病变范围使用大小适宜火罐，以拔出瘀血，2～4分钟起罐，用消毒干棉球清洁皮肤，随后再施拔罐治疗1次。消毒后用消毒纱布覆盖创面，用胶布或绷带固定。可使瘀血排出，泻热排毒。
5. 穴位注射　取穴位双侧取足三里，丹参注射穴位注射，隔天一次，可活血化瘀。
6. 针刺　可循经取穴，或以患处为针刺部位，将针灸针刺入患者皮肤，留针，可活血化瘀、疏通经络。
7. 中药贴敷　用四黄散加上蜂蜜与温水搅拌至糊状，敷于患处2～4小时，可清热解毒、缓解疼痛。

（二）饮食指导

宜进食清热凉血、化瘀通络之品，如金银花、菊花泡水饮。忌食辛辣、刺激、海鲜之品。

（三）健康宣教

1. 皮肤护理　注意皮肤清洁，可用温水轻轻清洗患处皮肤，忌揉搓、搔抓，嘱勿使用刺激性沐浴物品及勿用热水烫洗皮肤。嘱患者勤剪指甲，勿搔抓皮肤或按压患处，避免碰撞，防止皮肤破损。患者应穿宽松、棉质衣裤。

2. 疼痛护理　分散注意力，患者疼痛时可选择听音乐、聊天、看书等方式分散注意力。

3. 体位护理　卧床休息可减少体内的正能量往外发散，抬高患肢，减少患肢活动。疼痛者注意适宜体位，避免患处皮肤受压、摩擦而增加疼痛。

4. 生活护理　生活起居上避免寒、湿、风邪的侵入，保持病室内通风良好，室温宜偏凉。

5. 心理护理　保持心情舒畅，鼓励适当宣泄不良情绪。

6. 睡眠护理　予耳穴压豆、头部穴位按摩以调理脏腑，安神助眠。

7. 用药护理　做好药物的健康指导。

（四）效果评价

1. 12 月 15 日，治疗后第 4 天，患者双小腿结节、红斑颜色变暗，肤温正常，疼痛稍缓解。

2. 12 月 18 日，治疗后第 7 天，患者皮疹明显好转，双小腿结节变小变软，红斑变暗变淡，无疼痛，病情稳定。

二十三、痤疮

林某，女，26 岁，2015 年 4 月 14 日入院。

【主诉】

面部丘疹、粉刺 4 年，加重 2 周。

【病史】

患者约于 2007 年开始面部出现粉刺、丘疹，时发小脓疱，反复发作，月经前皮疹加重，在外院给予西药治疗，效果不显。

【四诊摘要】

前额、两侧面颊、口周、鼻旁见密集粉刺、炎症性丘疹，局部伴发小脓疱，面部油腻，遗留少许色素沉着。口干，胃纳可，夜眠欠佳多梦，大便秘结，小便黄，舌红，苔薄黄，脉细数。

【诊断】

西医诊断：寻常痤疮。

中医诊断：肺风粉刺（阴虚内热型）。

【治疗】

中医以滋阴泻火、清肺凉血为法，内外兼治，以达到滋阴泻火、清肺凉血的作用。西医以抗炎、抗敏止痒和促进皮肤修复为主。

【辨证施护】

辨证施护原则：养阴清热，应以稳定情绪，心理疏导为主。

（一）中医特色技术

1. 中药外涂　用痤灵酊外擦皮损，冬天可改用痤灵霜，可凉血泻火。

2. 刺络放血　用三棱针消毒后在耳垂前或耳垂后，或耳部的内分泌穴、皮质下穴速刺出血，可调气理血、疏通经络。

3. 中药蒸汽　用药液加热产生含有药物的蒸汽，直接作用于皮肤，可疏风清热、宣肺解毒。

（二）饮食指导

饮食宜清淡、易消化、养阴清热的食物，如金银花煎水代茶饮。多吃新鲜蔬菜水果。少食或不食高蛋白食物，忌食鱼、虾、蟹、咖啡、烟酒等辛辣、油腻、煎炸食物。保持大便通畅，养成良好排便习惯。

（三）健康宣教

1. 生活护理　养成良好生活习惯，保证充足睡眠，保持精神和情绪的稳定，避免工作、学习过于紧张。女性痤疮和月经周期密切相关者，应在月经前 1 周到医院请大夫给予调治。

2. 环境适宜　病室应通风，温湿度适宜，避免阳光直照及直接吹风。保持床单位的清洁卫生，护理人员接触患者前后要洗手，防止交叉感染，病室定时紫外线消毒。

3. 皮肤护理　保持皮肤清洁卫生，减少局部刺激，忌用手挤压粉刺和乱用药物。面部皮脂分泌过多，油腻明显的病人应经常洗脸，保持脸部干净清洁。

4. 用药护理　患处皮肤可选用合适外洗药，水温忌太热，忌擦洗太久。局部涂擦药物时，避免大范围的使用，宜将药物只擦于皮损处，薄薄地摊匀，忌涂太厚。切忌乱用药物。

（四）效果评价

1. 4 月 16 日，治疗后第 2 天，面部红斑、丘疹颜色稍变暗淡，其上脓疱部分干涸，未见新发皮疹，瘙痒缓解。

2. 4 月 20 日，治疗后第 6 天，面部红斑明显变暗淡，丘疹变平，部分消退，未见新发皮疹，轻度瘙痒。

二十四、脂溢性皮炎

刘某，男，54 岁，2013 年 02 月 25 日入院。

【主诉】

面部、前胸部红斑瘙痒一月余。

【病史】

患者 1 个月前无明显诱因出现面部、前胸部瘙痒，起暗红色斑片，上覆盖囊性丘疹，表面干燥，少许脱屑，间中至我院门诊及其他医院就诊，诊断为"脂溢性皮炎"，予诺思达、氯苯那敏、中药内服及液氮冷冻治疗等治疗后效果不明显，瘙痒加剧。

【四诊摘要】

面部弥漫性暗红斑，双颊部散在暗红色丘疹，瘙痒明显，毛孔较粗大，皮脂腺分泌旺盛，鼻部毛细血管扩张，前胸散在的红色小丘疹，上覆抓痕，腹部时有隐痛不适，大便偏稀烂，肛门排气增多，口干。舌红，苔黄微腻，脉弦滑。

【诊断】

西医诊断：脂溢性皮炎。
中医诊断：面油风病（湿热阻滞型）。

【治疗】

中医以清热化湿为法，内外兼治，以达到清热祛湿作用。西医以抗炎、抗过敏止痒治疗方案，减少油脂分泌。

【辨证施护】

辨证施护原则：清热化湿。应以稳定情绪，饮食指导为主。

（一）中医特色技术

1. 中医外洗 用中药煎水温洗涤局部皮肤，可清热解毒，活血化瘀。
2. 中药外涂 用三黄洗剂外涂患处，可清热解毒。
3. 中药湿敷 用纱布浸入马齿苋或黄柏洗剂药液中敷于患处，可收敛止痒、清热消肿。

4.耳针　取肾上腺、内分泌、神门、皮质下及皮损相应部位取穴针刺，可调节脏腑。

（二）饮食指导

少吃脂肪和辛辣刺激性食物，如烟酒、辣椒、咖啡、浓茶，少吃油腻甜食，多吃杂粮和蔬菜水果，保持大便通畅。饮食宜清热利湿、解毒消肿之品，如马齿苋煲粥。

（三）健康宣教

1.生活护理　脂溢性皮炎患者应该注意生活规律，睡眠充足。减少精神压力，保持心情愉快。急性期避免风吹日晒，脂溢性皮炎容易反复，发病时需要及时就医治疗。

2.用药护理　避免使用强刺激药物，避免乱用药物。

3.皮肤护理　洗脸、洗头时，避免烫洗和搔抓，避免使用刺激性肥皂擦洗。

（四）效果评价

1.2月27日，治疗后第2天，患者面部、前胸部瘙痒减轻，面部暗红色斑片颜色变淡，上覆盖囊性丘疹有所减少，表面干燥稍减轻，少许脱屑。

2.3月01日，治疗后第7天，患者面部、前胸部瘙痒明显减轻，面部暗红色斑片颜色变淡，散在毛囊性丘疹较前减少，脱屑、干燥减轻。毛孔较粗大，皮脂腺分泌减少。

二十五、斑秃

张某，男，37岁，2015年2月14日入院。

【主诉】

头部脱发1个月。

【病史】

患者约于2015年1月发现头枕部斑片状脱发，无瘙痒疼痛等不适，未及时诊治，脱发区域面积逐渐扩大。

【四诊摘要】

头枕部见一大小约2.5cm×2.5cm的斑片状脱发区，头皮表面光亮，边缘头发脆弱，易拔除，无瘙痒，无疼痛，自觉口干，腰酸，胃纳差，夜眠欠佳，多梦易醒，二便调。舌淡，苔薄，脉细。

【诊断】

西医诊断：斑秃。
中医诊断：油风（肝肾不足型）。

【治疗】

中医以滋补肝肾，填精生发为法，内外兼治。西医方面认为斑秃的发生可能与神经精神因素有关，应向患者耐心做思想工作，解除其精神负担，口服维生素、皮质类固醇激素，可联合物理疗法、冷冻疗法等治疗。

【辨证施护】

辨证施护原则：滋补肝肾、填精生发。应以稳定情绪、心理疏导为主。

（一）中医特色技术

1. 中药外洗　侧柏叶 20g，川芎 15g，丹参 15g，当归 15g，生何首乌 20g，干姜 10g，煎水外洗患处，可促进头皮的血液循环，头发再生。

2. 中药外涂　用生姜（老姜更佳）切片，擦患处至有热灼感为好，可促进头皮的血液循环，血流丰富，头发再生。

3. 穴位注射　取当归注射液 2mL，在双侧三阴交和足三里穴轮流注射，可补益气血，改善机能。

4. 梅花针　用梅花针叩击患处，至皮肤潮红或微微出血，可改善局部血液循环。

5. 穴位按摩　取肝俞、肾俞、血海、三阴交、风池、百会、印堂，按至酸胀感。同时配合头皮按摩，可疏肝理气、调节情志。

（二）饮食指导

宜进食滋补肝肾、填精生发之品，如牛膝、杜仲煲鸡汤。

（三）健康宣教

1. 皮肤护理　注意皮肤清洁，可用温水冲洗，忌揉搓、搔抓，嘱勿使用刺激性沐浴物品及勿用热水烫洗皮肤。

2. 情志护理　注意劳逸结合，保持心情舒畅，切忌烦恼、悲观、忧愁和动怒。发现本病后，在调治中要有耐心和信心，坚持治疗，不急不躁，查清有关病因，及时去除致病因素。

3. 生活护理　注意头发的日常维护，勤洗头，洗发时配合头皮按摩，勿用脱脂性强的洗发剂、护发剂，不滥用护发用品，平常理发后尽可能少用电吹风和染发。

4. 日常锻炼　根据自身体质选择合适的锻炼方式，呼吸新鲜空气，改善全身血液循环，如散步、太极拳等，增强机体免疫力。

5.饮食护理 饮食要多样化，克服和改正偏食的不良习惯，宜清淡富有营养，如黑豆、核桃仁、天麻、枸杞等，避免进食油腻煎炸、辛辣刺激、甜腻的食物。

（四）效果评价

2月27日，治疗后第14天，患者毛发无进一步脱落，脱发区中央见少量新生毛发，轻微口干，时有腰酸，夜眠仍欠佳，多梦。

二十六、梅毒

李某，男，21岁，2013年6月19日入院。

【主诉】

全身起皮疹伴梅毒螺旋体血凝试验（TPPA）、甲苯胺红不加热血清试验（TRUST）阳性一年余。

【病史】

患者2012年1月躯干、四肢出现红斑、脱屑、无明显瘙痒，当时未予重视及就医，皮疹逐渐增多，2月份到我院皮肤科门诊就诊，查TPPA阳性、TRUST阳性，诊断为"梅毒"，予肌注苄星青霉素驱梅，全身皮疹逐渐消退。2013年2月复查TRUST阴性。患者4月份曾有一次肛交史，4月底臀部出现红斑、脱屑，肛周浅表溃疡，6月18日复查TRUST阳性。

【四诊摘要】

患者臀部散在红斑、脱屑，肛周数个糜烂面、浅表溃疡，伴脓性分泌物，自觉疼痛，纳眠可，二便调。舌红，苔黄腻，脉弦。

【诊断】

西医诊断：梅毒。
中医诊断：杨梅疮（湿热内蕴型）。

【治疗】

中医以清热利湿、疏肝解毒为法，内外兼治，以达到清热凉血的作用。西医以苄星青霉素肌肉注射治疗为主。

【辨证施护】

辨证施护原则：清热利湿、疏肝解毒，应以规范治疗、生活指导为主。

（一）中医特色技术

1. 耳穴压豆 取耳穴内生殖器、外生殖器、肝、肾、腰骶椎、足三里等穴位，用中药王不留行籽置于小块胶布中央，然后贴于穴位上，可调节脏腑。

2. 中药外洗 用中药煎水微温洗涤皮疹局部，可洁净皮疹，调理气血。

3. 中药湿敷 用无菌纱布浸于中药汤剂中，湿敷于肛周糜烂处，可清热解毒、收敛消炎。

4. 穴位贴敷 用肉桂外敷涌泉穴处，可调理脏腑；用消炎油纱覆盖糜烂处，以消炎止痛。

5. 中药沐足 用已调好的沐足方予病人沐足，可疏通经络、活血养血。

6. 中药外涂 用甘草油外涂糜烂处，可清热、润肤。

7. 耳针法 主穴取内生殖器、外生殖器、肝、肾、腰骶椎、内分泌、肾上腺加耳尖、肝胆等耳穴予针刺，可疏通经络、运行气血。

（二）饮食指导

饮食宜进食疏肝清热利湿之品，如茯苓瘦肉汤。多吃新鲜果蔬和富含营养易消化吸收的食物。忌肥腻湿毒及烧鹅、烤鸭、豆类、蛋类、虾、蟹等发物，忌辛辣刺激之物。

（三）健康宣教

1. 生活护理 加强社会的健康教育，普及性知识及性病防治知识。及早发现，及早诊断，及早治疗，治疗用药规范、足量，疗后定期复查。患者用过的物品应注意消毒清洁。其家属及生活密切接触者应进行相关检查，并追踪随访。

2. 体育锻炼 患病初期，宜参加适当的体育活动，如散步、慢跑、体操、八段锦、太极拳、气功等，以增强体质，养正祛邪。

3. 用药护理 做好药物的健康指导。

4. 情志护理 鼓励患者参加健康有益的文化娱乐活动，培养高尚的品德与情操，杜绝色情淫秽读物与影视的腐蚀。

（四）效果评价

1. 6月21日，治疗后第3天，臀部散在红斑、脱屑、肛周糜烂、浅表溃疡，脓性分泌物减少，疼痛稍缓解。

2. 6月23日，治疗后第5天，臀部散在红斑变暗、脱屑减少、肛周糜烂、浅表溃疡部分已结痂，少量脓性分泌物，疼痛明显缓解。

二十七、生殖器疱疹

武某，男，25 岁，2014 年 1 月 9 日入院。

【主诉】

尿频、尿急、尿痛 7 天，起红斑、水疱 2 天。

【病史】

患者 7 天前劳累后出现尿频、尿急、尿痛不适，伴阴茎部瘙痒，搔抓后阴茎局部出现糜烂。

【四诊摘要】

患者阴茎可见散在红斑、簇状水疱，局部可见糜烂、溃疡，伴明显瘙痒，右上肢可见一散在红斑，伴明显瘙痒，尿频、尿急、尿痛，口干，纳一般，眠差，大便调，舌淡，边齿印，苔黄微腻，脉沉细。

【诊断】

西医诊断：生殖器疱疹。
中医诊断：阴疮（脾虚湿阻化热型）。

【治疗】

中医以标本兼治为则，以益气健脾、清热利湿为法，以达到清热利湿健脾之作用。西医以抗病毒、止痛、消炎、调节免疫为主。

【辨证施护】

辨证施护原则：益气健脾、清热利湿。应以稳定情绪，心理疏导为主。

（一）中医特色技术

1. 中药外洗 用中药煎水放凉后外洗患处，可洁净皮损，消炎之作用。

2. 中药外涂 水疱无破溃糜烂渗液，可用三黄洗剂外搽患处，起到消炎之作用，对于糜烂皮损以青黛散适量加麻油调匀后外涂患处；或紫草油外搽，浅表溃疡用喉风散外喷，以达收敛之功效。

3. 中药湿敷配合照射 予硼酸配合红外线灯照射湿敷患处，有助于水疱干敛结痂，达到清热消炎之作用。

4. 艾灸 取足三里、三阴交、肾俞、脾俞等穴位行艾灸治疗，可温通经络、散寒除湿。

5. 耳穴压豆 取内生殖器、外生殖器、肝、肾、下焦、肝、脏、脾、足三里，将中药王不留行籽置于小块胶布中央，然后贴在穴位上，可调理脏腑、利湿解毒。

（二）饮食指导

饮食宜清淡、易消化的食物，多吃新鲜蔬菜水果，少食煎烤油炸食品。忌食鱼腥虾蟹、鸡、羊肉等食物，忌辛辣刺激食物。

（三）健康宣教

1. 情志护理 指导患者使用放松法，如听音乐、看电视等，引导患者树立治疗信心和正确对待本病，解除不必要的精神负担，强调心理和精神因素对减少和防止生殖器疱疹复发具有非常重要的作用。

2. 皮肤护理 注意皮肤清洁，可用 1：8000 高锰酸钾稀释后外洗患处，对于糜烂皮损处勿搔抓皮肤。

3. 体位护理 卧床休息，防止压迫水疱，避免摩擦及继发感染。

4. 生活护理 生活起居上注意卫生，病室通风透气。

5. 日常锻炼 根据自身情况，可散步及做自由操等。

6. 睡眠护理 可睡前中药沐足，睡前一小时避免剧烈运动和情绪波动过甚。

7. 用药护理 做好药物的健康指导，不能擅自停药，定期复查。

（四）效果评价

1. 1 月 11 号，治疗后第 3 天，患者阴茎可见散在红斑、簇状水疱，部分水疱干涸，瘙痒减轻，眠差改善。尿急、尿痛减轻。

2. 1 月 13 号，治疗后第 5 天，阴茎可见散在红斑、簇状水疱，少许瘙痒，眠一般，已无明显尿急尿痛。

第十七章　　皮肤专科中医护理操作技术 ▷▷▷▷

一、中药湿敷法

中药湿敷是将中药煎汤或其他溶媒浸泡，或无菌中成药溶于无菌生理盐水中，根据治疗需要选择常温或加热，将中药浸泡的敷料敷于患处，通过温热作用和药物直达病所，从而达到疏通腠理、清热解毒、消肿止痛、吸收渗液效果的一种操作技术方法。

（一）操作步骤与要求

1. 操作前准备

（1）评估

1）评估病室环境，调节室内温度适宜。

2）评估当前主要症状、临床表现、既往史及药物过敏史。重点注意询问有无糖尿病史。

3）评估患者体质、对热的耐受程度、有无感觉障碍。

4）评估患者湿敷的局部皮肤情况，有无破损、红肿、有无渗出。

5）评估患者当前的心理状况，解除其恐惧心理，增强其治疗信心。

（2）适应证与禁忌证

1）适应证：皮疹渗出较多或脓性分泌物较多的急性、慢性皮肤炎症，筋骨关节损伤等。

2）禁忌证：皮肤干燥脱屑皲裂者、皮肤急性传染病、药物过敏者禁用。

（3）告知

1）告知湿敷时间 20 ～ 30 分钟，询问需不需要上卫生间。

2）若皮肤感觉不适，如过热、瘙痒等，请及时告知护士。

3）中药可致皮肤着色，数日后可自行消退。

（4）准备

1）物品准备：治疗盘、无菌治疗包、药液、水温计、注射器、无菌纱布、中单，必要时备屏风等。

2）药液的准备：根据不同的病症，配制外用湿敷中药汤剂或配制无菌中成药溶液。

3）操作者准备：洗手，戴口罩。

4）患者准备：清洁贴敷处皮肤，取合理体位，暴露贴敷部位，保暖。

2. 操作步骤

（1）洗手，戴口罩。备齐用物，携至床旁。协助患者取合理体位，暴露湿热敷部位，垫好中单，注意保暖。必要时用屏风遮挡患者。皮肤伤口有渗出者先用生理盐水清洗后进行。

（2）用水温计测试温度，将无菌纱布 5~6 层浸于 38～43℃或者常温药液中，将敷料拧几滴水让患者试温，询问患者是否能接受，若可以，将敷料拧至不滴水状态敷于患处。若有糖尿病病史的病人，因为皮肤耐受性差，应注意适当降低药液温度。

（3）每隔 5 分钟更换敷料或用注射器抽吸药液频淋药液于敷料上，以保持湿度及温度。

（4）观察患者皮肤反应，询问患者的感受。

（5）湿敷 30 分钟后可取下敷料，擦干皮肤局部药液，清理用物，协助患者着衣，取舒适体位，整理床单位。操作完毕。

（二）注意事项

1. 湿敷液应现配现用，注意药液温度，热敷的温度应以病人能忍受为度，防止烫伤。

2. 大疱性皮肤病、表皮剥脱松解症、外伤后患处有伤口应使用无菌溶液湿敷；疮疡脓肿迅速扩散者不宜热湿敷。

3. 治疗过程中观察局部皮肤反应，如出现苍白、红斑、水疱、痒痛或破溃等症状时，立即停止治疗，报告医师，协助处理。

4. 注意保护患者隐私并保暖。

5. 面部热敷者，热敷后半小时患者方能外出，以防感冒。

6. 注意消毒隔离，避免交叉感染。

（三）意外情况的处理及预防

1. 皮肤过敏反应 局部瘙痒，出现红疹、水疱等，应立即停止敷药，并遵医嘱进行抗过敏处理。

2. 中毒反应 头晕、口麻、恶心呕吐等，常出现在大面积使用湿敷中药的患者，出现时立即停药并动态观察。

（四）效果评价

1. 中药湿热敷温度适宜，全身皮肤无烫伤。

2. 中药湿热敷后患者感觉舒适，无着凉。

3. 中药湿热敷后患者不适症状改善或缓解。

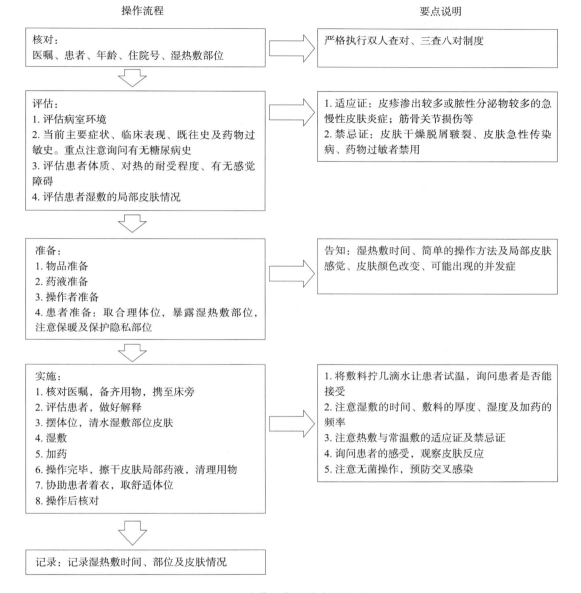

操作流程

核对：
医嘱、患者、年龄、住院号、湿热敷部位

要点说明

严格执行双人查对、三查八对制度

评估：
1. 评估病室环境
2. 当前主要症状、临床表现、既往史及药物过敏史。重点注意询问有无糖尿病史
3. 评估患者体质、对热的耐受程度、有无感觉障碍
4. 评估患者湿敷的局部皮肤情况

1. 适应证：皮疹渗出较多或脓性分泌物较多的急慢性皮肤炎症；筋骨关节损伤等
2. 禁忌证：皮肤干燥脱屑皲裂、皮肤急性传染病、药物过敏者禁用

准备：
1. 物品准备
2. 药液准备
3. 操作者准备
4. 患者准备：取合理体位，暴露湿热敷部位，注意保暖及保护隐私部位

告知：湿热敷时间、简单的操作方法及局部皮肤感觉、皮肤颜色改变、可能出现的并发症

实施：
1. 核对医嘱，备齐用物，携至床旁
2. 评估患者，做好解释
3. 摆体位，清水湿敷部位皮肤
4. 湿敷
5. 加药
6. 操作完毕，擦干皮肤局部药液，清理用物
7. 协助患者着衣，取舒适体位
8. 操作后核对

1. 将敷料拧几滴水让患者试温，询问患者是否能接受
2. 注意湿敷的时间、敷料的厚度、湿度及加药的频率
3. 注意热敷与常温敷的适应证及禁忌证
4. 询问患者的感受，观察皮肤反应
5. 注意无菌操作，预防交叉感染

记录：记录湿热敷时间、部位及皮肤情况

图 17-1 中药湿敷法技术操作流程图

二、中药外洗法

中药外洗法是用液体药物洗涤皮损局部的治疗方法，通过药液的洗涤之力，可以祛除秽物，洁净皮损。由于药液的较长时间浸泡，可软化角质，调理气血。依据药物的不同，又可有不同的作用，如清热除湿、杀虫止痒、收涩固脱等。临床可有淋洗法、擦洗法、浸洗法等。

（一）操作步骤与要求

1. 操作前准备

（1）评估

1）患者当前主要症状、既往史、药物过敏史。

2）患者体质、女性是否妊娠、心理状态、外洗部位的皮肤情况。

（2）适应证与禁忌证

1）适应证：适用于各类疾病，如感染性皮肤病（脓疱疮、足部糜烂、慢性局部性瘙痒性皮肤病、局限性浸渍性皮损等）。

2）禁忌证：药物、皮肤过敏者慎用。

（3）告知

1）药物的作用、副作用，操作方法及注意事项。

2）操作中可能出现的不适，教会患者配合方法。

（4）准备

1）物品准备：水温计、治疗盘、药液、桶、一次性浴桶套袋、毛巾，必要时备屏风。

2）操作者准备：洗手、戴口罩。

3）患者准备：取合理体位、暴露外洗部位。

2. 操作步骤

（1）嘱患者排空小便，取合适体位，调节浴室内温度适宜

（2）待药液温度适宜时（37～42℃）或是室温下，协助患者暴露外洗部位。

（3）淋洗法：以药液自上而下淋洗皮疹或创面，药液不重复使用；擦洗法：以无菌纱布蘸药液边擦边洗患处；浸洗法：以药液浸泡患处，并结合擦洗。

（4）外洗完毕，用无菌水冲洗患处，并擦干。

（5）协助患者衣着，适量饮温水，卧床休息。

（6）清理用物，做好记录并签字。

（二）注意事项

1. 注意避风寒、保暖，尤其冬季。

2. 外洗药液温度适宜，不宜过热，以防烫伤。

3. 所有物品需清洁消毒，用具一人一份一消毒，避免交叉感染。

4. 药液应新鲜配制且禁止药液重复使用。

5. 药液在煎煮时用纱布包好再煮，倒药时用纱布隔渣，以便于清洁。

6. 皮疹、瘙痒等过敏症状时应立即停止使用，必要时外用可外涂抗过敏药膏，口服抗过敏药物。

7. 擦洗时避免过度用力，增加皮肤破损的机会。

（三）效果评价

1.外洗部位的皮肤无烫伤，无药物过敏等意外情况发生。

2.水温合适，患者感觉舒适，无着凉。

3.外洗后患者不适症状较前改善或缓解，患者及家属对操作效果满意。

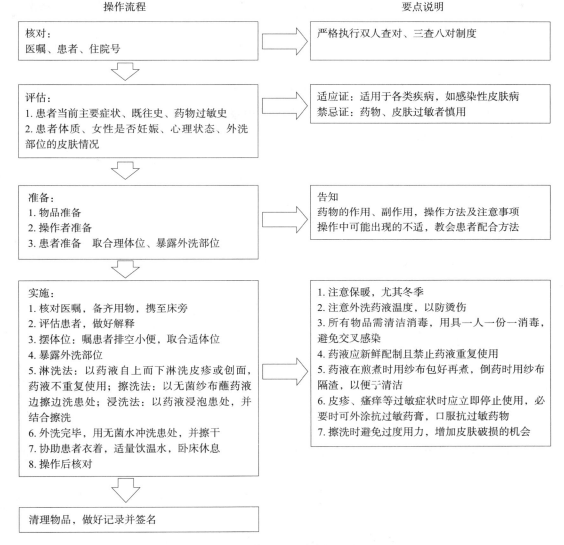

操作流程	要点说明
核对： 医嘱、患者、住院号	严格执行双人查对、三查八对制度
评估： 1.患者当前主要症状、既往史、药物过敏史 2.患者体质、女性是否妊娠、心理状态、外洗部位的皮肤情况	适应证：适用于各类疾病，如感染性皮肤病 禁忌证：药物、皮肤过敏者慎用
准备： 1.物品准备 2.操作者准备 3.患者准备 取合理体位、暴露外洗部位	告知 药物的作用、副作用，操作方法及注意事项 操作中可能出现的不适，教会患者配合方法
实施： 1.核对医嘱，备齐用物，携至床旁 2.评估患者，做好解释 3.摆体位：嘱患者排空小便，取合适体位 4.暴露外洗部位 5.淋洗法：以药液自上而下淋洗皮疹或创面，药液不重复使用；擦洗法：以无菌纱布蘸药液边擦边洗患处；浸洗法：以药液浸泡患处，并结合擦洗 6.外洗完毕，用无菌水冲洗患处，并擦干 7.协助患者衣着，适量饮温水，卧床休息 8.操作后核对	1.注意保暖，尤其冬季 2.注意外洗药液温度，以防烫伤 3.所有物品需清洁消毒，用具一人一份一消毒，避免交叉感染 4.药液应新鲜配制且禁止药液重复使用 5.药液在煎煮时用纱布包好再煮，倒药时用纱布隔渣，以便于清洁 6.皮疹、瘙痒等过敏症状时应立即停止使用，必要时可外涂抗过敏药膏，口服抗过敏药物 7.擦洗时避免过度用力，增加皮肤破损的机会
清理物品，做好记录并签名	

图 17-2 中药外洗法技术操作流程图

三、中药沐足法

中药沐足是利用合适的中药配方熬成中药水来泡脚，其中有效中药成分在热水的热力帮助下，渗透进皮肤，被足部毛细血管吸收，进入人体血液循环系统，从而达到改善体质、调理身体、治疗疾病的方法。

（一）操作步骤与要求

1. 操作前准备

（1）评估

1）患者当前主要症状、既往史、药物过敏史。

2）患者体质、女性是否妊娠、心理状态、对热的耐受程度及浸泡部位的皮肤情况。

（2）适应证与禁忌证

1）适应证：适用于各类疾病及人群，如肾性水肿、高血压病、下肢血液循环不良、糖尿病足等。

2）禁忌证：急性炎症、昏迷、精神病患者、恶性肿瘤、黄疸、出血倾向、严重心脏病、哮喘发作等疾患的患者及孕妇及月经期女性病人禁用；极度疲劳与严重醉酒者禁用；药物、皮肤过敏者慎用。

（3）告知

1）药物的作用、副作用，操作方法及注意事项。

2）沐足的温度、时间。

3）操作中可能出现的不适，教会患者配合方法。

（4）准备

1）物品准备：水温计、治疗盘、药液、沐足桶、一次性浴桶套袋、毛巾，必要时备屏风。

2）操作者准备：洗手、戴口罩。

3）患者准备：取合理体位、暴露沐足部位。

2. 操作步骤

（1）嘱患者排空小便，取合适体位，调节浴室内温度适宜，遵医嘱按一定比例配制药液于浴盆内。

（2）待药液温度适宜时（37～42℃），协助患者暴露小腿及足部，浸没部位应该达到小腿 1/2 处。

（3）沐足过程中，随时调节药温，使保持 37～42℃。沐足时间以 20～30 分钟为宜。

（4）沐足过程中密切关注患者情况，询问有无不适，如有头晕、心慌等不适，立即停止操作并及时报告医生处理。

（5）沐足完毕后，用温水冲去药液，用毛巾擦干，协助患者衣着，适量饮温水，卧床休息。

（6）清理用物，做好记录并签字。

（二）注意事项

1. 注意保暖，尤其冬季，暴露部位尽量加盖衣被。
2. 药温不宜过热，温度适宜，以防烫伤。

3. 所有物品需清洁消毒，用具一人一份一消毒，避免交叉感染。

4. 空腹及餐后半小时不宜进行沐足。年老多病、体质虚弱者，浸泡时间不宜过长，以防虚脱。

5. 告知患者注意休息，浸泡部位两小时内尽量不要吹风及洗冷水，避免着凉。

6. 皮疹、瘙痒等过敏症状时应立即停止使用，必要时外用可外涂抗过敏药膏，口服抗过敏药物。

7. 沐足时忌用力搓擦皮肤，如果搓擦皮肤，容易造成皮肤损伤，甚至出血，会使皮肤这一人体自然防线的抗御能力下降，细菌或病毒会在皮肤微细胞破损处乘虚而入。

8. 对于烫伤后皮肤局部出现水疱或溃烂患者，告知患者小水疱会自行吸收，无须担心，大水疱或破溃处医护人员将进行专业处理，应避免抓挠，保护创面。

（三）效果评价

1. 沐足部位的皮肤无烫伤，无药物过敏。

2. 沐足水温合适，患者感觉舒适，无着凉。

3. 沐足后患者不适症状较前改善或缓解。

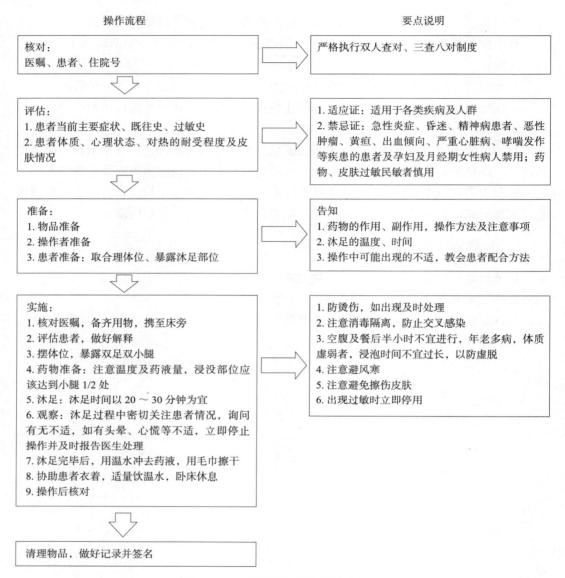

操作流程

| 核对：
医嘱、患者、住院号 | ⇒ | 严格执行双人查对、三查八对制度 |

| 评估：
1. 患者当前主要症状、既往史、过敏史
2. 患者体质、心理状态、对热的耐受程度及皮肤情况 | ⇒ | 1. 适应证：适用于各类疾病及人群
2. 禁忌证：急性炎症、昏迷、精神病患者、恶性肿瘤、黄疸、出血倾向、严重心脏病、哮喘发作等疾患的患者及孕妇及月经期女性病人禁用；药物、皮肤过敏民敏者慎用 |

| 准备：
1. 物品准备
2. 操作者准备
3. 患者准备：取合理体位、暴露沐足部位 | ⇒ | 告知
1. 药物的作用、副作用，操作方法及注意事项
2. 沐足的温度、时间
3. 操作中可能出现的不适，教会患者配合方法 |

| 实施：
1. 核对医嘱，备齐用物，携至床旁
2. 评估患者，做好解释
3. 摆体位，暴露双足双小腿
4. 药物准备：注意温度及药液量，浸没部位应该达到小腿 1/2 处
5. 沐足：沐足时间以 20～30 分钟为宜
6. 观察：沐足过程中密切关注患者情况，询问有无不适，如有头晕、心慌等不适，立即停止操作并及时报告医生处理
7. 沐足完毕后，用温水冲去药液，用毛巾擦干
8. 协助患者衣着，适量饮温水，卧床休息
9. 操作后核对 | ⇒ | 1. 防烫伤，如出现及时处理
2. 注意消毒隔离，防止交叉感染
3. 空腹及餐后半小时不宜进行，年老多病，体质虚弱者，浸泡时间不宜过长，以防虚脱
4. 注意避风寒
5. 注意避免擦伤皮肤
6. 出现过敏时立即停用 |

| 清理物品，做好记录并签名 |

图 17-3 中药沐足法技术操作流程图

四、中药熏洗法

中药熏洗法包括熏法和洗法，即将药物煎成汤剂，产生温热蒸汽熏蒸患部，待药液温度降至合适时，再以药液淋洗、浸泡全身或局部，达到疏通腠理、祛风除湿、温经通络、活血化瘀的一种操作方法。

（一）操作步骤与要求

1. 操作前准备

（1）评估

1）评估病室环境，温度适宜。

2）评估当前主要症状、既往史及过敏史。

3）女性患者应评估是否妊娠或经期。

4）评估患者体质及熏洗部位皮肤情况。

5）评估进餐时间。

（2）适应证与禁忌证

1）适应证：熏洗技术的应用范围很广，适用于各类皮肤病，如瘙痒等。

2）禁忌证：急性炎症、昏迷、精神病患者、恶性肿瘤、黄疸、有出血倾向、气血两亏、严重心脏病、哮喘发作、孕妇及月经期患者。

（3）告知

1）熏蒸时间 20 ～ 30 分钟。

2）熏蒸过程中如若出现不适请及时告知护士。

3）熏蒸前要饮淡盐水或温开水 200mL，避免出汗过多引起脱水。

4）餐前餐后 30 分钟内，不宜熏蒸。

5）熏蒸完毕，注意保暖，避免直接吹风。

（4）准备

1）物品准备：治疗盘、药液、中单、容器（根据熏蒸部位的不同选用，也可备坐浴椅、有孔木盖浴盆、治疗碗等）、水温计、治疗巾或浴巾，必要时备屏风及换药用品。

2）操作者准备：洗手，戴口罩。

3）患者准备：取合理体位，暴露熏洗部位。

2. 操作步骤

（1）核对医嘱，评估患者，做好解释，调节室内温度。

（2）备齐用物，携至床旁。协助患者取合理、舒适体位，暴露熏蒸部位。注意避风，冬季注意保暖，暴露部位尽量加盖衣被。

（3）将 50 ～ 70℃药液倒入容器内，对准熏蒸部位。待温度降至 38 ～ 43℃适宜时，再将患处浸泡于药液中。

（4）随时观察患者病情及局部皮肤变化情况，有无胸闷、心慌等症状，询问患者感受并及时调整药液温度。

（5）每次时间 20 ～ 30 分钟，治疗结束观察并清洁患者皮肤，协助患者整理衣着，取舒适体位。洗毕应及时擦干药液和汗液。

（6）根据医嘱详细记录熏洗后的客观情况，并签名。

3. 相关知识（局部熏洗方法选择）

（1）眼部熏洗：将药液趁热倒入治疗碗，盖上带孔的多层纱布，协助患者取端坐位，头部向前倾，眼部对准碗口进行熏蒸，待药液温度适宜时，用镊子夹取纱布蘸药液淋洗眼部，稍凉即换，每次 15 ～ 30 分钟。如患眼分泌物较多，应用新鲜药液多洗几次。洗毕，用毛巾轻轻擦干眼部，如若需要可用无菌纱布敷盖患眼，胶布固定或带上眼罩。

（2）四肢熏洗：上肢熏洗时，将药液趁热倒入盆中，患肢架在盆上，用浴巾或布单遮盖后熏蒸，待温度适宜时，将患肢浸泡在药液中约 10 分钟。下肢熏洗时，将药液倒入盆中，用浴巾或布单将桶口及腿盖严，进行熏蒸。待温度适宜时，将患肢浸泡在药液中 10 ～ 20 分钟。根据病情需要，药液可浸至踝关节或膝关节部位。熏洗完毕，用毛巾擦干皮肤，注意避风。

（3）坐浴：将药液倒入盆中，上置带孔木盖，协助患者脱去内裤，坐在木盖上熏蒸，待药液温度适宜时（38 ～ 43℃），拿去木盖，坐入盆中泡洗或用纱布淋洗。每次熏洗 20 ～ 30 分钟。

（4）全身熏洗：一般宜在密闭的房间中，将药物放入锅中煮沸，待蒸汽加热使室内气温到达 40℃左右即可进行治疗，一般熏蒸 15 ～ 20 分钟，待室温降低，再将药液倒入浴盆中，药液温度以 38 ～ 43℃为宜，再嘱患者进行洗浴。一般熏洗时间为 20 ～ 30 分钟。对于年老，心、肺、脑病等患者，宜减少洗浴时间。洗浴时应严格观察患者的面色和生命体征，询问患者的感受，如若有不适，应及时停止，扶出浴盆，平卧休息。熏洗完毕后应慢慢从浴盆中起身，以免出现体位性低血压，立即擦干皮肤，避免吹风。

（二）注意事项

1. 肢体动脉闭塞性疾病、糖尿病足、肢体干性坏疽者，熏蒸时药液温度不可超过 38℃。

2. 体质虚弱，水肿患者熏洗时间不宜过长，以防虚脱；颜面部蒸腾者，操作完毕半小时后方可外出，以防感冒。

3. 包扎部位熏蒸时，应去除敷料。熏洗完毕后，更换消毒敷料。

4. 所用物品需清洁消毒，用具一人一份一消毒，避免交叉感染。

5. 伤口部位进行熏洗时，应按照无菌技术规程进行。

6. 中药熏洗宜每天 1 次，7 天为 1 疗程。

（三）效果评价

1. 熏洗部位的皮肤无烫伤，无药物过敏等意外情况发生。

2. 水温合适，患者感觉舒适，无着凉。

3. 熏洗后患者不适症状较前改善或缓解，患者及家属对操作效果满意。

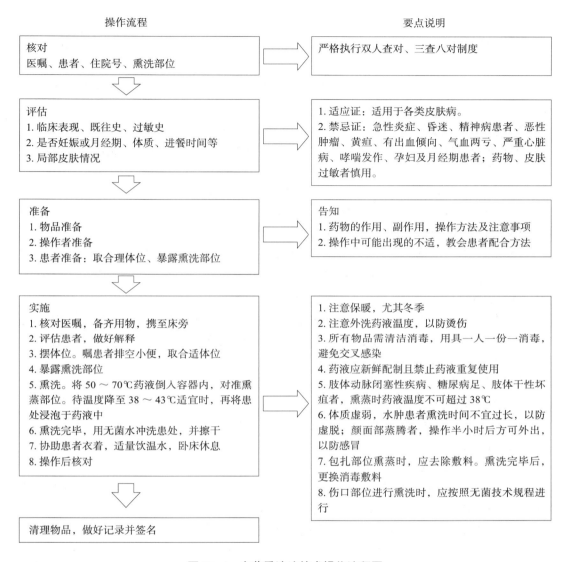

操作流程

核对
医嘱、患者、住院号、熏洗部位

要点说明

严格执行双人查对、三查八对制度

评估
1. 临床表现、既往史、过敏史
2. 是否妊娠或月经期、体质、进餐时间等
3. 局部皮肤情况

1. 适应证：适用于各类皮肤病。
2. 禁忌证：急性炎症、昏迷、精神病患者、恶性肿瘤、黄疸、有出血倾向、气血两亏、严重心脏病、哮喘发作、孕妇及月经期患者；药物、皮肤过敏者慎用。

准备
1. 物品准备
2. 操作者准备
3. 患者准备：取合理体位、暴露熏洗部位

告知
1. 药物的作用、副作用，操作方法及注意事项
2. 操作中可能出现的不适，教会患者配合方法

实施
1. 核对医嘱，备齐用物，携至床旁
2. 评估患者，做好解释
3. 摆体位。嘱患者排空小便，取合适体位
4. 暴露熏洗部位
5. 熏洗。将50～70℃药液倒入容器内，对准熏蒸部位。待温度降至38～43℃适宜时，再将患处浸泡于药液中
6. 熏洗完毕，用无菌水冲洗患处，并擦干
7. 协助患者衣着，适量饮温水，卧床休息
8. 操作后核对

1. 注意保暖，尤其冬季
2. 注意外洗药液温度，以防烫伤
3. 所有物品需清洁消毒，用具一人一份一消毒，避免交叉感染
4. 药液应新鲜配制且禁止药液重复使用
5. 肢体动脉闭塞性疾病、糖尿病足、肢体干性坏疽者，熏蒸时药液温度不可超过38℃
6. 体质虚弱，水肿患者熏洗时间不宜过长，以防虚脱；颜面部蒸腾者，操作半小时后方可外出，以防感冒
7. 包扎部位熏蒸时，应去除敷料。熏洗完毕后，更换消毒敷料
8. 伤口部位进行熏洗时，应按照无菌技术规程进行

清理物品，做好记录并签名

图 17-4 中药熏洗法技术操作流程图

五、中药浸浴法

中药泡浴疗法是将药物煎汤进行全身性熏洗、浸泡，可清洁皮肤，加强新药的吸收，以促进经络疏通、气血调和，从而达到防病治病、强身健体目的的一种外治方法。

（一）操作步骤与要求

1. 操作前准备

（1）评估

1）当前主要症状、临床表现、生命体征、既往史及药物过敏史、患者心理状况。

2）患者体质及泡浴部位皮肤情况。

3）女性患者经、带、胎、产情况。

4）评估患者的活动情况，有无感觉迟钝障碍，对热的敏感度和耐受度的情况。

（2）适应证与禁忌证

1）适应证：全身慢性瘙痒性皮肤病，如皮肤瘙痒症、泛发性神经性皮炎、异位性皮炎、湿疹等；全身肥厚浸润性皮肤病，如银屑病等。

2）禁忌证：急性传染病、严重心肺脑疾患、严重贫血、妇女妊娠及月经期、软组织损伤早期或急性软组织损伤、急性出血等疾患的患者禁用；药物、皮肤过敏者慎用。

（3）告知

1）注意药液温度，水温一般为 40～43℃，防止烫伤。

2）全身泡浴的水位应在膈肌以下，避免胸闷心慌。

3）不宜空腹及饱腹状态下全身药浴。

4）药浴后可出现汗出、面赤、心慌等表现，及时报告医生，协助处理。

5）如有红疹、瘙痒、心悸、头晕目眩等不适，及时按处理。

（4）准备

1）物品准备：水温计、一次性吸氧管、浴桶、一次性浴桶套袋、药液、浴巾、毛巾、拖鞋、衣裤等。一次性物品应确保专人专用，避免交叉感染；药浴室内应配有氧气设备、抢救药品、设备。

2）环境准备：操作环境宜清洁卫生，温暖适宜，关闭门窗，室内通风。

3）操作者准备：洗手，戴口罩。

4）患者准备：询问进食时间，上洗手间，测量生命体征。

2. 操作方法

（1）询问患者进食时间，嘱患者排空小便，测量生命体征。

（2）调节浴室内温度 22～26℃，遵医嘱按一定比例配制药液于浴盆内，待药液温度降至 40～43℃时，协助患者脱去外衣进行药浴。

（3）调节氧流量 1～2L/min，并帮助患者戴上吸氧管。

（4）药浴过程中，密切观察患者的面色、呼吸、脉搏，询问患者有无不适感。

（5）随时调节药温，使温度保持 38～42℃。药浴时间以 10～15 分钟为宜。

（6）全身泡浴的水量及水位在膈肌以下，不能没过胸部。

（7）药浴完毕后，用温水冲去药液、擦干，协助患者衣着。

（8）协助患者适量饮温水，卧床休息。

（9）最后清理用物，做好记录并签字。

（10）操作后核对。

（二）注意事项

1. 保持浴室地面干爽勿湿水，避免滑到。尽量在浴室内进行，药液置于能加温的浴缸内。

2. 此法一般适用于能自行活动者，体弱、年老、儿童、精神欠佳者慎用。

3. 饭前、饭后 30 分钟内不宜全身药浴。

4. 室温、水温均应适宜，防止烫伤或受凉。

5. 泡浴过程中注意观察患者面色、脉搏、呼吸，以防止虚脱或休克的发生。

6. 患者有不适现象时，如头晕、乏力、心慌等，应立即停止药浴并报告医师，配合处理。

7. 泡浴结束后，嘱患者动作宜慢，防止体位性低血压。

8. 注意消毒隔离。

(三) 效果评价

1. 泡浴温度适宜，全身皮肤无烫伤及其他意外事件发生。

2. 泡浴后患者感觉舒适，无着凉。

3. 泡浴后患者不适症状改善或缓解。

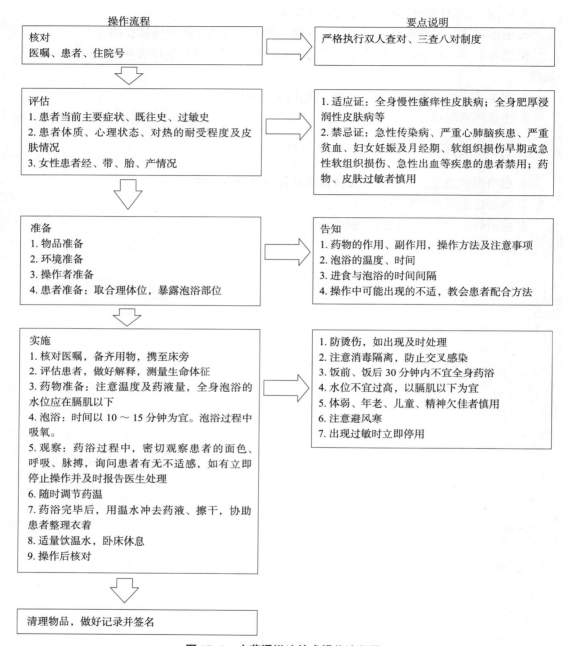

图 17-5　中药浸浴法技术操作流程图

六、中药涂药法

中药涂药法是将中草药制成散剂，调成糊状，用手、棉签、毛笔或擦药棒将药物直接涂于患处或涂抹于纱布外敷于患处，达到祛风除湿、解毒消肿、止痒镇痛目的的一种操作方法。其剂型有水剂、酊剂、油剂膏剂等。

（一）操作步骤与要求

1. 操作前准备

（1）评估

1）评估病室环境，调节室内温度适宜，温度 22 ～ 26℃。

2）评估当前主要症状、临床表现、既往史及药物过敏史、有无胶布过敏。

3）评估患者涂药部位的局部皮肤情况。

（2）适应证与禁忌证

1）适应证：适用于跌仆损伤、烫伤、烧伤、疖痈、静脉炎等。

2）禁忌证：婴幼儿颜面部慎用，有药物过敏史的药物禁用。

（3）告知

1）涂药后可能出现药物颜色、油渍等污染衣物的情况。

2）涂药后若敷料脱落或包扎松紧不适宜，应及时告知护士。

3）中药可致皮肤着色，数日后可自行消退。

4）涂药后如出现痛、痒、胀等不适，应及时告知护士，勿擅自触碰或抓挠局部皮肤。

5）全身涂药者如病情允许可先行沐浴。否则涂药结束 2 小时后方可进行沐浴。

（4）准备

1）物品准备：治疗包、中药制剂、棉签、镊子、盐水棉球、纱布或棉纸、胶布或弹力绷带、治疗巾，必要时备中单、屏风、大毛巾。

2）操作者准备：洗手，戴口罩。

3）患者准备：清洁涂药部位皮肤，取合理体位，暴露涂药部位，保暖。

2. 操作步骤

（1）核对医嘱，评估患者，做好解释，备齐用物，携至床旁，调节病室温度，温度 22 ～ 26℃。

（2）根据涂药部位，取合理体位并暴露，注意保暖，必要时屏风遮挡。

（3）患处铺治疗巾，用生理盐水棉球清洁皮肤并观察局部皮肤情况。

（4）皮肤待干后将药物用棉签均匀地涂于患处，治疗面积较大时，可用镊子夹取棉球蘸取药液药物涂擦。蘸药干湿度适宜，涂药厚薄均匀，必要时无菌纱块覆盖，胶布或绷带固定，范围超出患处 1 ～ 2cm 为宜。

（5）涂药部位一般不用敷料包扎，若有特殊要求，必要时可选择适当的敷料覆盖并固定。

（6）涂药过程中随时询问患者有无不适。

（7）操作完毕，协助患者着衣，取舒适体位。

（8）清理物品，做好记录并签名。

（二）注意事项

1. 涂药次数依病情、药物而定。

2. 涂药不宜过厚、过多以防毛孔闭塞。

3. 刺激性强的药物，不可涂于面部。

4. 注意消毒隔离，防止交叉感染。

5. 涂药后，观察局部及全身的情况，如出现丘疹、瘙痒、水疱或局部肿胀等过敏现象，停止用药，将药物擦拭干净并报告医生，配合处理。

6. 患处若有敷料，不可强行撕脱，可用生理盐水棉球沾湿后再揭并擦去药迹。

（三）各类剂型用法

1. 混悬液先摇匀后，再用棉签涂抹。

2. 水、酊剂类药物用镊子夹棉球蘸取药物涂擦，干湿度适宜，以不滴水为度，涂药均匀。水剂、酊剂用后需将盖盖紧，防止挥发。

3. 膏状类药物用棉签或涂药板取药涂擦，涂药厚薄均匀，以 2～3mm 为宜。

4. 霜剂应用手掌或手指反复擦抹，使之渗入肌肤。

5. 对初起有脓头或成脓阶段的肿疡，脓头部位不宜涂药。

6. 乳痈涂药时，在敷料上剪一缺口，使乳头露出，利于乳汁的排空。

（四）效果评价

1. 涂药后患者无过敏现象及着凉，无意外情况发生。

2. 涂药后患者不适症状改善。

操作流程		要点说明
核对 医嘱、患者、住院号、部位	➔	严格执行双人查对、三查八对制度
评估 1. 评估病室环境 2. 评估当前主要症状、临床表现、既往史及药物过敏史、有无胶布过敏 3. 评估患者涂药部位的局部皮肤情况	➔	1. 调节室内温度适宜，温度 22 ~ 26℃ 2. 适应证：适用于跌打损伤、烫伤、烧伤、疖痈、静脉炎等 3. 禁忌证：婴幼儿颜面部慎用，有药物过敏史的药物禁用
准备 1. 物品准备 2. 操作者准备 3. 患者准备：清洁涂药部位皮肤，取合理体位，暴露涂药部位，保暖	➔	告知 1. 涂药后可能出现药物颜色、油渍等污染衣物的情况。 2. 涂药后若敷料脱落或包扎松紧不适宜，应及时告知护士 3. 中药可致皮肤着色，数日后可自行消退 4. 涂药后如出现痛、痒、胀等不适，应及时告知护士，勿擅自触碰或抓挠局部皮肤 5. 全身涂药者在病情允许条件下可先行沐浴。否则涂药结束 2 小时后方可进行沐浴
实施 1. 核对医嘱，备齐用物，携至床旁 2. 评估患者，做好解释 3. 摆体位，暴露涂药部位，必要时屏风遮挡 4. 清洗涂药部位皮肤 5. 涂药厚薄均匀，必要时无菌纱块覆盖，胶布或绷带固定，范围超出患处 1 ~ 2cm 为宜 6. 涂药部位一般不用敷料包扎，若有特殊要求，必要时可选择适当的敷料覆盖并固定 7. 涂药过程中随时询问患者有无不适 8. 操作完毕，协助患者着衣，取舒适体位 9. 操作后核对	➔	1. 涂药次数依病情、药物而定 2. 涂药不宜过厚、过多以防毛孔闭塞 3. 刺激性强的药物，不可涂于面部 4. 注意消毒隔离，防止交叉感染 5. 涂药后，观察局部及全身的情况，如出现丘疹、瘙痒、水疱或局部肿胀等过敏现象，停止用药，将药物擦拭干净并报告医生，配合处理 6. 患处若有敷料，不可强行撕脱，可用生理盐水棉球沾湿敷料后再揭，并擦去药迹
清理物品，做好记录并签名		

图 17-6 中药涂药法技术操作流程图

七、中药封包法

中药封包法是将中草药制成散剂，调成糊状，用手、棉签、毛笔或擦药棒将药物直接涂于患处，再用特制薄膜将患处封包 2 小时，使药性通过皮毛腠理由表入里，循经络传至脏腑，达到调节脏腑气血阴阳、扶正祛邪的一种操作方法。

（一）操作步骤与要求

1. 操作前准备

（1）评估

1）评估病室环境，调节室内温度适宜，温度 22～26℃。

2）评估当前主要症状、临床表现、既往史及药物过敏史、有无胶布过敏。

3）评估患者涂药封包部位的局部皮肤情况。

（2）适应证与禁忌证

1）适应证：适用于皮肤干燥、脱屑、干燥肥厚苔藓样皮损等。

2）禁忌证：皮肤渗液较多处慎用，有药物过敏史的药物禁用。

（3）告知

1）封包后可能出现皮肤瘙痒、灼热、躯干部封包可出现胸闷等情况，应及时告知医生护士，以缩短封包时间及其他对症处理。

2）涂药封包后若敷料脱落或包扎松紧不适宜，应及时告知护士。

3）中药可致皮肤着色，数日后可自行消退。

4）封包后如出现痛、痒、胀等不适，应及时告知护士，勿擅自触碰或抓挠局部皮肤。

5）全身均需封包者，应分部位、分时间段封包，忌全身多个部位同时封包。

（4）准备

1）物品准备：治疗包、中药制剂、棉签、镊子、盐水棉球、纱布或绵纸、特制薄膜、胶布或弹力绷带、治疗巾、手套、棉签，必要时备中单、屏风、大毛巾。

2）操作者准备：洗手，戴口罩。

3）患者准备：清洁封包部位皮肤，取合理体位，暴露封包部位，保暖。

2. 操作步骤

（1）核对医嘱，评估患者，做好解释，调节病室温度，温度 22～26℃。

（2）备齐用物，携至床旁。根据涂药封包部位，注意保暖，取合理体位，暴露涂药封包部位，必要时屏风遮挡。

（3）患处铺治疗巾，用生理盐水棉球清洁皮肤并观察局部皮肤情况。

（4）皮肤待干后，将药物用棉签均匀地涂于患处，治疗面积较大时，可用镊子夹取棉球蘸取药液药物涂擦，蘸药干湿度适宜，涂药厚薄均匀。

（5）涂药后，用纱布或特制薄膜将涂药部位包封住，再用胶布或绷带固定，持续时间约两小时。

（6）封包过程中随时询问患者有无不适。

（7）操作完毕，协助患者着衣，取舒适体位。

（8）清理物品，做好记录并签名。

（9）时间到及时去除薄膜。

（二）注意事项

1. 一天封包次数不宜过多，一般一天一次为宜。

2. 封包前，涂药不宜过厚、过多以防毛孔闭塞。

3. 注意消毒隔离，防止交叉感染。

4. 封包后，观察局部及全身的情况，如出现丘疹、瘙痒、水疱或局部肿胀等过敏现象，停止用药，将药物擦拭干净并报告医生，配合处理。

5. 患处若有敷料，不可强行撕脱，可用生理盐水棉球沾湿敷料后再揭，并擦去药迹，再进行涂药封包。

（三）效果评价

1. 封包后患者无过敏现象。

2. 封包后患者无着凉。

3. 封包后患者不适症状改善。

操作流程　　　　　　　　　　　　　　　　要点说明

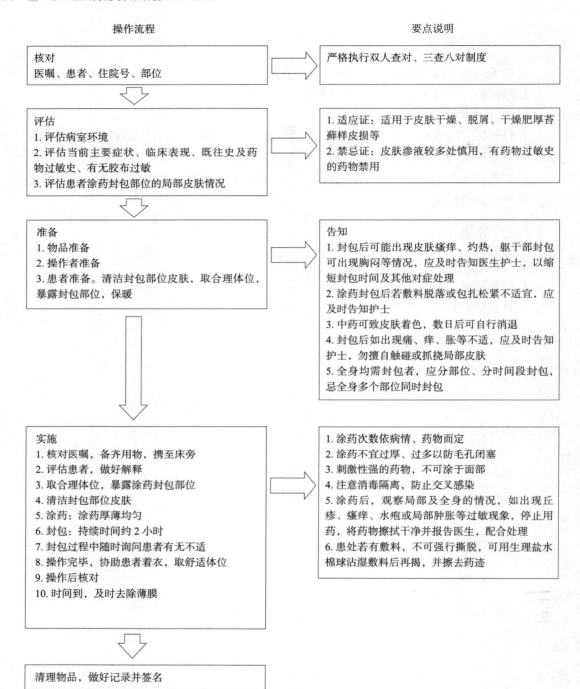

核对
医嘱、患者、住院号、部位

严格执行双人查对、三查八对制度

评估
1. 评估病室环境
2. 评估当前主要症状、临床表现、既往史及药物过敏史、有无胶布过敏
3. 评估患者涂药封包部位的局部皮肤情况

1. 适应证：适用于皮肤干燥、脱屑、干燥肥厚苔藓样皮损等
2. 禁忌证：皮肤渗液较多处慎用，有药物过敏史的药物禁用

准备
1. 物品准备
2. 操作者准备
3. 患者准备。清洁封包部位皮肤，取合理体位，暴露封包部位，保暖

告知
1. 封包后可能出现皮肤瘙痒、灼热，躯干部封包可出现胸闷等情况，应及时告知医生护士，以缩短封包时间及其他对症处理
2. 涂药封包后若敷料脱落或包扎松紧不适宜，应及时告知护士
3. 中药可致皮肤着色，数日后可自行消退
4. 封包后如出现痛、痒、胀等不适，应及时告知护士，勿擅自触碰或抓挠局部皮肤
5. 全身均需封包者，应分部位、分时间段封包，忌全身多个部位同时封包

实施
1. 核对医嘱，备齐用物，携至床旁
2. 评估患者，做好解释
3. 取合理体位，暴露涂药封包部位
4. 清洁封包部位皮肤
5. 涂药：涂药厚薄均匀
6. 封包：持续时间约2小时
7. 封包过程中随时询问患者有无不适
8. 操作完毕，协助患者着衣，取舒适体位
9. 操作后核对
10. 时间到，及时去除薄膜

1. 涂药次数依病情、药物而定
2. 涂药不宜过厚、过多以防毛孔闭塞
3. 刺激性强的药物，不可涂于面部
4. 注意消毒隔离，防止交叉感染
5. 涂药后，观察局部及全身的情况，如出现丘疹、瘙痒、水疱或局部肿胀等过敏现象，停止用药，将药物擦拭干净并报告医生，配合处理
6. 患处若有敷料，不可强行撕脱，可用生理盐水棉球沾湿敷料后再揭，并擦去药迹

清理物品，做好记录并签名

图 17-7　中药封包法技术操作流程图

八、中药贴敷法

中药贴敷法是将药膏、药糊、糊膏等厚涂，贴敷于患处，然后用敷料加以固定覆盖，对患处形成显著封闭作用，以达到活血化瘀、消肿止痛、行气消痞、提脓祛腐、清热解毒等功效的一种操作方法。

（一）操作步骤与要求

1. 操作前准备

（1）评估

1）评估病室环境，调节室内温度适宜，温度 22 ～ 26℃。

2）评估当前主要症状、临床表现、既往史。

3）评估患者贴敷部位的皮肤情况。

（2）适应证与禁忌证

1）适应证：感染性皮肤病，如疖、痈、丹毒；结节性皮肤病，如结节性红斑、硬红斑等；慢性肥厚浸润增生性皮肤病，如神经性皮炎等；局限性、孤立性、角化性皮肤病，如鸡眼、跖疣等。

2）禁忌证：药物及胶布过敏者禁用，皮肤糜烂渗液明显者禁用。

（3）告知

1）操作目的及过程。

2）可能出现的不适、意外情况及注意事项和处理方法。

（4）准备

1）物品准备：中药粉 / 散、蜂蜜、开水、不锈钢锅、药膏刀、玻璃纸、胶布、棉花、胶布、无菌生理盐水、治疗包、棉球、纱块、治疗盘、抹手液。

2）操作者准备：洗手，戴口罩。

3）患者准备：清洁贴敷处皮肤，取合理体位，暴露贴敷部位，保暖。

2. 操作步骤

（1）将药粉 / 散倒入不锈钢锅内，加蜂蜜、开水，用药膏刀调匀或直接用已成型药膏。

（2）根据贴药面积，其大小合适的玻璃纸，将药物在玻璃纸上摊开，厚度 1 ～ 2cm，厚薄均匀，再用棉花将药物周围包封或根据患处大小选择成型药膏的大小。

（3）备齐用物，携至床旁。

（4）核对医嘱，评估患者，做好解释，调节病室温度，温度 22 ～ 26℃。

（5）遵医嘱用无菌生理盐水清洁患处。

（6）皮肤待干，将药物贴贴敷于患处，注意药物的温度，由患者及执行护士共同试温。

（7）固定：用胶布或绷带固定，松紧适宜，留置时间为 2 小时。

（8）操作完毕。

（9）协助患者取舒适体位，清理物品，做好记录并签名。

（10）操作后核对。

（二）注意事项

1. 对于非感染性的部位贴敷，药膏需烘热，注意温度掌握在 46 ～ 55℃。

2. 药膏需摊平，使之密切接触患处。

3. 药膏大小合适，以勿接触正常皮肤为宜。

4. 敷药前应试药物温度，护士及患者均应试温。

5. 调药时注意掌握好药物的干湿度，以既不流淌，又不会干燥脱落为宜。

6. 贴药过程中，如出现红疹、水疱、瘙痒、疼痛等过敏现象，应立即去除药物并清洁皮肤。报告医生及时处理。

（三）效果评价

1. 贴敷过程安全，无意外发生。

2. 贴敷后患者不适症状改善，患者及家属表示满意。

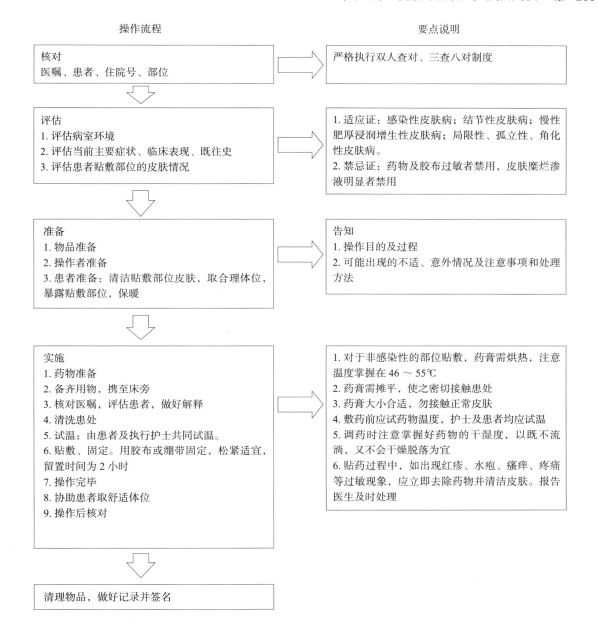

操作流程

核对
医嘱、患者、住院号、部位

要点说明

严格执行双人查对、三查八对制度

评估
1. 评估病室环境
2. 评估当前主要症状、临床表现、既往史
3. 评估患者贴敷部位的皮肤情况

1. 适应证：感染性皮肤病；结节性皮肤病；慢性肥厚浸润增生性皮肤病；局限性、孤立性、角化性皮肤病。
2. 禁忌证：药物及胶布过敏者禁用，皮肤糜烂渗液明显者禁用

准备
1. 物品准备
2. 操作者准备
3. 患者准备：清洁贴敷部位皮肤，取合理体位，暴露贴敷部位，保暖

告知
1. 操作目的及过程
2. 可能出现的不适、意外情况及注意事项和处理方法

实施
1. 药物准备
2. 备齐用物，携至床旁
3. 核对医嘱，评估患者，做好解释
4. 清洗患处
5. 试温：由患者及执行护士共同试温。
6. 贴敷、固定。用胶布或绷带固定，松紧适宜，留置时间为 2 小时
7. 操作完毕
8. 协助患者取舒适体位
9. 操作后核对

1. 对于非感染性的部位贴敷，药膏需烘热，注意温度掌握在 46 ~ 55℃
2. 药膏需摊平，使之密切接触患处
3. 药膏大小合适，勿接触正常皮肤
4. 敷药前应试药物温度，护士及患者均应试温
5. 调药时注意掌握好药物的干湿度，以既不流淌，又不会干燥脱落为宜
6. 贴药过程中，如出现红疹、水疱、瘙痒、疼痛等过敏现象，应立即去除药物并清洁皮肤。报告医生及时处理

清理物品，做好记录并签名

图 17-8　中药贴敷法技术操作流程图

九、中药穴位贴敷法

中药穴位贴敷法是把所需的药物制成一定的剂型（粉、糊、膏、饼等）贴敷于某个或某组穴位，以达到调节经络、扶正祛邪之功效的一种操作方法。

（一）操作步骤与要求

1. 操作前准备

（1）评估

1）评估病室环境，调节室内温度适宜，温度 22～26℃。

2）评估当前主要症状、临床表现、既往史。

3）评估患者贴敷穴位的局部皮肤情况。

（2）适应证与禁忌证

1）适应证：瘙痒症、痤疮、黄褐斑等。

2）禁忌证：药物及胶布过敏者禁用；皮肤破损者禁用；有些药物如麝香等，孕妇禁用。

（3）告知

1）操作目的及过程。

2）穴位"得气"的感觉与表现。

3）可能出现的不适、意外情况及注意事项和处理方法。

（4）准备

1）物品准备：中药粉/散、蜂蜜、开水、不锈钢锅、药膏刀、玻璃纸、胶布、棉花、胶布、皮肤消毒液、治疗盘、抹手液。

4）操作者准备：洗手，戴口罩。

5）患者准备：清洁贴敷穴位处皮肤，取合理体位，暴露贴敷部位，保暖。

3. 操作步骤

（1）将药粉/散倒入不锈钢锅内，加蜂蜜、开水，用药膏刀调匀。

（2）根据贴药面积，其大小合适的玻璃纸，将药物在玻璃纸上摊开，厚度1～2cm，厚薄均匀，再用棉花将药物周围包封。

（3）备齐用物，携至床旁.

（4）核对医嘱，评估患者，做好解释，调节病室温度，温度 22～26℃。

（5）遵医嘱选取穴位。

（6）用皮肤消毒液消毒贴敷部位皮肤。

（7）皮肤待干将药物贴贴敷于穴位上，注意药物的温度，由患者及执行护士共同试温。

（8）固定。用胶布固定，留置时间为 2 小时。

（9）操作完毕。

（10）协助患者取舒适体位，清理物品，做好记录并签名。

（11）操作后核对。

（二）注意事项

1. 取穴原则　多数以局部或邻近区域取穴为主。局部取穴（阿是穴）多用于止痒、止痛、散结、解毒等。

2. 根据病情分别配制剂型。

3. 因所用药物多刺激性强、毒性大，因此，若发现过敏、起疱等反应时，应立即撤除，并对症处理。

4. 敷药前应试药物温度，护士及患者均应试温。

5. 调药时注意掌握好药物的干湿度，以既不流淌，又不会干燥脱落为宜。

（三）效果评价

1. 贴敷过程安全，无意外发生。

2. 取穴准确。

3. 穴位贴敷后患者不适症状改善，患者及家属表示满意。

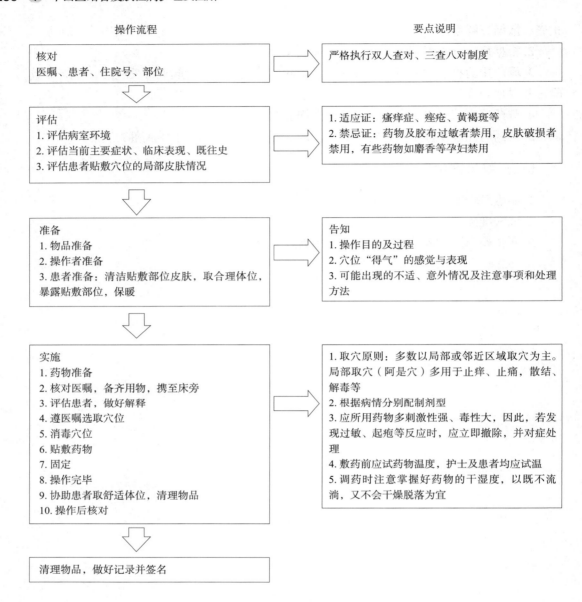

图 17-9 中药穴位贴敷法技术操作流程图

十、中药热熨法

中药热熨法是根据中医辨证施治的原理，选择适当的中药和适当的辅料，经过加热后，在人体局部或一定穴位来回移动，使药力和热力同时自体表毛窍透入经络、血脉，以祛风止痒、散寒除湿的一种药物外治法。

（一）操作步骤与要求

1. 操作前准备

（1）评估

1）当前主要症状、临床表现、既往病史及药物过敏史。

2）热熨部位局部皮肤情况。

3）患者对热的耐受程度、心理状况。

（2）适应证与禁忌证

1）适应证：冻疮、疥疮、神经性皮炎等。

2）禁忌证：热性病、精神分裂症、出血性疾病，如血小板减少性紫癜、过敏性血小板减少性紫癜、月经过多、崩漏、感觉障碍等。身体大血管处、皮肤破损处、腹部有性质不明包块处禁用热熨法。

（3）告知

1）操作目的及过程。

2）可能出现的不适、并发症及注意事项。

3）热熨的时间一般为20分钟。

（4）准备

1）物品准备：中药（吴茱萸、四子散等）热敷布袋、恒温煲、勺子、方盘、治疗巾等。

2）操作者准备：洗手，戴口罩。

3）患者准备：清洁热熨处皮肤，取合理体位，暴露热熨部位，保暖。

2. 操作步骤

（1）根据医嘱配好相应的中药方剂，用文火炒至60～70℃（不宜超过70℃，年老者、婴幼儿及感觉障碍者不宜超过50℃，以免烫伤），装入布袋内，用大毛巾裹好，保温（约保持在45℃）备用。

（2）备齐用物，携至床旁，再次核对；解释治疗目的、方法，以取得患者的配合；协助取合理体位，暴露药熨部位，注意保暖。

（3）操作前试温，药熨温度以60～70℃为宜，不宜超过70℃，年老者、婴幼儿及感觉障碍者，药袋温度不宜超过50℃，以免烫伤。

（4）用棉签在药熨处涂一层凡士林，将温度合适的药袋置于患处或相应穴位处。用力来回推熨，力量要均匀，开始时用力轻，速度可稍快；随着药袋温度的降低，力量可增大，同时速度要减慢，药物温度过低时，及时更换药袋，以保持温度，加强效果，药熨过程中要注意观察局部皮肤情况，防止烫伤。

（5）每次15～30分钟，每日1～3次。

（6）一般一包药可以用3～5天，以药味消失为标准，3～5天后即可换一包新的，以保持药效。

（7）药熨后擦净局部皮肤，协助患者衣着，安排舒适体位。

（8）清理用物，做好记录并签名。

（二）注意事项

1.保持病室空气新鲜，以防复感风寒而加重病。

2.热熨时，尤其要防止局部烫伤。力度要轻，移动速度要快，随着温度下降，逐渐加大力度，放慢速度。

3.热熨后，患者可在室内散步，但半小时内不得外出，要注意避风，防止着凉。

（三）意外情况的处理及预防

1.烫伤　按烫伤处理。

2.预防　开始时熨器热度不宜过高，应加厚垫布。

（四）效果评价

1.操作过程安全，无意外情况发生。

2.达到预期目标和效果，患者不适症状缓解。

3.患者及家属表示满意。

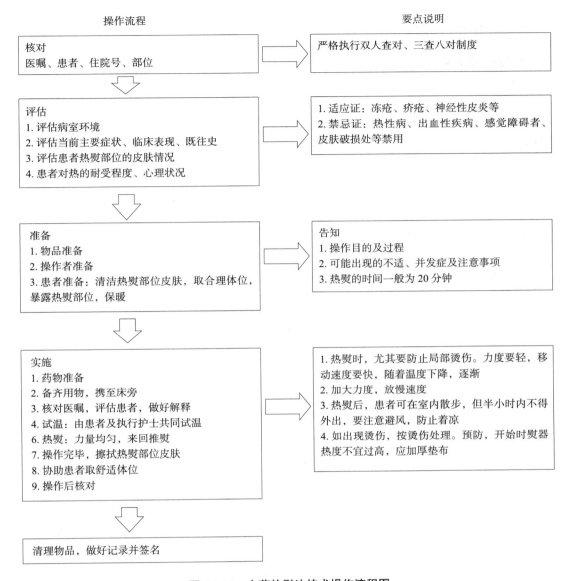

操作流程

核对
医嘱、患者、住院号、部位

要点说明

严格执行双人查对、三查八对制度

评估
1. 评估病室环境
2. 评估当前主要症状、临床表现、既往史
3. 评估患者热熨部位的皮肤情况
4. 患者对热的耐受程度、心理状况

1. 适应证：冻疮、疥疮、神经性皮炎等
2. 禁忌证：热性病、出血性疾病、感觉障碍者、皮肤破损处等禁用

准备
1. 物品准备
2. 操作者准备
3. 患者准备：清洁热熨部位皮肤，取合理体位，暴露热熨部位，保暖

告知
1. 操作目的及过程
2. 可能出现的不适、并发症及注意事项
3. 热熨的时间一般为 20 分钟

实施
1. 药物准备
2. 备齐用物，携至床旁
3. 核对医嘱，评估患者，做好解释
4. 试温：由患者及执行护士共同试温
6. 热熨：力量均匀，来回推熨
7. 操作完毕，擦拭热熨部位皮肤
8. 协助患者取舒适体位
9. 操作后核对

1. 热熨时，尤其要防止局部烫伤。力度要轻，移动速度要快，随着温度下降，逐渐
2. 加大力度，放慢速度
3. 热熨后，患者可在室内散步，但半小时内不得外出，要注意避风，防止着凉
4. 如出现烫伤，按烫伤处理。预防，开始时熨器热度不宜过高，应加厚垫布

清理物品，做好记录并签名

图 17-10 中药热熨法技术操作流程图

十一、艾灸法

艾灸法是以艾绒为原料，制成艾条或炷，点燃后在人体某穴位或患处熏灸的一种技术操作。包括艾条灸、艾炷灸和温针灸。具有调理气血、扶正祛邪、温经通络、消肿经脉、消肿化瘀、拔毒止痛、去腐生肌等功效。

（一）操作步骤与要求

1. 操作前准备

（1）评估

1）评估病室环境，调节室内温度适宜。

2）评估当前主要症状、临床表现、既往史及药物过敏史。重点注意询问有无糖尿病史。

3）评估患者体质、对热的耐受程度、有无感觉障碍、艾条施灸处的皮肤情况。

4）对疼痛的耐受程度。

5）心理状况。

（2）适应证与禁忌证

1）适应证：神经性皮炎、慢性湿疹、荨麻疹、鸡眼、寻常疣等。

2）禁忌证：凡属实热证或阴虚发热者，不宜施灸；颜面部、大血管处、孕妇腹部及腰骶部不宜施灸。

（3）告知

1）治疗过程中局部皮肤可能出现烫伤等情况。

2）艾绒点燃后可能出现较淡的中药燃烧气味。

3）治疗过程中局部皮肤产生烧灼、热烫的感觉，应立即停止治疗。

4）治疗过程中局部皮肤可能出现水疱。

（4）准备

1）物品准备：治疗盘、艾条、火柴、弯盘、小口瓶，必要时备浴巾、屏风。

2）操作者准备：洗手，戴口罩。

3）患者准备：取合理体位，暴露艾灸部位。

2. 操作步骤

（1）洗手，戴口罩，备齐用物，携至床旁，做好解释，核对医嘱。

（2）取合理体位，暴露施灸部位，注意保暖。

（3）施灸部位：先上后下，先灸头顶、胸背，后灸腹部、四肢。

（4）施灸：手持艾条，将点燃的一端对准施灸穴位，使患者感到温热但无灼痛为度，随时弹去艾灰，灸至局部皮肤出现红晕，每处 5 ～ 15 分钟。

（5）遵医嘱在施灸过程中，随时询问患者有无灼痛感，调整距离，防止烧伤。观察病情变化及有无不适。

（6）施灸中应及时将艾灰弹入弯盘，防止灼伤皮肤。

（7）施灸完毕，立即将艾条插入小口瓶，熄灭艾火。

（8）清洁局部皮肤，协助患者衣着，安置舒适卧位，酌情开窗通风。

（9）清理用物，做好记录并签名。

（二）注意事项

1. 施灸部位，宜先上后下，先灸头顶、胸背，后灸腹部、四肢。

2. 对于昏厥、局部知觉减退的患者或小儿等，操作者可将食、中两指置于施灸部位的两侧，通过操作者手指的感觉来测知患者局部的受热程度。

3. 施灸过程中，随时询问患者有无灼痛感，调整距离，防止烧伤，及时弹去艾灰，如局部皮肤产生烧灼、热烫的感觉，应立即停止治疗。

4. 口干反应，即口干舌燥、喉咙异常干痛时，多喝温开水即可，不应该停止艾灸。

5. 烫伤处理 施灸后局部皮肤出现微红灼热，属于正常现象。如果灸后出现小水疱，无须处理，它会自行吸收。如果水疱较大，可用无菌注射器抽去疱内液体，覆盖消毒纱布，保持干燥，防止感染。

（三）效果评价

1. 艾灸温度适宜，全身皮肤无烫伤。

2. 艾灸后患者感觉舒适，无着凉。

3. 艾灸后患者不适症状改善或缓解。

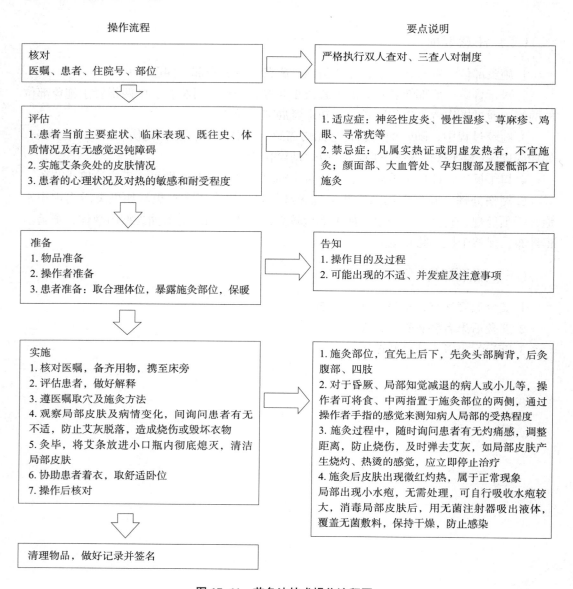

操作流程

要点说明

核对
医嘱、患者、住院号、部位

→ 严格执行双人查对、三查八对制度

评估
1. 患者当前主要症状、临床表现、既往史、体质情况及有无感觉迟钝障碍
2. 实施艾条灸处的皮肤情况
3. 患者的心理状况及对热的敏感和耐受程度

→ 1. 适应症：神经性皮炎、慢性湿疹、荨麻疹、鸡眼、寻常疣等
2. 禁忌症：凡属实热证或阴虚发热者，不宜施灸；颜面部、大血管处、孕妇腹部及腰骶部不宜施灸

准备
1. 物品准备
2. 操作者准备
3. 患者准备：取合理体位，暴露施灸部位，保暖

→ **告知**
1. 操作目的及过程
2. 可能出现的不适、并发症及注意事项

实施
1. 核对医嘱，备齐用物，携至床旁
2. 评估患者，做好解释
3. 遵医嘱取穴及施灸方法
4. 观察局部皮肤及病情变化，间询问患者有无不适，防止艾灰脱落，造成烧伤或毁坏衣物
5. 灸毕，将艾条放进小口瓶内彻底熄灭，清洁局部皮肤
6. 协助患者着衣，取舒适卧位
7. 操作后核对

→ 1. 施灸部位，宜先上后下，先灸头部胸背，后灸腹部、四肢
2. 对于昏厥、局部知觉减退的病人或小儿等，操作者可将食、中两指置于施灸部位的两侧，通过操作者手指的感觉来测知病人局部的受热程度
3. 施灸过程中，随时询问患者有无灼痛感，调整距离，防止烧伤，及时弹去艾灰，如局部皮肤产生烧灼、热烫的感觉，应立即停止治疗
4. 施灸后皮肤出现微红灼热，属于正常现象
局部出现小水疱，无需处理，可自行吸收水疱较大，消毒局部皮肤后，用无菌注射器吸出液体，覆盖无菌敷料，保持干燥，防止感染

清理物品，做好记录并签名

图 17-11 艾灸法技术操作流程图

十二、梅花针疗法

梅花针疗法又称皮肤针疗法，是用梅花针（又名皮肤针、七星针）浅刺皮肤至皮肤红晕不出血或渗出很少量血，以达到活血化瘀、疏通经络、止痒生发、软坚散结、调节脏腑的一种操作方法。

（一）操作步骤与要求

1. 操作前准备

（1）评估

1）评估病室环境，调节室内温度适宜，温度 22 ～ 26℃。

2）评估当前主要症状、临床表现、既往史及是否会有晕针。

3）评估患者针刺部位的局部皮肤情况。

（2）适应证与禁忌证

1）适应证：适用于白癜风、慢性湿疹、慢性荨麻疹、神经性皮炎、痤疮、慢性毛囊炎、痒疹、斑秃、局限性神经性皮炎等。

2）禁忌证：皮肤红肿、糜烂和溃疡不宜打刺；空腹不宜打刺；孕妇胸、腰部禁忌打刺；凝血功能障碍者不宜打刺。

（3）告知

1）有的患者治疗 3 ～ 5 日后可能出现头痛失眠、胃纳差等现象，及时发现并延长间隔时间，减轻刺激强度，减少刺激部位可缓解；如反应严重者可休息 2 ～ 3 日后再执行操作。

2）少数患者治疗 1 ～ 2 次后，刺激部位可出现丘疹、发痒，告知患者一般可逐渐减轻，自然消退，无须特殊处理。

（4）准备

1）物品准备：皮肤针、75% 酒精、棉签、纱块、治疗巾、治疗盘、抹手液。

2）操作者准备：洗手，戴口罩。

3）患者准备：进食，清洁叩刺部位皮肤。

2. 操作步骤

（1）核对医嘱，评估患者，做好解释，调节病室温度，温度 22 ～ 26℃。

（2）备齐用物，携至床旁，遵医嘱选取叩刺部位。

（3）患处铺治疗巾，用 75% 酒精消毒叩刺部位皮肤。

（4）皮肤待干后取梅花针，检查梅花针是否无菌，是否完好。

（5）叩刺：手握针柄后端，十指伸直压在针柄中断，以手腕弹力上下打刺，反复进行，其频率为 90 ～ 120 次 / 分，以皮肤红晕不出血或渗出少量血为宜。

（6）叩刺完毕：叩刺部位用 75% 酒精再次消毒。

（7）操作完毕，协助患者着衣，取舒适体位。

（8）清理物品，做好记录并签名。

（9）操作后核对。

（二）注意事项

1. 叩刺强度一般分为轻刺和重刺两种。

2. 叩刺部位一般分为三种：①常规部位（一般用轻刺或略重手法），脊柱旁开两指，由上到下叩刺，每针间距 1cm，直至骶尾部。②皮肤局部（一般用重刺），可每日一次。③重点叩刺，根据不同疾病选择叩刺部位，手法重，目的在于改善某些突出症状。

3. 注意消毒隔离，防止交叉感染。

4. 叩刺过程中应严密观察患者面色、表情、局部皮肤情况，如有不适及时处理。

（三）效果评价

1. 叩刺过程安全，无意外发生。

2. 叩刺部位及方法正确，刺激强度适中，体位合理舒适。

3. 叩刺后患者不适症状改善。

操作流程

要点说明

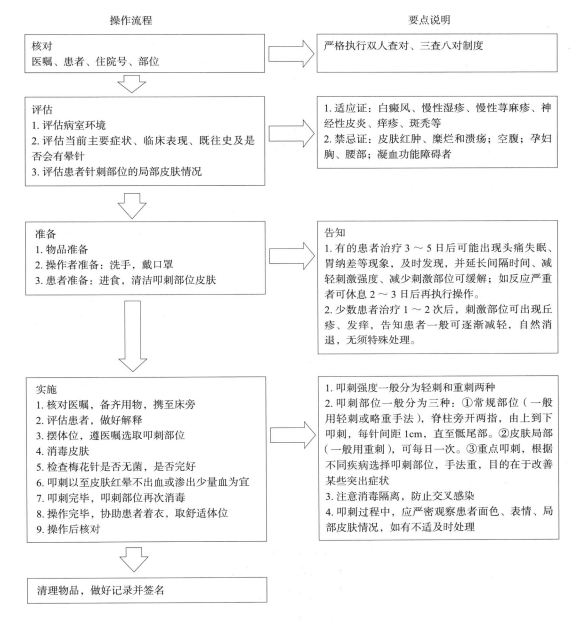

| 核对
医嘱、患者、住院号、部位 | 严格执行双人查对、三查八对制度 |

| 评估
1. 评估病室环境
2. 评估当前主要症状、临床表现、既往史及是否会有晕针
3. 评估患者针刺部位的局部皮肤情况 | 1. 适应证：白癜风、慢性湿疹、慢性荨麻疹、神经性皮炎、痒疹、斑秃等
2. 禁忌证：皮肤红肿、糜烂和溃疡；空腹；孕妇胸、腰部；凝血功能障碍者 |

| 准备
1. 物品准备
2. 操作者准备：洗手，戴口罩
3. 患者准备：进食，清洁叩刺部位皮肤 | 告知
1. 有的患者治疗 3 ～ 5 日后可能出现头痛失眠、胃纳差等现象，及时发现，并延长间隔时间、减轻刺激强度、减少刺激部位可缓解；如反应严重者可休息 2 ～ 3 日后再执行操作。
2. 少数患者治疗 1 ～ 2 次后，刺激部位可出现丘疹、发痒，告知患者一般可逐渐减轻，自然消退，无须特殊处理。 |

| 实施
1. 核对医嘱，备齐用物，携至床旁
2. 评估患者，做好解释
3. 摆体位，遵医嘱选取叩刺部位
4. 消毒皮肤
5. 检查梅花针是否无菌，是否完好
6. 叩刺以至皮肤红晕不出血或渗出少量血为宜
7. 叩刺完毕，叩刺部位再次消毒
8. 操作完毕，协助患者着衣，取舒适体位
9. 操作后核对 | 1. 叩刺强度一般分为轻刺和重刺两种
2. 叩刺部位一般分为三种：①常规部位（一般用轻刺或略重手法），脊柱旁开两指，由上到下叩刺，每针间距 1cm，直至骶尾部。②皮肤局部（一般用重刺），可每日一次。③重点叩刺，根据不同疾病选择叩刺部位，手法重，目的在于改善某些突出症状
3. 注意消毒隔离，防止交叉感染
4. 叩刺过程中，应严密观察患者面色、表情、局部皮肤情况，如有不适及时处理 |

清理物品，做好记录并签名

图 17-2　梅花针疗法技术操作流程图

十三、拔罐法

拔罐法是以罐为工具，利用燃烧热力，排出罐内空气形成负压，使罐吸在皮肤穴位上，造成局部瘀血现象，达到湿通经络、祛风散寒、消肿止痛、吸毒排脓为目的的一种技术操作。

（一）操作步骤与要求

1. 操作前准备

（1）评估

1）评估病室环境，调节室内温度适宜。

2）评估当前主要症状、临床表现、既往史及药物过敏史。

3）患者体质及施罐处的皮肤情况，对热的耐受程度、有无感觉障碍、对疼痛的耐受程度、患者心理状况。

（2）适应证与禁忌证

1）适应证：神经性皮炎、蜇伤所致瘀肿、银屑病、慢性湿疹等。

2）禁忌证：高热抽搐及凝血机制障碍者；皮肤溃疡、水肿及大血管处；孕妇腹部、腰骶部不宜拔罐。

（3）告知

1）治疗过程中局部可能出现水疱或烫伤。

2）由于罐内空气负压收引的作用，局部皮肤会出现与罐口相当大小的紫红色瘀斑，数日后自然消失。

3）治疗过程中局部可能出现水疱或烫伤。

（4）准备

1）物品准备：治疗盘、火罐（玻璃罐、竹罐、陶罐）、止血钳、95%酒精、打火机、纱块、宽口瓶、大毛巾等。

2）操作者准备：洗手、戴口罩。

3）患者准备：取合理体位、暴露拔罐部位，保暖。

2. 操作步骤

（1）备齐用物，携至床旁，做好解释，核对医嘱。

（2）取合理体位，暴露拔罐部位。

（3）点燃的火焰在火罐内转动，使其罐内形成负压后并迅速扣至已经选择的拔罐部位上，待火罐稳定后方可离开。防止火罐脱落，适时留罐。

（4）拔罐过程中要随时观察火罐有吸附情况和皮肤颜色。

（5）操作完毕，协患者衣着，整理床单位，安排舒适体位。

（6）清理用物，做好记录并签名。

（二）注意事项

1. 拔罐时应采取合理体位，选择肌肉较厚的部位。骨骼凹凸不平和毛发较多处不宜拔罐。

2. 操作前一定要检查罐口周围是否光滑，有无裂痕。

3. 防止烫伤。拔罐时动作要稳、准、快，起罐时切勿强拉。

4. 使用的火罐，均应消毒后备用。

5. 起罐后，如局部出现小水疱，不必处理，可自行吸收。

6. 如水疱较大，消毒局部皮肤后，用注射器吸出液体，覆盖消毒敷料。

（三）意外情况的处理及预防

1. 紫色瘀斑　告知患者局部可出现与罐口相当大小的紫色瘀斑，数天后可消失。

2. 疼痛　告知患者疼痛是由于罐内负压过大造成，若患者留罐处感觉疼痛、过紧，操作时可予及时起罐或适当放气。

3. 烫伤　出现小水疱，可不必处理，待自行吸收；如水疱较大，应消毒局部皮肤后，用无菌注射器吸出液体，覆盖无菌敷料。

4. 局部不适、晕罐　局部发热、发紫、发酸、痛较明显或灼热，应取下重拔；有晕罐先兆如头晕、恶心、面色苍白、四肢厥冷、呼吸急促、脉细数等症状时，应取下罐，使患者平卧，轻者饮温开水，静卧片刻即可恢复，重者应立即做相应的处理。

（四）效果评价

1. 罐内负压有效，能紧吸皮肤。

2. 取罐后皮肤有罐斑但不至烫伤疼痛等。

3. 患者临床症状得到改善。

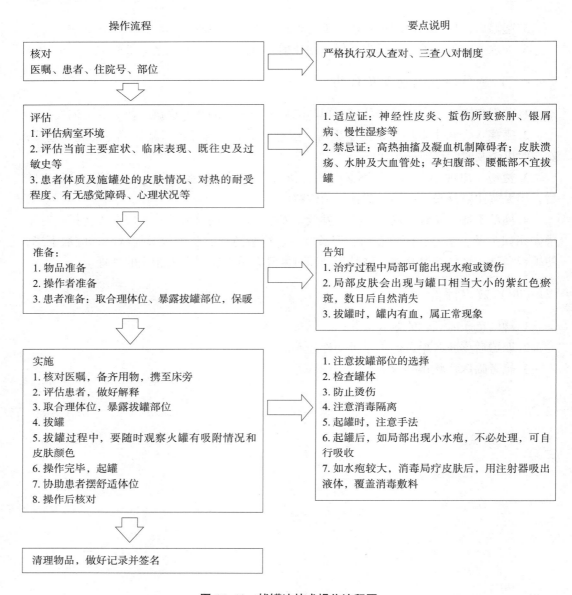

操作流程

核对
医嘱、患者、住院号、部位

严格执行双人查对、三查八对制度

评估
1. 评估病室环境
2. 评估当前主要症状、临床表现、既往史及过敏史等
3. 患者体质及施罐处的皮肤情况、对热的耐受程度、有无感觉障碍、心理状况等

要点说明

1. 适应证：神经性皮炎、蜇伤所致瘀肿、银屑病、慢性湿疹等
2. 禁忌证：高热抽搐及凝血机制障碍者；皮肤溃疡、水肿及大血管处；孕妇腹部、腰骶部不宜拔罐

准备：
1. 物品准备
2. 操作者准备
3. 患者准备：取合理体位、暴露拔罐部位，保暖

告知
1. 治疗过程中局部可能出现水疱或烫伤
2. 局部皮肤会出现与罐口相当大小的紫红色瘀斑，数日后自然消失
3. 拔罐时，罐内有血，属正常现象

实施
1. 核对医嘱，备齐用物，携至床旁
2. 评估患者，做好解释
3. 取合理体位，暴露拔罐部位
4. 拔罐
5. 拔罐过程中，要随时观察火罐有吸附情况和皮肤颜色
6. 操作完毕，起罐
7. 协助患者摆舒适体位
8. 操作后核对

1. 注意拔罐部位的选择
2. 检查罐体
3. 防止烫伤
4. 注意消毒隔离
5. 起罐时，注意手法
6. 起罐后，如局部出现小水疱，不必处理，可自行吸收
7. 如水疱较大，消毒局疗皮肤后，用注射器吸出液体，覆盖消毒敷料

清理物品，做好记录并签名

图 17-13　拔罐法技术操作流程图

十四、刺络拔罐法

刺络拔罐法是指拔罐前先在一定部位上用针点刺出血，以微血为主，将火罐拔在选定的穴位拔动火罐数次，然后快速拔罐，以达到温通经络、行气活血、祛风散寒、消肿止痛、吸毒排脓的功效。

（一）操作步骤与要求

1. 操作前准备

（1）评估

1）评估病室环境，调节室内温度适宜。

2）评估当前主要症状、临床表现、既往史及药物过敏史。

3）患者体质及施罐处的皮肤情况，对热的耐受程度、有无感觉障碍、有无晕针。

4）患者心理状况。

5）对疼痛的耐受程度。

（2）适应证与禁忌证

1）适应证：急性荨麻疹、带状疱疹、痤疮等。

2）禁忌证：高热抽搐及凝血机制障碍者；瘢痕体质、严重糖尿病控制不佳者；皮肤溃疡、水肿及大血管处；孕妇腹部、腰骶部不宜拔罐。

（3）告知

1）治疗过程中局部可能出现水疱或烫伤。

2）由于罐内空气负压收引的作用，局部皮肤会出现与罐口相当大小的紫红色瘀斑，数日后自然消失。

3）拔罐时，罐内有血，属正常现象。

（4）准备

1）物品准备：治疗盘、针、火罐（玻璃罐、竹罐、陶罐）、皮肤消毒液、棉签、止血钳、95% 酒精、打火机、纱块、宽口瓶、大毛巾等。

2）操作者准备：洗手、戴口罩。

3）患者准备：取合理体位、暴露拔罐部位，保暖。

2. 操作步骤

（1）备齐用物，携至床旁，做好解释，核对医嘱。

（2）取合理体位，暴露拔罐部位。

（3）取穴：消毒刺络部位皮肤，各穴用无菌针头点刺 2～3 下，以微血为主。

（4）点燃的火焰在火罐内转动，使其罐内形成负压后并迅速扣至已经刺络部位上，拔动火罐数次，增加吸附力，一般留罐 5 分钟（具体据患者情况和出血量而定），然后快速拔罐。

（5）拔罐过程中要随时观察火罐吸附情况和皮肤颜色。

（6）操作完毕，起罐，擦净血迹，协助患者衣着，整理床单位，安排舒适体位。

（7）清理用物，做好记录并签名。

（二）注意事项

1. 拔罐时应采取合理体位，选择肌肉较厚的部位。骨骼凹凸不平和毛发较多处不宜拔罐。

2. 操作前一定要检查罐口周围是否光滑，有无裂痕。

3. 防止烫伤。拔罐时动作要稳、准、快，起罐时切勿强拉。

4. 使用的火罐，均应消毒后备用，注意消毒隔离，防止交叉感染。

5. 起罐时，一手拿罐体，另一手拇指按压灌口皮肤，带空气进入罐内，即可起罐，切勿用力强拉；起罐后，如局部出现小水疱，不必处理，可自行吸收。

6. 如水疱较大，消毒局部皮肤后，用注射器吸出液体，覆盖消毒敷料。

7. 治疗后 24 小时内勿接触水避免感染。

（三）意外情况的处理及预防

1. 紫色瘀斑 告知患者局部可出现与罐口相当大小的紫色瘀斑，数天后可消失。

2. 疼痛 告知患者疼痛是由于罐内负压过大造成，若患者留罐处感觉疼痛、过紧，操作时可予及时起罐或适当放气。

3. 烫伤 出现小水疱可不必处理，待自行吸收；如水疱较大，应消毒局部皮肤后，用无菌注射器吸出液体，覆盖无菌敷料。

4. 局部不适、晕罐 局部发热、发紫、发酸、痛较明显或灼热，应取下重拔；有晕罐先兆如头晕、恶心、面色苍白、四肢厥冷、呼吸急促、脉细数等症状时，应取下罐，使患者平卧，轻者饮温开水，静卧片刻即可恢复，重者应立即的处理。

（四）效果评价

1. 罐内负压有效，能紧吸皮肤。

2. 取罐后皮肤有罐斑但不至烫伤疼痛等，勿出现意外情况。

3. 患者临床症状得到改善，患者及家属满意。

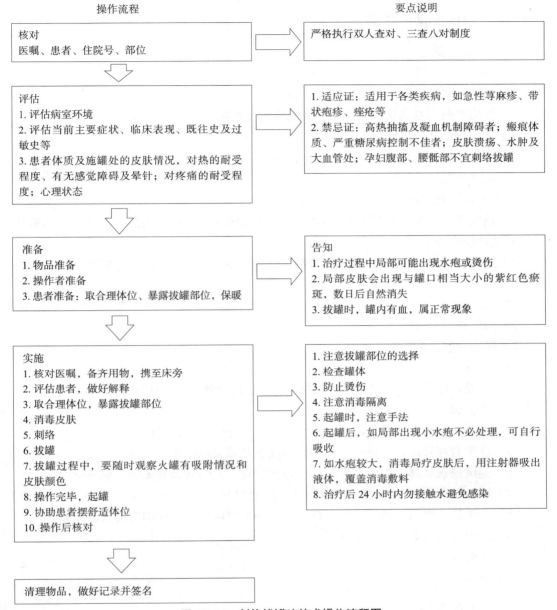

操作流程	要点说明
核对 医嘱、患者、住院号、部位	严格执行双人查对、三查八对制度
评估 1. 评估病室环境 2. 评估当前主要症状、临床表现、既往史及过敏史等 3. 患者体质及施罐处的皮肤情况，对热的耐受程度、有无感觉障碍及晕针；对疼痛的耐受程度；心理状态	1. 适应证：适用于各类疾病，如急性荨麻疹、带状疱疹、痤疮等 2. 禁忌证：高热抽搐及凝血机制障碍者；瘢痕体质、严重糖尿病控制不佳者；皮肤溃疡、水肿及大血管处；孕妇腹部、腰骶部不宜刺络拔罐
准备 1. 物品准备 2. 操作者准备 3. 患者准备：取合理体位、暴露拔罐部位，保暖	告知 1. 治疗过程中局部可能出现水疱或烫伤 2. 局部皮肤会出现与罐口相当大小的紫红色瘀斑，数日后自然消失 3. 拔罐时，罐内有血，属正常现象
实施 1. 核对医嘱，备齐用物，携至床旁 2. 评估患者，做好解释 3. 取合理体位，暴露拔罐部位 4. 消毒皮肤 5. 刺络 6. 拔罐 7. 拔罐过程中，要随时观察火罐有吸附情况和皮肤颜色 8. 操作完毕，起罐 9. 协助患者摆舒适体位 10. 操作后核对	1. 注意拔罐部位的选择 2. 检查罐体 3. 防止烫伤 4. 注意消毒隔离 5. 起罐时，注意手法 6. 起罐后，如局部出现小水疱不必处理，可自行吸收 7. 如水疱较大，消毒局疗皮肤后，用注射器吸出液体，覆盖消毒敷料 8. 治疗后24小时内勿接触水避免感染
清理物品，做好记录并签名	

图 17-14　刺络拔罐法技术操作流程图

十五、耳穴压豆法

耳穴压豆法是采用王不留行籽刺激耳郭上的穴位或反应点，通过经络传导，达到防治疾病目的的一种操作方法。

（一）操作步骤与要求

1. 操作前准备

（1）评估

1）评估病室环境，调节室内温度适宜。

2）评估当前主要症状、临床表现、既往史及药物过敏史。

3）耳穴压贴部位皮肤情况。

4）女性患者的生育史，有无流产史，当前是否妊娠。

5）心理状况。

（2）适应证与禁忌证

1）适应证：各种皮肤病均可选用，如皮肤瘙痒症、神经性皮炎、湿疹、带状疱疹及其后遗神经痛等。

2）禁忌证：耳部炎症、糜烂、破溃者、冻伤部位，以及有习惯性流产史的孕妇禁用。

（3）告知

1）操作目的及过程。

2）局部有热、麻、胀、痛感。

（4）准备

物品准备：治疗盘、75% 酒精、棉签、止血钳、探棒、王不留行籽耳贴、耳模。

2. 操作步骤

（1）洗手，戴口罩。备齐用物，携至床旁，做好解释，核对医嘱。

（2）体位合理舒适，严格消毒，消毒范围视耳郭大小而定。

（3）遵医嘱选耳部穴位，并用探棒探查穴位点，询问病人有无痛、胀感觉。

（4）用 75% 酒精消毒皮肤，由内向外，由上到下。

（5）一手持止血钳夹的王不留行籽耳贴，一手固定耳郭，在相应的穴位压贴。

（6）向患者进行健康教育指导。

（7）取舒适卧位，整理床单位。

（8）清理物品。

（二）注意事项

1. 耳穴压贴期间，患者感觉到局部热、麻、胀、痛或循经络放射传导为"得气"，应密切观察局部皮肤情况。

2. 嘱患者局部皮肤不湿水，每 4 小时按压一次，以提高疗效。

3. 一般耳穴压贴留 3～5 天，天气炎热可缩短时间。

（三）意外情况的处理及预防

损伤皮肤：不宜选用有尖角或不光滑的种子，以免按压时损伤皮肤；防止胶布潮湿或污染，对胶布过敏者，可缩短贴压时间并加压肾上腺、风溪穴，按压时，切勿揉搓以免搓破皮肤，造成感染。耳郭冻伤或有炎症者应禁针及耳穴压豆，以免炎症扩散。

（四）效果评价

1. 患者不适症状改善，患者及家属表示满意。
2. 治疗过程安全，无发生意外情况。

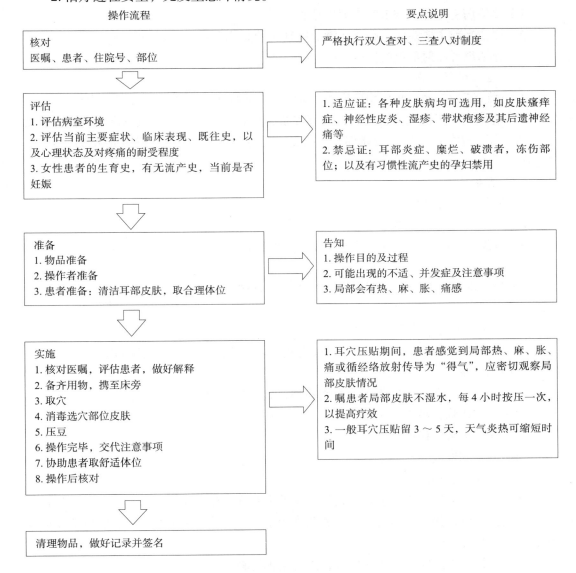

操作流程	要点说明
核对 医嘱、患者、住院号、部位	严格执行双人查对、三查八对制度
评估 1. 评估病室环境 2. 评估当前主要症状、临床表现、既往史，以及心理状态及对疼痛的耐受程度 3. 女性患者的生育史，有无流产史，当前是否妊娠	1. 适应证：各种皮肤病均可选用，如皮肤瘙痒症、神经性皮炎、湿疹、带状疱疹及其后遗神经痛等 2. 禁忌证：耳部炎症、糜烂、破溃者，冻伤部位；以及有习惯性流产史的孕妇禁用
准备 1. 物品准备 2. 操作者准备 3. 患者准备：清洁耳部皮肤，取合理体位	告知 1. 操作目的及过程 2. 可能出现的不适、并发症及注意事项 3. 局部会有热、麻、胀、痛感
实施 1. 核对医嘱，评估患者，做好解释 2. 备齐用物，携至床旁 3. 取穴 4. 消毒选穴部位皮肤 5. 压豆 6. 操作完毕，交代注意事项 7. 协助患者取舒适体位 8. 操作后核对	1. 耳穴压贴期间，患者感觉到局部热、麻、胀、痛或循经络放射传导为"得气"，应密切观察局部皮肤情况 2. 嘱患者局部皮肤不湿水，每4小时按压一次，以提高疗效 3. 一般耳穴压贴留3～5天，天气炎热可缩短时间
清理物品，做好记录并签名	

图 17-15　耳穴压豆法技术操作流程图

十六、穴位注射法

穴位注射疗法是将适当药物注入穴位及反应点，以治疗疾病的方法。它通过针刺的机械刺激和药物的药理作用，激发经络穴位以调整和改善机体机能的病理状态，使体内的气血畅通，从而达到治愈疾病的目的。

（一）操作步骤与要求

1. 操作前准备

（1）评估

1）评估病室环境，调节室内温度适宜。

2）评估当前主要症状、临床表现、既往史及是否会晕针。

3）评估患者注射部位的皮肤情况。

（2）适应证与禁忌证

1）适应证：多种皮肤病均可应用，如湿疹、带状疱疹、神经性皮炎、银屑病等。

2）禁忌证：药物过敏者禁用；局部皮肤有感染、溃疡、瘢痕或有出血倾向及高度水肿者禁用；孕妇的下腹、腰骶部和三阴交、合谷等禁用；疲乏、饥饿或精神高度紧张时慎用。

（3）告知

1）操作目的及过程。

2）穴位"得气"的感觉表现。

3）可能出现的不适、意外情况及注意事项和处理方法。

（4）准备

1）物品准备：药物、注射器、治疗盘、治疗巾、皮肤消毒液、棉签、锐器盒、抹手液。

2）操作者准备：洗手，戴口罩。

3）患者准备：清洁穴位注射部位处皮肤，取合理体位，暴露注射部位，保暖。

4. 操作步骤

（1）遵医嘱，在无菌操作下将所用药物备好，放于无菌治疗盘类。

（2）备齐用物，携至床旁。

（3）评估患者，做好解释。

（4）遵医嘱取穴。

（5）消毒穴位局部皮肤。

（6）注射：运用肌肉注射手法持针，将针尖对准穴位，迅速刺入皮下，上下提插得气后，回抽无血，将药液缓慢注入。若药液较多，可先注入部分药液后，将针头稍微提起后在注入余药。

（7）拔针：注药完毕，快速拔针，用无菌棉签轻压片刻，以防出血。

（8）注射过程中，严密观察患者面色、表情、患者主诉等，如有异常及时处理

（9）操作完毕。

（10）协助患者取舒适体位，清理物品，做好记录并签名。

（11）操作后核对。

（二）注意事项

1. 严禁针刺、注射药物到关节腔内或将药物注入血管中，同时还要避免神经干的损伤。

2. 躯干部穴位注射不宜过深，防止刺伤内脏；背部脊柱两侧穴位针尖可斜向脊柱，避免直刺而引起气胸。

3. 注意药物配伍禁忌，部分药物需皮试。

4. 注射速度应灵活掌握，一般为中速，急性病、体强者用强刺激快速注入。慢性病、体弱者应缓慢注入。

5. 如果出现晕针、弯针、折针等意外，应立即处理。

6. 注射部位避免湿水，防感染。

（三）效果评价

1. 注射过程安全，无意外发生。

2. 取穴准确，得气感强。

3. 注射后患者不适症状改善，患者及家属表示满意。

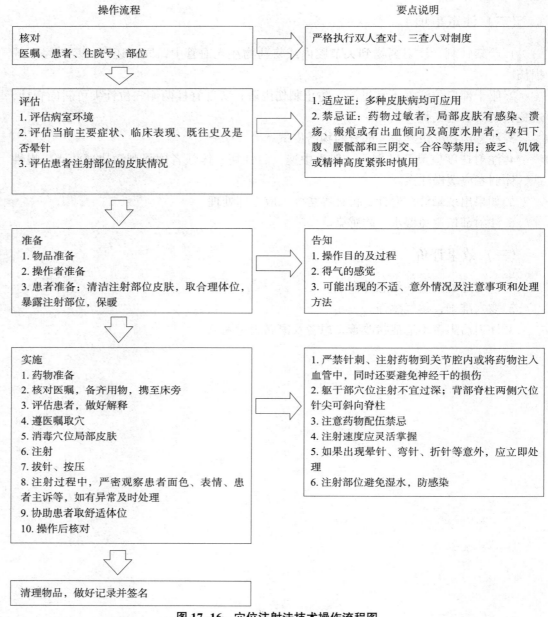

操作流程

| 核对
医嘱、患者、住院号、部位 | → | 严格执行双人查对、三查八对制度 |

评估
1. 评估病室环境
2. 评估当前主要症状、临床表现、既往史及是否晕针
3. 评估患者注射部位的皮肤情况

→

1. 适应证：多种皮肤病均可应用
2. 禁忌证：药物过敏者，局部皮肤有感染、溃疡、瘢痕或有出血倾向及高度水肿者，孕妇下腹、腰骶部和三阴交、合谷等禁用；疲乏、饥饿或精神高度紧张时慎用

准备
1. 物品准备
2. 操作者准备
3. 患者准备：清洁注射部位皮肤，取合理体位，暴露注射部位，保暖

→

告知
1. 操作目的及过程
2. 得气的感觉
3. 可能出现的不适、意外情况及注意事项和处理方法

实施
1. 药物准备
2. 核对医嘱，备齐用物，携至床旁
3. 评估患者，做好解释
4. 遵医嘱取穴
5. 消毒穴位局部皮肤
6. 注射
7. 拔针、按压
8. 注射过程中，严密观察患者面色、表情、患者主诉等，如有异常及时处理
9. 协助患者取舒适体位
10. 操作后核对

→

1. 严禁针刺、注射药物到关节腔内或将药物注入血管中，同时还要避免神经干的损伤
2. 躯干部穴位注射不宜过深；背部脊柱两侧穴位针尖可斜向脊柱
3. 注意药物配伍禁忌
4. 注射速度应灵活掌握
5. 如果出现晕针、弯针、折针等意外，应立即处理
6. 注射部位避免湿水，防感染

清理物品，做好记录并签名

图 17-16　穴位注射法技术操作流程图

十七、自血疗法

　　自血疗法是指取患者自身静脉血，注入特定穴位的一种治疗方法。它通过针刺的机械刺激和自身血液的作用，起到补虚祛邪、调理阴阳气血、充实正气、提高机体免疫功能、调节内分泌功能、降低机体敏感性，从而达到治愈疾病的目的。

（一）操作步骤与要求

1. 操作前准备

（1）评估

1）评估病室环境，调节室内温度适宜。

2）评估当前主要症状、临床表现、既往史及是否会晕针。

3）评估患者注射部位的皮肤情况及凝血功能。

（2）适应证与禁忌证

1）适应证：慢性荨麻疹、慢性湿疹、慢性毛囊炎、疖肿、寻常痤疮等。

2）禁忌证：局部皮肤有感染、溃疡、瘢痕或有凝血功能障碍及高度水肿者禁用；孕妇的下腹、腰骶部和三阴交、合谷等禁用；疲乏、饥饿或精神高度紧张时慎用。

（3）告知

1）操作目的及过程。

2）穴位"得气"的感觉表现。

3）可能出现的不适、意外情况及注意事项和处理方法。

（4）准备

1）物品准备：注射器、头皮针、注射针头、止血带、皮肤消毒液、棉签、治疗盘、治疗巾、锐器盒、抹手液，必要时备药物。

2）操作者准备：洗手，戴口罩。

3）患者准备：清洁穴位注射部位处皮肤，取合理体位，暴露注射部位，保暖。

2. 操作步骤

（1）备齐用物，携至床旁。

（2）核对医嘱，评估患者，做好解释。

（3）遵医嘱取穴，并做好标记。

（4）消毒皮肤，取静脉血，一般为 3～5mL。

（5）消毒穴位局部皮肤。

（6）注射：迅速将采血针头换成肌注针头，运用肌肉注射手法持针，将针尖对准穴位，迅速刺入，上下提插得气后，将血液注入。

（7）拔针：注射完毕，快速拔针，用无菌棉签轻压针口 5 分钟以上，以防出血。

（8）注射过程中，严密观察患者面色、表情、患者主诉等，如有异常，及时处理。

（9）操作完毕。

（10）协助患者取舒适体位，清理物品，做好记录并签名。

（11）操作后核对。

（二）注意事项

1. 操作动作要迅速，防止血液凝固。

2. 局部易发生硬块，注射后宜作热敷处理。

3. 必要时按医嘱吸取药物与血液混合。

4. 严格执行无菌操作。

5. 如果出现晕针、弯针、折针等意外，应立即处理。

6. 注射部位避免湿水，防感染。

(三) 效果评价

1. 注射过程安全，无意外发生。

2. 取穴准确，得气感强。

3. 注射后患者不适症状改善，患者及家属表示满意。

操作流程

核对 医嘱、患者、住院号、部位

⇒ 严格执行双人查对、三查八对制度

⇓

评估 1. 评估病室环境 2. 评估当前主要症状、临床表现、既往史及是否晕针 3. 评估患者注射部位的皮肤情况

⇒ 1. 适应证：慢性荨麻疹、慢性湿疹、慢性毛囊炎、疖肿、寻常痤疮等
2. 禁忌证：药物过敏者，局部皮肤有感染、溃疡、瘢痕或有出血倾向及高度水肿者，孕妇下腹、腰骶部和三阴交、合谷等禁用；疲乏、饥饿或精神高度紧张时慎用

⇓

准备 1. 物品准备 2. 操作者准备 3. 患者准备、清洁注射部位皮肤，取合理体位，暴露注射部位，保暖

⇒ 告知
1. 操作目的及过程
2. 得气的感觉
3. 可能出现的不适、意外情况及注意事项和处理方法

⇓

实施 1. 核对医嘱，备齐用物，携至床旁 2. 评估患者，做好解释 3. 遵医嘱取穴 4. 采血 5. 消毒穴位局部皮肤 6. 注射 7. 拔针，按压 8. 注射过程中，严密观察患者面色、表情、患者主诉等，如有异常及时处理 9. 协助患者取舒适体位 10. 操作后核对

⇒ 1. 操作动作要迅速，防止血液凝固
2. 局部易发生硬块，注射后宜作热敷处理
3. 必要时按医嘱吸取药物与血液混合
4. 严格执行无菌操作
5. 如果出现晕针、弯针、折针等意外，应立即处理
6. 注射部位避免湿水，防感染

⇓

清理物品，做好记录并签名

图 17-17 自血疗法技术操作流程图

十八、火针法

火针法是指用烧红的针尖迅速刺入穴内或患处，达到温经散寒、通经活络作用，以火热消除病变、治疗疾病的一种操作方法。

（一）操作步骤与要求

1. 操作前准备

（1）评估

1）评估病室环境，调节室内温度适宜，温度 22～26℃。

2）评估当前主要症状、临床表现、既往史及是否会有晕针。

3）评估患者针刺部位的局部皮肤情况。

（2）适应证与禁忌证

1）适应证：适用于神经性皮炎、淋巴结结核、鸡眼、疣、痣、疖、痈、疽、多发性毛囊炎等。

2）禁忌证：无特殊禁忌证。

（3）告知

1）操作的目的及过程。

2）针刺的感觉表现：针刺后皮肤产生的红晕或红肿未能完全消失时，应避免洗浴，防止感染。

3）可能出现的不适、针刺意外情况及注意事项。

4）针刺后局部皮肤发痒，避免搔抓，防止留下瘢痕。

（4）准备

1）物品准备：较粗的不锈钢针或钨合金所致火针、电火针等，皮肤消毒液，棉签，棉球，打火机，酒精灯，锐器盒，治疗巾，治疗盘，抹手液，必要时备屏风、毛毯等

2）操作者准备：洗手，戴口罩。

3）患者准备：取合理体位，暴露针刺部位，注意保暖。

2. 操作步骤

（1）核对医嘱，评估患者，做好解释，调节病室温度，温度 22～26℃。

（2）备齐用物，携至床旁，遵医嘱选取针刺部位。

（3）患处铺治疗巾，用皮肤消毒液消毒针刺部位皮肤。

（4）点燃酒精灯，将不锈钢针针尖端烧红，烧针长短与刺入长短一致。

（5）针刺：将烧红的针迅速而准确的刺入患处并拔出。

（6）针刺完毕，用消毒棉球按压针孔。

（7）操作完毕，协助患者着衣，取舒适体位。

（8）操作后核对。

（9）清理物品，做好记录并签名。

（二）注意事项

1. 火针一般分为深刺法和浅刺法两种。①浅刺法要求将烧红的火针轻轻在表皮上叩刺，用力均匀、稀疏，不可用力过猛或忽轻忽重。此法用于治疗疣痣、顽癣等。②深刺法要求动作迅速、准确，防止刺伤血管及神经等组织。一般用于痈疽、淋巴结结核等。

如需排脓选择粗针，如用于消肿则选择细针。

2. 注意消毒隔离，防止交叉感染。

3. 针刺过程中应严密观察患者面色、表情、局部皮肤情况，如有不适及时处理。

4. 一般头面部疾患使用火针，要避免刺得过深，留下疤痕。

（三）效果评价

1. 针刺过程安全，无意外发生。

2. 针刺部位及方法正确，刺激强度适中，体位合理舒适。

3. 针刺后患者不适症状改善。

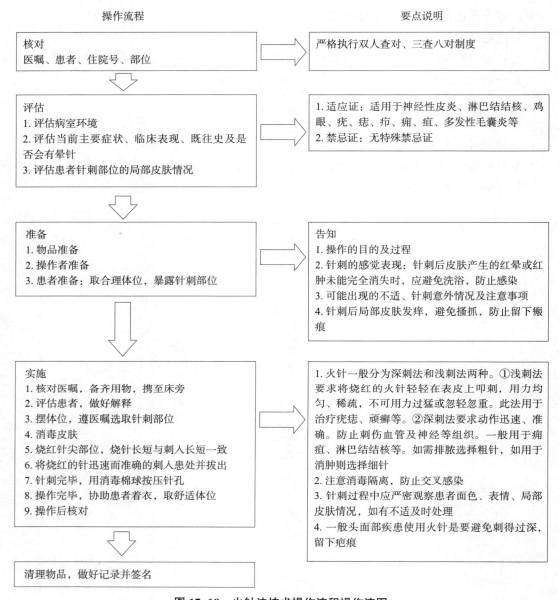

图 17-18　火针法技术操作流程操作流图

十九、针刺法

针刺法是用金属的针具，刺入人体有关穴位，运用不同的进针、运针手法刺激穴位，发挥经脉的相应作用，以达到调和气血、通畅经络、扶正祛邪之功效的一种操作方法。

（一）操作步骤与要求

1. 操作前准备

（1）评估

1）评估病室环境，调节室内温度适宜，温度 22 ～ 26℃。

2）评估当前主要症状、临床表现、既往史及是否会有晕针。

3）评估患者针刺部位的局部皮肤情况。

（2）适应证与禁忌证

1）适应证：适用于带状疱疹、湿疹、荨麻疹、神经性皮炎、瘙痒症、银屑病、痤疮、冻疮、脱发、红斑狼疮、白癜风、硬皮病等。

2）禁忌证：妊娠 5 个月以内，下腹、腰骶禁针；妊娠 5 个月以上，上腹部禁针；产后未满月或产后失血过多也应禁针。

（3）告知

1）操作目的及过程。

2）穴位"得气"的感觉与表现。

3）可能出现的不适、针刺意外情况及注意事项和处理方法。

（4）准备

1）物品准备：毫针、皮肤消毒液、棉签、棉球、镊子、治疗盘、抹手液、锐器盒。

2）操作者准备：洗手，戴口罩。

3）患者准备：清洁针刺部位皮肤，取合理体位，暴露针刺部位，保暖。

2. 操作步骤

（1）核对医嘱，评估患者，做好解释，调节病室温度，温度 22 ～ 26℃。

（2）备齐用物，携至床旁，遵医嘱选取针刺部位或穴位。

（3）用皮肤消毒液消毒针刺部位皮肤。

（4）皮肤待干后取合适毫针，检查毫针是否无菌，是否完好。

（5）进针：以右手拇、食、中三指挟持针柄，如持毛笔，左手拇指或食指按穴位旁，已固定穴位。

（6）运针、留针：通过提插、捻转毫针，并询问患者感觉，"得气"后调节针感，留针 10 ～ 20 分钟，告知患者注意事项，并观察有无不适。

（7）起针：一手捻动针柄，另一手按压针孔周围皮肤，将针退至皮下，迅速拔出。

（8）操作完毕，检查针数，防漏针。

（9）协助患者取舒适体位，清理物品，做好记录并签名。

（10）操作后核对。

（二）注意事项

1. 毫针进针一般有三种方法　①缓慢进针法（捻转进针法）：右手持针柄，拇指、食指用力均匀缓慢捻转，捻转不超过180°，边捻针边用力，使针缓慢刺入穴位。此法疼痛轻，易掌握。②快速刺入法（直刺法）：右手拇指、食指、中指持针，直接迅速施加压力，使针快速刺入穴位 3 ～ 5mm，此法进针快而不痛。③刺入捻进法：左手拇、食二指迅速将毫针刺入穴位 3 ～ 5mm，再用右手拇、食指边捻针边用力，将毫针刺入更深部。此法适用于较长的毫针，进针快而不痛，可防止针身弯曲。

2.毫针针刺易出现晕针、弯针、滞针等意外情况，指导患者勿过度紧张，并及时处理；如滞针时，可向相反方向捻转，轻微捻动几下，使针体松动既可。

3.出现血肿且血肿较大时，用冷敷止血。

4.过饥、过饱、酒醉、大汗、惊恐、疲乏等，均不宜施针。

5.注意消毒隔离，防止交叉感染。

6.针刺过程中严密观察患者面色、表情、患者主诉等，如有异常及时处理。

（三）效果评价

1.针刺过程安全，无意外发生。

2.取穴准确，得气感强。

3.针刺部位及方法正确，刺激强度适中，体位合理舒适。

4.针刺后患者不适症状改善。

操作流程		要点说明

核对
医嘱、患者、住院号、部位

➡ 严格执行双人查对、三查八对制度

评估
1. 评估病室环境
2. 评估当前主要症状、临床表现、既往史及是否会有晕针
3. 评估患者针刺部位的局部皮肤情况

➡ 1.适应证：适用于带状疱疹、湿疹、荨麻疹、神经性皮炎、瘙痒症、痤疮、冻疮、脱发等
2.禁忌证：妊娠5个月以内下腹、腰骶禁针；妊娠5个月以上上腹部禁针；产后未满月或产后失血过多也应禁针

准备
1. 物品准备
2. 操作者准备
3. 患者准备：清洁针刺部位皮肤，取合理体位，暴露针刺部位，保暖

➡ **告知**
1. 操作目的及过程
2. 穴位"得气"的感觉与表现
3. 可能出现的不适、针刺意外情况及注意事项和处理方法

实施
1. 核对医嘱，备齐用物，携至床旁
2. 评估患者，做好解释
3. 摆体位，遵医嘱选取针刺部位或穴位
4. 消毒皮肤
5. 取合适毫针，检查毫针是否无菌，是否完好
6. 进针
7. 运针、留针
8. 起针
9. 操作完毕，检查针数，防漏针
10. 协助患者取舒适体位
11. 操作后核对

➡ 1.毫针进针一般有三种方法：①缓慢进针法（捻转进针法），此法疼痛轻，易掌握；②快速刺入法（直刺法），此法进针快而不痛；③刺入捻进法，此法是将毫针刺入更深部，适用于较长的毫针，进针快而不痛，可防止针身弯曲
2.毫针针刺易出现晕针、弯针、滞针等意外情况，指导患者勿过度紧张，并及时处理；如滞针时，可向相反方向捻转，轻微捻动几下，使针体松动既可
3.出现血肿且血肿较大时，用冷敷止血
4.过饥、过饱、酒醉、大汗、惊恐、疲乏等，均不宜施针。
5.注意消毒隔离，防止交叉感染

清理物品，做好记录并签名

图 17-19　毫针法技术操作流程图

二十、耳针法

耳针法是指用针刺耳穴，以达到清热、活血、解毒、散结、调节脏腑气血功能、促进机体阴阳平衡的一种操作方法。

（一）操作步骤与要求

1. 操作前准备

（1）评估

1）评估病室环境，调节室内温度适宜。

2）评估当前主要症状、临床表现、既往史及是否会有晕针。

3）评估患者针刺部位的局部皮肤情况。

（2）适应证与禁忌证

1）适应证：扁平疣、寻常疣、神经性皮炎、带状疱疹、皮肤瘙痒病、脱发、湿疹等。

2）禁忌证：有习惯性流产孕妇、凝血功能障碍者禁用，耳郭冻伤或有炎症者禁用。

（3）告知

1）操作目的及过程。

2）穴位"得气"的感觉与表现。

3）可能出现的不适、针刺意外情况及注意事项和处理方法。

（4）准备

1）物品准备：短毫针、皮肤消毒液、棉签、棉球、镊子、治疗盘、抹手液、锐器盒。

2）操作者准备：洗手，戴口罩。

3）患者准备：清洁耳部皮肤，取合理体位。

2. 操作步骤

（1）核对医嘱，评估患者，做好解释。

（2）备齐用物，携至床旁，遵医嘱选取穴位。

（3）用皮肤消毒液消毒针刺部位皮肤。

（4）皮肤待干后取短毫针，检查毫针是否无菌，是否完好。

（5）进针：一手固定耳郭，另一手将短毫针垂直刺入软骨，以不刺穿对侧皮肤为宜。

（6）留针：通过提插、捻转毫针，并询问患者感觉，"得气"后调节针感。留针时间及是否留针以患者情况及针刺部位而定，告知患者注意事项，并观察有无不适。

（7）起针：一手捻动针柄，另一手按压针孔周围皮肤，将针退至皮下，迅速拔出。

（8）操作完毕，检查针数，防漏针。

（9）操作后核对。

（10）协助患者取舒适体位，清理物品，做好记录并签名。

（二）注意事项

1. 患者过于饥饿、疲劳、酒醉、惊恐、精神紧张时，不宜针刺；对于体弱、气虚血亏患者，刺激手法不宜过强。

2. 出现晕针时及时处理。

3. 不要刺伤骨膜。

5. 注意消毒隔离，防止交叉感染。

6. 针刺过程中严密观察患者面色、表情、患者主诉等，如有异常及时处理。

（三）效果评价

1. 针刺过程安全，无意外发生。

2. 取穴准确，得气感强。

3. 针刺部位及方法正确，刺激强度适中，体位合理舒适。

4. 针刺后患者不适症状改善，患者及家属满意。

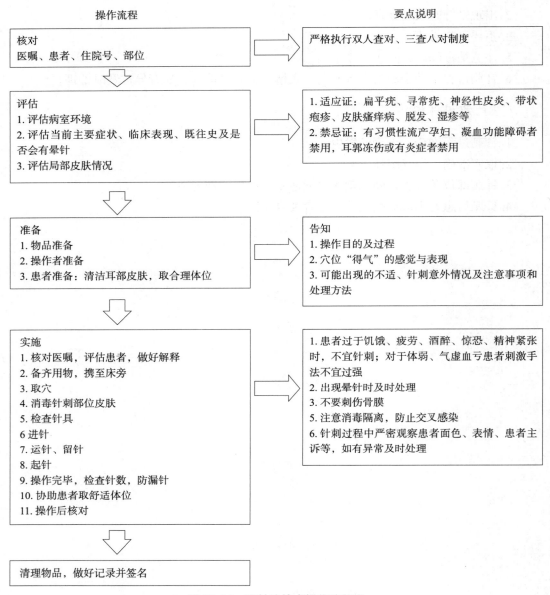

操作流程

要点说明

核对
医嘱、患者、住院号、部位

严格执行双人查对、三查八对制度

评估
1. 评估病室环境
2. 评估当前主要症状、临床表现、既往史及是否会有晕针
3. 评估局部皮肤情况

1. 适应证：扁平疣、寻常疣、神经性皮炎、带状疱疹、皮肤瘙痒病、脱发、湿疹等
2. 禁忌证：有习惯性流产孕妇、凝血功能障碍者禁用，耳郭冻伤或有炎症者禁用

准备
1. 物品准备
2. 操作者准备
3. 患者准备：清洁耳部皮肤，取合理体位

告知
1. 操作目的及过程
2. 穴位"得气"的感觉与表现
3. 可能出现的不适、针刺意外情况及注意事项和处理方法

实施
1. 核对医嘱，评估患者，做好解释
2. 备齐用物，携至床旁
3. 取穴
4. 消毒针刺部位皮肤
5. 检查针具
6 进针
7. 运针、留针
8. 起针
9. 操作完毕，检查针数，防漏针
10. 协助患者取舒适体位
11. 操作后核对

1. 患者过于饥饿、疲劳、酒醉、惊恐、精神紧张时，不宜针刺；对于体弱、气虚血亏患者刺激手法不宜过强
2. 出现晕针时及时处理
3. 不要刺伤骨膜
5. 注意消毒隔离，防止交叉感染
6. 针刺过程中严密观察患者面色、表情、患者主诉等，如有异常及时处理

清理物品，做好记录并签名

图 17-20 耳针法技术操作流程图

二十一、刮痧法

刮痧法是应用边缘纯滑的器具，如牛角板、瓷勺等物，在患者体表一定部位反复刮动，使局部皮肤出现瘀斑，从而达到疏通腠理、逐邪外出目的的一种操作。

（一）操作步骤与要求

1. 操作前准备

（1）评估

1）评估病室环境，调节室内温度适宜。

2）当前主要症状、临床表现及既往史。

3）体质及刮痧部位皮肤情况。

4）对疼痛的耐受程度。

5）心理状况。

（2）适应证与禁忌证

1）适应证：带状疱疹后遗神经痛、丹毒、基底细胞癌、神经性皮炎等。

2）禁忌证：体型过于消瘦、有出血倾向、皮肤病变处等慎用此法。禁用包括有严重的心血管疾病、肝肾功能不全、全身浮肿者；孕妇的腹部、腰骶部；眼睛、口唇、舌体、耳孔、鼻孔、乳头、肚脐、前后二阴等部位；急性扭伤、创伤的疼痛部位或骨折部位；有接触性皮肤传染病者；过度饥饱、过度疲劳、醉酒者。

（3）告知

1）刮痧部位出现红紫痧点或瘀斑，数日后方可消失。

2）刮痧部位的皮肤有疼痛、灼热的感觉。

（4）准备

1）物品准备：治疗盘、刮具（牛角板、瓷勺、铜板等）、治疗碗盛少许清水或药液，必要时备浴巾、屏风等用物。

2）操作者准备：洗手、戴口罩。

3）患者准备：取合理体位，暴露刮痧部位，保暖。

2. 操作步骤

（1）备齐用物，携至床旁，做好解释，核对医嘱。

（2）协助取合理体位，暴露刮痧部位，注意保暖。

（3）遵医嘱确定刮痧部位。

（4）检查刮具边缘是否光滑、有无缺损，以免划破皮肤。

（5）刮痧过程中，用力均匀，蘸湿刮具在确定的刮痧部位，在选定部位与皮肤保持45°～90°，从上至下刮擦，方向单一，皮肤呈现红、紫色痧点为宜。如皮肤干涩，随时蘸湿再刮，直至皮肤红紫，禁用暴力。

（6）询问患者有无不适，观察病情及局部肤颜色变化，调节手法力度。

（7）刮痧完毕，清洁局部皮肤后，协助患者衣着，安排舒适体位。

（8）清理用物，做好记录并签名。

（二）注意事项

1. 注意刮痧部位的选择。

2. 检查刮痧。

3. 操作中用力要均匀，勿损伤皮肤。

4. 注意消毒隔离。

5. 注意刮痧的力度与角度。

6. 刮完后应擦拭油渍或水渍。

7. 刮痧过程中随时观察病情变化，发现异常，立即停刮，报告医师，配合处理。

8. 刮痧后，避避免风直吹刮拭部位，出痧后 30 分钟内忌洗凉水澡，两次刮痧间隔以痧退为标准。

9. 保持病室空气新鲜，以防复感风寒而加重病。

10. 刮痧后嘱患者保持情绪安定，饮食宜清淡，忌食生冷油腻之品。

（三）意外情况的处理及预防

1. 晕刮　出现头晕、面色苍白、心慌、出冷汗、四肢发冷、恶心欲吐或神昏仆倒，迅速让患者平卧，让患者饮温开水或糖水；迅速用刮板刮拭患者百会穴（重刮）、人中穴（棱角轻刮）、内关穴（重刮）、足三里（重刮）、涌泉穴（重刮）。

2. 预防　空腹、过度疲劳患者忌刮；低血压、低血糖、过度虚弱和神经紧张特别怕痛的患者轻刮。

（四）效果评价

1. 操作过程安全，无意外情况发生。

2. 达到预期目标和效果，患者不适症状得到一定的缓解。

3. 患者及家属表示满意。

操作流程

核对
医嘱、患者、住院号、部位

严格执行双人查对、三查八对制度

评估
1. 患者病情、既往史、意识、活动能力、有无感觉迟钝障碍
2. 患者体质及实施刮痧处的皮肤情况
3 患者的心理状态及对疼痛的耐受程度

1. 适应证：带状疱疹后遗神经痛、丹毒、基底细胞癌、神经性皮炎等
2. 禁忌证：有出血倾向、皮肤病变者；骨折、传染性皮肤病者等禁用

准备
1. 物品准备
2. 操作者准备
3. 患者准备：取合理体位、暴露刮痧部位，保暖

告知
1. 刮痧部位出现红紫痧点或瘀斑，数日后方可消失
2. 刮痧部位的皮肤有疼痛、灼热的感觉

实施
1. 核对医嘱，备齐用物，携至床旁
2. 评估患者，做好解释
3. 取合理体位，暴露刮痧部位
4. 检查刮痧板是否完好
5. 刮痧
6. 观察
7. 操作完毕
8. 协助患者摆舒适体位
9. 操作后核对

1. 注意刮痧部位的选择
2. 检查刮痧
3. 防止刮破皮肤
4. 注意消毒隔离
5. 注意刮痧的力度与角度
6. 刮痧过程中随时观察病情变化，发现异常，立即停刮，报告医师，配合处理
7. 刮痧后，避免风直吹刮拭部位，出痧后30分钟内忌洗凉水澡，两次刮痧间隔以痧退为标准

清理物品，做好记录并签名

要点说明

图 17-21　刮痧法技术操作流程图

参考资料

［1］禤国维，陈达灿．中西医结合皮肤性病学［M］.北京：科学出版社

［2］张志礼．中西医结合皮肤性病学［M］.北京：人民卫生出版社

［3］皮先明．皮肤病性病中西医结合治疗［M］.北京：人民军医出版社

［4］刘巧．中西医结合皮肤病治疗学［M］.2 版.北京：人民军医出版社

［5］罗汉超．中西医结合皮肤性病手册［M］.成都：四川科学技术出版社

［6］张晓红．常见皮肤病中西医结合诊疗手册［M］.北京：中国协和医科大学出版社

［7］欧阳卫权．皮肤病中医外治特色疗法精选［M］.广东：广东科技出版社

［8］李僖如．皮肤科疾病古今效方［M］.北京：科学出版社

［9］刘辅仁．实用皮肤科学［M］.3 版.北京：人民卫生出版社

［10］张建中．皮肤病治疗学最新循证治疗策略［M］.北京：人民卫生出版社

［11］何清湖，周慎，杨志波．中西医临床用药手册：皮肤病性病科分册［M］.湖南：湖南科学技术出版社

［12］丁炎明．皮肤科护理工作指南［M］.北京：人民卫生出版社

［13］陈吉辉，汪盛．皮肤性病科护理手册［M］.北京：科学出版社

［14］范瑞强，邓丙戌，杨志波．中医皮肤性病学［M］.北京：科技文献出版社

［15］朱学俊，顾有守，王京．实用皮肤病性病治疗学［M］.4 版.北京：北京大学医学出版社

［16］禤国维．皮肤性病中医治疗全书［M］.广州：广东科技出版社

［17］张广清，林美珍．中医护理临床进展［M］.上海：上海科学技术出版社

［18］刘玉珍．中西医结合护理学［M］.北京：科学出版社